EXPOSITION DES PRINCIPES

DE LA

NOUVELLE DOCTRINE

MÉDICALE.

DE L'IMPRIMERIE DE LACHEVARDIERE FILS

SUCCESSEUR DE CELLOT,

rue du Colombier, n. 3o.

EXPOSITION DES PRINCIPES

DE LA

NOUVELLE DOCTRINE

MÉDICALE,

AVEC

UN PRÉCIS DES THÈSES SOUTENUES SUR SES DIFFÉRENTES PARTIES;

PAR J. M. A. GOUPIL,

Docteur en médecine de la Faculté de Paris, Démonstrateur à l'hôpital militaire de Toulouse, Membre de la Société de médecine de la même ville, de celle de médecine, chirurgie et pharmacie du département de l'Eure; de la Société linnéenne de Bordeaux; des Sociétés des sciences, agriculture et arts de Strasbourg et Agen.

Instauratio... ab imis fundamentis.
BACON, *Novum organum*.

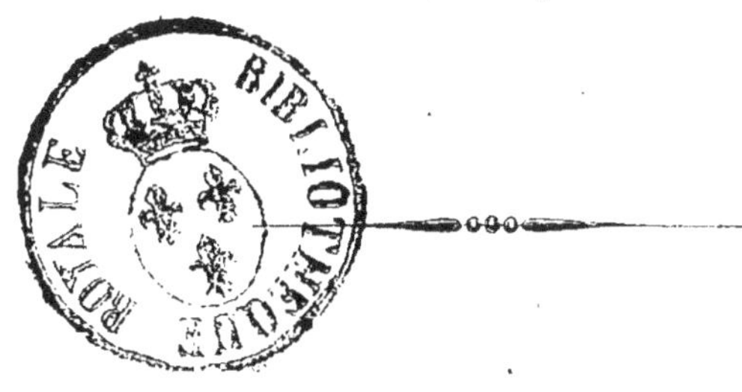

A PARIS,

CHEZ J.-B. BAILLIÈRE, LIBRAIRE,

RUE DE L'ÉCOLE DE MÉDECINE, N° 14.

1824.

A L'AUTEUR

DE

L'HISTOIRE DES PHLEGMASIES CHRONIQUES,

ET DE

L'EXAMEN DES DOCTRINES MÉDICALES,

HOMMAGE.

J. M. A. GOUPIL.

PRÉFACE.

Lorsque M. Broussais commença à professer ses opinions, elles furent aussitôt publiées et défendues dans les thèses soutenues à la Faculté de médecine de Paris. Ces dissertations n'ont pas peu contribué à propager une doctrine qui est celle de tous les médecins jaloux de suivre les progrès de la science. Beaucoup d'entre elles ont été recherchées avec empressement, et renferment des faits précieux et des discussions pleines d'intérêt que l'on ne rencontre pas ailleurs. Ces thèses étant très rares, et la plupart des médecins ne pouvant pas consulter les collections des facultés, j'ai pensé qu'il serait utile d'en présenter l'ensemble raisonné, comme le fit autrefois Robert pour la doctrine du célèbre Bordeu; persuadé d'ailleurs qu'on ne pouvait pas puiser à une source plus pure pour exposer les principes d'une doctrine qui a valu à son auteur une si juste célébrité, et à ses ouvrages un si grand succès. J'ai consulté souvent aussi d'autres écrits, et je n'ai jamais négligé d'appuyer les principes que j'ai présentés, des propres paroles du créateur de la médecine physiologique. Instruit long-temps à son école, attaché pendant deux années à l'hôpital du Val-de-Grâce, j'ai la certitude de n'avoir jamais altéré, comme on l'a fait trop souvent, les opinions qu'il professe.

—

EXPOSITION DES PRINCIPES

DE LA

NOUVELLE DOCTRINE

MÉDICALE.

~~~~~~~~~~~~~~~~~~~~~~~~~~~~~~~~~~~~~~

DE L'IRRITATION EN GÉNÉRAL.

———

CHAPITRE PREMIER.

CONSIDÉRATIONS PRÉLIMINAIRES.

De toutes les formes que l'irritation peut affecter, l'inflammation était la seule qui fixât l'attention des médecins avant l'origine de la doctrine physiologique; et, malgré sa fréquence et le grand nombre de travaux dont elle avait été l'objet, tous les modes dans lesquels elle peut exister n'étaient pas encore connus. Modèle unique de toutes les descriptions que l'on en avait données, le phlegmon avait servi de type à toutes les idées que l'on s'était faites des phlegmasies, et l'on méconnaissait la plupart de celles qui ne présentent pas des caractères aussi tranchés que l'inflammation du tissu cellulaire. L'histoire des phlegmasies chroni-
~~~~~~~~~~~~~~~~~~~~~~~~~~~~~~~~~~~~~~

ques était moins avancée encore : considérées comme des affections entièrement différentes des inflammations, elles formaient plusieurs classes de maladies particulières, selon la diversité des formes qu'elles affectent, et les changements organiques qu'elles apportent dans les tissus. Les nombreuses irritations des vaisseaux blancs étaient complètement ignorées, et la nature des maladies de ce système était plongée dans l'obscurité la plus profonde.

Après l'avoir étudiée sous toutes ses formes et dans tous les tissus, M. Broussais a créé, pour ainsi dire, l'histoire de l'irritation, et aujourd'hui la science en possède une théorie complète. Les nouvelles connaissances acquises sur cet élément du plus grand nombre des maladies ont changé presque entièrement la face de la pathologie, et il nous suffira de les exposer pour démontrer l'exactitude de cette proposition.

On ne trouve dans aucune thèse une histoire générale de l'irritation faite dans l'esprit de la nouvelle doctrine médicale : seulement plusieurs de ses modes ont été traités en particulier dans un assez grand nombre de dissertations inaugurales. M. Vialle a présenté sur l'irritation des considérations générales (1) qui, malgré tout l'intérêt qu'elles présentent, ne se prêtent pas à une analyse, parcequ'il a embrassé un trop grand nombre

---

(1) Considérations générales sur l'irritation et les maladies qui en dépendent. Paris, 1817, n° 159.

Si notre but n'était pas de faire le tableau de l'irritation uniquement dans l'esprit de la doctrine de M. Broussais, nous n'aurions pas manqué de citer ici l'excellente thèse de Marandel, intitulée *Essai sur l'irritation*, Paris, 1807, in-4°.

de sujets sur lesquels il a présenté quelques aperçus, et qu'il n'en a traité aucun en particulier. Nous extrairons cependant de sa thèse beaucoup de propositions auxquelles nous ajouterons des développements pris, la plupart, à la même source où il a puisé lui-même.

« Les corps organisés, dit M. Vialle, sont animés »par deux forces que les physiologistes nomment »*sensibilité* et *motilité*, auxquelles ils rapportent l'o-»rigine de tous les phénomènes qu'ils observent dans »ces corps. » Ces expressions ont l'inconvénient de faire préjuger la nature des actions organiques, tandis qu'elle est inaccessible à tous nos moyens d'investigation ; nous ne pouvons apercevoir que les résultats des modifications que la matière organisée éprouve par l'action des agents extérieurs ; et ce n'est que par induction, ce n'est qu'en portant l'idée du mouvement dans l'action moléculaire des tissus, que l'on a établi que c'est en vertu de la *sensibilité* et de la *contractilité* qu'ils répondent à l'influence des modificateurs. M. Broussais a combattu la division de cette propriété que possèdent les tissus organisés, et, pour établir son unité, il fait observer que la sensibilité de la fibre n'est démontrée que par sa contraction, et que ce n'est que parcequ'elle s'est contractée que l'on juge qu'elle a senti le contact de l'agent qui a déterminé son mouvement ; par conséquent « dire »qu'elle est sensible, c'est dire qu'elle s'est contrac-»tée. » Admettant donc que la sensibilité rentre dans la contractilité, M. Broussais désigne, sous ce dernier nom la cause des actions organiques (1). Nous pouvons l'appeler aussi *excitabilité* ou *irritabilité* d'après Gorter et Glisson, qui ont établi les premiers l'unité de la cause de ces phénomènes. Du reste, M. Broussais ne regarde pas les *propriétés vitales* comme la source de toutes les actions qui se passent dans les tissus organisés. Elles ne peuvent pas, dit-il, expliquer l'assimilation, qui est, suivant lui, un acte de la *chimie vivante* (2); et tandis que la plupart des physiologistes attribuent les phénomènes de composition et de décomposition de la matière organisée à l'action des propriétés vitales; il admet qu'une autre puissance, qui préexiste à celle-ci, et qui est pour lui la *force vitale*, fait agir la chimie vivante, et donne aux organes, en les composant, la faculté de répondre à l'action des corps extérieurs (3).

La contractilité, en vertu de laquelle certaines formes de la matière organisée exécutent des mouvements appréciables, et que Bichat a séparée de celle qui préside à la nutrition, n'est, suivant M. Broussais, que la même propriété, dont l'action est plus étendue, parcequ'elle se passe dans des tissus dont les fibres jouissent à un plus haut degré de la faculté de se condenser : ce sont ceux où la fibrine prédomine (4).

Avec le plus grand nombre des physiologistes de

(1) Traité de physiologie appliquée à la pathologie (1822), tom. Ier, p. 14.

(2) *Ibidem*, t. I, p. 21, et Examen des doctrines, *propositions* VI, XX et XXV.

(3) Traité de physiol., t. I, p. 26.

(4) *Ibid.*, t. I, p. 15.

nos jours, le professeur du Val-de-Grâce ne regarde pas la *sensibilité percevante* ou de *relation* comme une propriété spéciale, inhérente aux tissus organisés comme la contractilité; il la rapporte, au contraire, à une modification de l'action de cette dernière; il la considère comme une fonction de l'appareil sensitif. Effectivement, si les communications nerveuses sont interrompues entre une partie douloureuse et le cerveau, ou si le malade est livré au sommeil, la douleur n'existe pas, quoique l'état de la partie lésée soit resté le même. M. Broussais explique la perception de la douleur par la transmission au cerveau de l'exaltation de la contractilité dont la partie irritée est le siége, et qui est communiquée au centre sensitif dans le même mode par l'intermède des nerfs. Il administre des preuves (1) de l'augmentation d'action organique du cerveau dans la perception de la douleur; et, fondé sur les faits que nous venons de citer, et sur beaucoup d'autres que l'on y pourrait joindre, il considère la sensibilité comme un résultat fonctionnel correspondant à une exaltation de la contractilité, mais qui n'en est pas inséparable; car celle qui existe dans une partie enflammée se transmet au cerveau pendant le sommeil, et il n'y a pas de douleur, et même, pendant la veille, elle n'est ni continue ni constante, quoique l'exaltation de l'action organique soit déversée avec assez d'intensité dans le centre sensitif pour qu'il existe des convulsions et d'autres troubles de ses fonctions. Cette remarque est de la plus grande impor-

(1) Traité de physiol., t. I, p. 25.

tance en physiologie pathologique ; elle fera concevoir à ceux qui veulent de la douleur pour reconn-
naître une phlegmasie que cette sensation n'est qu'une
des sympathies de la partie irritée, qu'une des manières dont elle manifeste sa souffrance; mais nous
reviendrons bientôt sur cet objet.

Deux formes générales de la matière organisée, les
nerfs et les vaisseaux, pénètrent dans tous les tissus,
et semblent en constituer la trame. « Le système vasculaire, auquel je rapporte, dit M. Vialle, les vaisseaux sanguins, les exhalants, les absorbants, les
sécréteurs ainsi que les excréteurs, contient les fluides que nous apercevons dans les corps organisés;
il leur imprime les divers mouvements qu'exigent
l'organisation et la vie, et, pour cet effet, il est doué
de la sensibilité et de la motilité. Les fluides ne jouent
qu'un rôle secondaire et presque entièrement passif
dans l'organisme; ils sont nécessaires à l'exercice des
forces qu'ils mettent en œuvre, et dont l'action peut
être dérangée par leur nature, leur qualité, leur quantité, les obstacles qu'ils rencontrent dans leur cours. Ils
éprouvent continuellement des modifications, des com-
binaisons variées en vertu d'une affinité vitale dont les
lois sont encore loin de nous être connues : mais les
forces qui résident dans les solides vivants sont seules
actives ; elles constituent l'essence des phénomènes
vitaux ; elles sont seules susceptibles d'affection, de
maladies dont l'individu puisse avoir la conscience.
Nous ne voyons pas de systèmes nerveux dans les
végétaux, ni même dans toutes les classes d'animaux :

mais, aussitôt qu'il existe, ce système intervient dans tous les actes du sentiment et du mouvement, il est la cause, la condition matérielle au moins, des grandes sensations, de même que le système musculaire l'est de tous les grands mouvements, aussitôt qu'ils commencent à avoir lieu dans les séries d'animaux. Ces deux systèmes généraux ou générateurs, le vasculaire et le nerveux, entrent dans la composition de tous les organes, en se modifiant diversement dans chacun, en subissant également des modifications dans leur propriété de sentir et de se mouvoir : c'est par leur moyen que les fonctions ont lieu dans chaque organe, et ils se trouvent affectés dans tous les dérangements qu'éprouvent les fonctions, dans toutes les maladies qui se réduisent pour nous à des lésions du sentiment et du mouvement dont ils sont animés. »

L'excitabilité ne manifeste son existence que lorsque son action est sollicitée par l'impression des excitants ; la vie ne s'entretient que par les stimulants, a dit Brown, et dans cette proposition il a proclamé une des vérités les plus importantes et les plus fécondes de la physiologie. Pourquoi faut-il, selon l'observation de M. Broussais, que les conclusions pratiques qu'il a tirées de cette lumineuse idée l'aient fait payer si cher à l'humanité !

Les influences qui mettent en exercice l'irritabilité sont de deux ordres : les premières proviennent de l'action des corps extérieurs sur les organes des sens et les membranes muqueuses. De là l'excitation est transmise aux autres parties de l'organisme, en vertu des connexions sympathiques qui les unissent les unes aux autres. Les organes, les sens et les membranes muqueuses sont donc les premiers foyers de la stimulation, les mobiles des sympathies, suivant l'expression de l'auteur de l'*Examen* (1); c'est de l'excitation qu'ils reçoivent et de celle qu'ils répandent dans les autres parties que résultent tous les actes de l'organisme.

L'excitabilité n'est pas uniformément répandue dans les organes : les uns en sont doués en plus grande quantité que les autres. Ainsi la peau est plus irritable que le tissu cellulaire, et elle l'est moins que les membranes muqueuses; et d'un autre côté, il faut remarquer que les puissances stimulantes n'agissent jamais sur toute l'économie à la fois, que même leur action se borne le plus souvent à une partie peu étendue, et que de là elle se transmet à d'autres points. Si donc l'excitabilité est plus ou moins grande dans les divers tissus, et si tous ne sont pas également soumis à l'influence des stimulants, il doit nécessairement en résulter que l'excitation ne peut être uniforme dans l'économie; qu'elle doit prédominer dans une partie, tandis qu'elle est en moins dans une ou plusieurs autres, et réciproquement: voilà pourquoi la force et la faiblesse ne sont jamais générales, mais coexistent ordinairement chez le même individu; pourquoi il n'est pas de maladies générales; pourquoi un système ou un appareil languissent, tandis qu'un autre est désorganisé par une phlegmasie. Brown commit donc

(1) Propos. xiii.

une erreur capitale, lorsque, considérant l'économie en masse, il prétendit que *l'excitation* était identique, *une et indivisible*, dans l'organisme; qu'elle ne pouvait être diminuée dans un point, si elle était accrue dans un autre. Cette hypothèse, aussi arbitraire qu'absurde, contradictoire au raisonnement et à tous les résultats de l'observation, fut cependant, comme on sait, la principale base de sa déplorable réforme.

La somme d'excitabilité départie aux divers systèmes organiques ne varie pas seulement suivant les individus, elle éprouve encore une foule de modifications par l'âge et les influences qu'exercent le climat, les saisons, le régime; aussi voit-on l'activité vitale prédominer successivement dans plusieurs appareils. Pendant les premières années de la vie, cette prépondérance s'observe dans le cerveau et les voies digestives; pendant la jeunesse et le commencement de l'âge adulte, dans les organes de la respiration et de la génération : dans l'âge mûr, l'activité des viscères abdominaux prédomine; enfin, pendant la vieillesse l'irritabilité cérébrale devient prépondérante. On remarque aussi que le froid augmente l'excitabilité des organes de la respiration et diminue celle de l'appareil digestif, que la chaleur produit des effets opposés, etc.

L'excitabilité étant la source des phénomènes de la vie, les fonctions des organes qui en possèdent davantage doivent présenter une énergie plus grande que celles des autres. Ces prépondérances sont générales ou partielles : elles constituent les *tempéraments* quand elles existent dans les systèmes générateurs (le nerveux et le vasculaire). et les idiosyncrasies quand elles se montrent seulement dans un organe ou un appareil. Ce sont elles qui déterminent, dans le plus grand nombre des cas, le siége et le caractère des irritations. Effectivement l'activité organique, déjà prédominante dans une partie, peut facilement être exaltée par les influences stimulantes auxquelles elle est directement soumise, et par celles qui lui sont transmises sympathiquement ; ce qui se réduit à dire que les organes dont l'action est plus énergique que celle des autres sont les plus exposés aux lésions qui dépendent d'une exaltation de l'excitation, et ce sont les plus nombreuses. Si donc plusieurs organes sont soumis à l'action d'une influence stimulante, celui dont la vitalité plus grande constitue une prédominance partielle contractera une irritation et celle-ci se manifestera par les phénomènes de l'irritation nerveuse, sanguine ou lymphatique, suivant le système qui constitue la prédominance générale. D'où l'on doit conclure que plus une partie est excitée, plus elle est susceptible de recevoir un surcroît d'excitation. Ce principe général, si remarquable dans la nouvelle doctrine, doit être considéré comme une loi de physiologie pathologique, tant les faits d'où il est déduit sont multipliés. Observons aussi qu'un agent stimulant énergique peut développer une irritation dans une partie languissante ; mais il est absurde de prétendre, comme on l'a fait, que ce sont les organes les plus faibles qui sont le plus souvent malades. Cette erreur provient de ce que l'on a considéré l'organisme en masse, au lieu d'étudier séparément l'action des divers systèmes et appareils. Si la faiblesse d'un organe le prédispose aux maladies, ce ne peut être qu'à celles qui dépendent d'une excitation trop faible, or, celles-ci sont incomparablement plus rares que celles qui présentent un caractère opposé.

L'action trop énergique des modificateurs stimulants porte l'excitation à un degré supérieur à celui qui convient au maintien de la santé; cette surexcitation entraîne constamment, dans la partie qui l'éprouve, un appel plus considérable de *fluides*, qui détermine une congestion morbide. Cet état est celui que M. Broussais appelle *irritation* (1). Quand au contraire l'excitation est trop faiblement sollicitée, son action languit; c'est ce qui constitue la *débilité*. De cette augmentation et de cette diminution de l'excitation, dans un ou plusieurs organes, résulte l'irrégularité des fonctions, c'est-à-dire l'état morbide.

Après ces considérations, à plusieurs desquelles la thèse de M. Vialle a servi de texte, il se présente à examiner une question importante, que ce médecin a négligée. L'exaltation et la diminution de l'excitation sont-elles les seules modifications qu'elle soit susceptible d'éprouver; toutes les maladies sont-elles produites par l'excès d'action des organes ou par leur débilité; en un mot, l'excitation peut-elle éprouver des modifications spécifiques? M. Broussais pose lui-même la question, mais n'y répond pas encore (1);

(1) Examen, propos. LXXXIII.

toutefois, il s'est déjà assez expliqué sur cet objet pour nous donner la certitude que, s'il admet quelque chose de spécifique dans certaines maladies, ce n'est que dans le mode d'action de leurs causes. « En donnant, dit ce professeur, le nom de spécifiques aux causes qui produisent toujours des affections locales de même aspect, je n'en suis pas moins d'opinion qu'elles ne peuvent le faire que par l'intermède des mêmes lois vitales qui président à toutes les maladies d'irritation (1). »

Quelque restreinte que soit l'admission des spécifiques considérés sous ce point de vue, elle a paru inconséquente dans la Nouvelle Doctrine médicale, et M. le docteur Boisseau, dans ses controverses avec son auteur, lui fit le reproche (2) de n'avoir point entièrement rejeté la *spécificité*. Mais la réponse de Broussais nous paraît justifier complètement son opinion à cet égard. Il observe en effet (3) que l'on ne peut pas confondre une cause morbifique qui, chez tous les individus à qui elle est transmise, produit une irritation identique dans ses caractères, dans sa marche, etc. (telles sont la variole et la vaccine), avec les autres modificateurs irritants, dont les effets, toujours subordonnés à la sensibilité individuelle, à l'intensité de leur action, etc., présentent les modifications les plus nombreuses. Du reste, comme il le fait encore remarquer (4), l'impossibilité d'apprécier le

(1) Traité de physiol., t. I, p. 29.
(2) Journal universel des sciences médicales, t. VIII, p. 152.
(3) *Ibid.*, t. VIII, p. 151.
(4) Examen, t. II, p. 569.

mode d'action des *agents spécifiques* n'empêchant pas de reconnaître les résultats de leur influence, de voir, par exemple, que la syphilis consiste dans une série de phénomènes d'irritation, on doit se taire sur ce qui n'est susceptible d'être démontré ni par les sens ni par induction.

Examinons maintenant comment les modificateurs agissent dans la production des irritations, et l'influence que l'état des forces exerce sur les résultats de leur action.

La surexcitation des tissus, et la congestion qu'elle détermine, est produite par une foule de causes que l'on peut rapporter à quatre ordres généraux : 1° l'action trop énergique des stimulants qui leur sont directement appliqués. 2° L'influence sympathique qu'ils reçoivent d'un organe trop excité. 3° La soustraction quelque temps prolongée de leurs stimulants habituels, comme le prouvent les gastrites produites par la faim. 4° Enfin, la diminution de l'excitation dans une ou plusieurs parties : mais cette dernière proposition nécessite quelques développements.

De même que l'exaltation de l'action vitale s'établit dans une partie aux dépens d'un ou de plusieurs organes, sa diminution s'opère aussi au profit d'un autre ; car l'action de chacun d'eux se contre-balance, pour ainsi dire, et la rupture de cet équilibre a toujours pour cause, ou pour effet, l'irritation d'une partie quelconque. D'un autre côté, il est des organes dont les rapports sympathiques sont tels, comme nous le verrons plus tard, que leurs fonctions sont entre elles pour l'énergie dans un rapport inverse : telles sont la membrane muqueuse du gros intestin et la peau, cette dernière membrane et celle des voies aériennes. Si donc le froid humide exerce une action débilitante sur la peau, les deux autres membranes que nous avons citées recevront un surcroît d'activité pour suppléer à la diminution de l'exaltation cutanée, et cette exaltation pourra être portée au degré de la maladie. Enfin l'influence d'un agent débilitant sur une partie peut être suivie d'irritation dans ce lieu même; c'est ainsi que l'action du froid, l'un des sédatifs les plus puissants, est bientôt suivie de réaction : c'est-à-dire de l'exaltation de l'action organique de la partie qui a été soumise à cette impression, si toutefois celle-ci n'a pas été portée assez loin pour éteindre son irritabilité.

Cette méthode, vraiment physiologique, la seule que l'on puisse appliquer à l'étiologie, a été sans contredit la principale source des importantes découvertes de M. Broussais; elle nous démontre toute la fausseté des opinions admises sur les stimulants et les débilitants généraux, et celle des principes qui en ont été déduits pour la théorie et le traitement des maladies; cette erreur reconnaît encore la même cause que nous avons déjà signalée : l'ignorance de la diversité des phénomènes de la vitalité dans les différents organes, et des influences qu'ils exercent les uns sur les autres, jointe encore aux idées du réformateur écossais sur l'unité et l'indivisibilité de l'action des organes; idées qui se sont introduites dans la plupart

des théories modernes, malgré les belles considérations de l'*Anatomie générale*.

Il n'existe donc pas de modificateurs absolument
stimulants ou débilitants; ceux qui accroissent l'excitation dans une partie, la diminuent dans une autre, et
réciproquement.Ainsi, les impressions morales, tristes,
la nostalgie par exemple, plongent dans la langueur
les fonctions locomotrices, et produisent l'inflammation de la membrane muqueuse digestive; le froid fait
pâlir la peau, diminue son action, et produit en même
temps une pleurésie ou une pneumonie; les alcohó-
liques en excès enflamment l'estomac, et jettent les
muscles dans la débilité. Il est donc évident que l'on
ne peut pas classer telle influence dans les stimulants,
et telle autre dans les débilitants. Il n'existe pas non
plus d'influences stimulantes ou débilitantes générales;
pour qu'il en fût ainsi, il faudrait qu'elles agissent
sur tous les organes à la fois, et c'est impossible.

Quel que soit l'état de la vitalité générale, les effets
de l'action des stimulants sur une partie sont toujours les mêmes; en d'autres termes, l'irritation peut
s'établir chez les individus forts, comme chez les sujets faibles, et le plus grand état de débilité peut
coïncider avec le plus haut degré de l'irritation. En
effet, puisque les diverses parties de l'organisme ne
sont jamais modifiées de la même manière; qu'il
n'existe ni diminutions ni exaltations générales et
uniformes de l'action des organes; que la débilitation
de l'un d'eux est, dans beaucoup de circonstances,
une cause d'irritation pour les autres; il nous est fa-

cile de concevoir que l'irritation la plus violente d'une ou plusieurs parties coexiste avec la faiblesse des autres. M. Broussais fait remarquer que, lorsque les forces s'épuisent à l'intérieur, il se fait, dans les organes qui jouent le rôle le plus important dans l'économie, une concentration de l'action vitale, et par suite une congestion des fluides. C'est, suivant son opinion, en vertu de cette loi que l'on peut expliquer comment le cerveau, la moelle épinière et les poumons conservent tout leur volume au milieu d'un corps exténué. « Les irritations sont encore plus faciles, dit M. Vialle, si des individus affaiblis viennent à être modifiés par les causes irritantes; car on a toujours observé que l'équilibre des fonctions est plus facilement rompu, et que ses concentrations sont plus fréquentes, lorsque la somme totale des forces est moindre. » Aussi est-il d'observation que les individus faibles sont plus sujets aux phlegmasies viscérales, et que chez eux elles deviennent ordinairement fort graves. Effectivement, la faiblesse n'étant jamais générale, n'affectant que certaines parties, d'autres se trouvent dans un état de surexcitation relative qui les prédispose aux inflammations; de plus, les irradiations sympathiques qu'elles provoquent ne peuvent pas susciter de réactions dans les organes débilités qui les reçoivent, et la concentration des forces dans le point malade n'étant point contre-balancée par l'action des autres, augmente incessamment; l'équilibre ne peut donc pas être rétabli.

Beaucoup de praticiens ont observé qu'une légère

saignée, loin de diminuer l'intensité d'une pneumonie, ne servait en général qu'à l'exaspérer. Les émissions sanguines ne produisent en effet de l'amélioration que lorsqu'elles sont assez copieuses et assez soudaines pour étendre immédiatement leurs effets jusqu'à la circulation capillaire du viscère enflammé. M. Broussais explique de la même manière l'irritation de l'appareil sensitif manifestée par les convulsions que l'on observe dans les grandes déperditions sanguines, dans la mort par hémorragie. L'activité du système nerveux est presque toujours en rapport inverse avec celle des systèmes sanguin et musculaire; affaiblir ceux-ci, c'est exalter celui-là. Cette assertion repose sur un trop grand nombre de faits de physiologie et de pathologie pour qu'il soit nécessaire de s'y arrêter.

De tout ce qui précède il résulte donc évidemment que, sous l'influence des causes débilitantes, la faiblesse est loin d'être uniforme, que l'irritation peut coexister avec elle, et que même, dans certains cas, celle-ci est le résultat de la débilitation.

L'irritation d'un organe entraîne toujours la diminution de l'action de quelque autre, et ce phénomène est d'autant plus marqué que l'exaltation de celle du premier est plus grande. Lorsqu'elle existe dans les viscères, c'est principalement le système musculaire qui éprouve cet affaiblissement que l'on voit porté au dernier point dans les gastro-entérites du plus haut degré. Les browniens, qui n'appréciaient les forces qu'à l'extérieur, jugeaient de l'état de tous les organes par celui où ils voyaient les muscles, n'accordaient par conséquent le caractère inflammatoire qu'aux lésions qui s'accompagnaient de la coloration de la face, de la force du pouls et de l'énergie du système musculaire, et rangeaient dans l'asthénie toutes celles qui se joignaient à un état extérieur opposé. Cette erreur s'est introduite dans les théories des médecins des autres écoles; la faiblesse extérieure a fixé toute leur attention dans les phlegmasies viscérales qui la produisent, et, lui attribuant les résultats funestes que celles-ci entraînent, ils l'ont érigée en maladie et lui ont adressé les moyens curatifs.

Quelle que soit l'étendue des parties dont l'action paraît exagérée, l'irritation a toujours commencé par un point (1). Ce n'est que secondairement qu'elle s'est transmise aux autres, et tous les tissus ne sont jamais irrités à la fois. Il est impossible, en effet, que les excitants aient une action générale et partout uniforme, qu'ils stimulent tous les organes au même degré, et quelque extension qu'on suppose à leur action, il arrivera toujours que les organes les plus importants, ceux qui sont les plus sensibles, seront irrités à un degré plus élevé que les autres. Prenons un exemple, supposons une phlegmasie de toute la membrane muqueuse des voies digestives qui donne lieu à une irritation sympathique du cœur, de l'encéphale et de la peau, dont la chaleur sera partout plus vive, et dont une région même sera affectée d'érysipèle; supposons encore qu'il se joigne à ces lésions une inflammation de la membrane muqueuse

(1) Examen, prop. LXXIII.

des poumons et de la vessie, une hépatite et une péritonite : voilà certes l'ensemble de lésions le plus grave que l'on puisse rencontrer ; et cependant combien de tissus encore ne sont pas affectés. On cite souvent l'état fébrile comme un exemple de maladies générales ; mais il faut bien distinguer ici les phénomènes de la maladie d'avec la lésion qui les produit ; et, comme le fait remarquer M. Broussais (1), si dans la *fièvre* on observe une activité plus grande de la circulation et une chaleur plus considérable dans tous les tissus, il n'en résulte pas que la cause de cette exaltation d'action existe dans toutes les parties, et que la maladie soit générale ; son siége est souvent très limité, et personne ne considérera comme une maladie générale, l'état fébrile que provoque souvent un panaris, une angine, un érysipèle, etc.

L'impression directe ou sympathique des stimulants est d'abord ressentie par les nerfs : ce sont eux qui sont les premiers irrités ; et, tant que l'irritation est bornée à leur tissu, il ne se manifeste pas dans la partie d'autres phénomènes que l'exagération de sa sensibilité. Il est possible que l'irritation se concentre dans les capillaires nerveux ; qu'ils continuent à être affectés sans que les vaisseaux soient émus. On observe alors les phénomènes morbides qui constituent les *névroses ;* mais presque toujours l'irritation est transmise aux vaisseaux capillaires sanguins, et elle s'y présente sous deux formes différentes.

1° Elle y appelle le sang, la circulation y devient

(1) Examen, t. II, p. 599.

plus rapide, une plus grande quantité de ce liquide les traverse; en même temps il pénètre dans les vaisseaux blancs, et de ces changements organiques résultent la rougeur, l'augmentation de la chaleur, la douleur et la tuméfaction de la partie, si sa structure est de nature à s'y prêter. Ces phénomènes constituent l'*inflammation*. On désigne donc par ce mot l'état des capillaires sanguins affectés d'irritation. L'inflammation n'est donc qu'un ensemble de phénomènes morbides dont l'*irritation* est l'élément, la cause génératrice.

2° En même temps que les vaisseaux sont irrités, ils ont quelquefois une disposition particulière à s'ouvrir et à livrer passage au sang qui y afflue: c'est l'*irritation hémorragique*.

3° Les phénomènes de l'irritation sont souvent bornés aux vaisseaux blancs; l'appel des fluides blancs qu'elle y détermine, et la tuméfaction qui en est le résultat, sont les seuls changements qui surviennent dans la partie; il n'y existe ni douleur, ni chaleur, ni rougeur. M. Broussais a désigné cet état des tissus irrités sous le nom de *sub-inflammation*. C'est à lui que l'on doit la connaissance de cette classe nombreuse de maladies connues sous le nom d'engorgements, de squirrhes, de tubercules, etc.

4° Lorsque les phénomènes de l'irritation se passent principalement dans les capillaires nerveux, nous avons dit qu'ils constituaient les névroses. « Mais ce système n'est jamais affecté isolément, dit M. Vialle; soit que l'irritation siége dans ses expansions qui s'entrelacent avec les vaisseaux sanguins et lymphatiques, soit qu'elle réside dans son centre ou ses cordons, qui se nourrissent par le moyen de ces vaisseaux, les derniers y participent nécessairement. C'est ce que prouvent les altérations de structure, les désorganisations qui surviennent dans les parties où les névroses restent long-temps fixées. Il n'y a donc qu'un pas de ces maladies aux phlegmasies : leurs causes, leurs désordres cadavériques sont analogues ; et elles diffèrent seulement en ce que, dans les névroses, les phénomènes sont plus nerveux, au lieu qu'ils sont plus vasculaires dans les maladies inflammatoires que dans le premier cas. Ces phénomènes consistent plutôt dans de simples lésions du sentiment et du mouvement, tandis que ces mêmes lésions déterminées dans les capillaires sanguins et lymphatiques sont suivies plus promptement de l'altération de composition des fluides et de la désorganisation. Il faut bien se garder de faire, des symptômes que présentent ces maladies, des *êtres abstraits*, et de les traiter comme de simples *erreurs de perception ;* il faut les *matérialiser* en quelque sorte plus qu'on ne l'a fait jusqu'ici, si l'on veut s'en former une idée claire, et arriver à leur vraie méthode de traitement. »

Ces distinctions des différents modes de l'irritation passeraient pour des subtilités, si l'on croyait que l'auteur de l'*Examen* isole les unes des autres les affections des divisions capillaires des nerfs et des vaisseaux. Mais il n'en est pas ainsi ; lorsque M. Broussais dit que l'inflammation est l'irritation des vaisseaux capillaires sanguins, il entend seulement que l'irritation prédomine dans les capillaires rouges, en même temps qu'elle affecte les vaisseaux blancs et les nerfs. Mais comme, dans d'autres cas, les capillaires lymphatiques et nerveux paraissent seuls irrités, qu'il n'y a point appel et accumulation des fluides rouges, il a dû distinguer les divers états des tissus irrités, d'autant plus que, dans chacune de ces formes, les résultats locaux et généraux de l'irritation présentent, ainsi que son traitement, les différences les plus tranchées.

Étudions d'abord, avec tous les détails que ce sujet comporte, les phénomènes locaux des irritations, nous présenterons ensuite des considérations générales sur l'influence qu'elles exercent sur l'économie.

CHAPITRE II.

PHÉNOMÈNES LOCAUX DES IRRITATIONS.

M. Duponchel (1), qui a présenté sur l'inflammation une thèse, dans laquelle il a rapporté avec fidélité le texte des leçons du professeur du Val-de-Grâce sur ce sujet, dit, avec les auteurs, qu'elle est caractérisée par la douleur, la rougeur, la chaleur et la tumeur. Voulant faire apprecier ensuite le degré de con-

(1) Considérations physiologiques sur l'inflammation, Paris, 1820, n° 167.

fiance que méritent ces phénomènes, comme signes de
l'inflammation, il fait observer que « ces symptômes ne
sont pas toujours apparents ; souvent même ils n'existent pas tous, quelquefois aucun d'eux n'est sensible.
Mais de ce que ces signes ne sont pas tous évidents, on
ne doit pas en conclure qu'il n'y a pas inflammation.
Si l'organe enflammé est situé à l'intérieur, la tumeur, la rougeur, la chaleur ne seront point perce-
vables. Mais la douleur, pourra-t-on dire, existe toujours pour éclairer le praticien ; et, quand elle n'existe
pas, il n'y a pas phlegmasie. Cette objection est peu
fondée ; si la maladie est très étendue, si l'organe a
des rapports assez intimes avec le reste de l'économie
pour déterminer de nombreux accidents sympathiques, si l'encéphale se trouve affecté, soit essentiellement soit consécutivement, la douleur ne pourra
être perçue par le malade, et cependant il y aura inflammation. Dans ces trois cas les sympathies pourront seules éclairer le praticien ; c'est parceque quelques nosologistes ont toujours eu le phlegmon devant les yeux, et ont cru devoir rencontrer constamment ces quatre signes dans toutes les affections inflammatoires, qu'ils en ont tant limité le nombre. »

Cet important objet exige d'autres développements ;
essayons de remplir la lacune que l'auteur de la thèse
a laissée sur ce point. On a émis une proposition
beaucoup trop générale, en disant que les phénomènes indiqués précédemment constituent les caractères de l'état inflammatoire ; car celui-ci serait bien
souvent méconnu, si l'on s'obstinait à les chercher

pour constater son existence. En effet, la douleur, loin d'être inséparable des phlegmasies, comme on le prétend, n'existe souvent pas dans les inflammations les plus intenses, ainsi que M. Broussais l'a fait observer. Elle ne se manifeste, en général, que dans les tissus enflammés, soumis en même temps à une compression; ainsi l'arachnoïdite, la pleurésie, la péritonite, s'accompagnent de douleurs aiguës, tandis que celles-ci sont très rares dans les phlegmasies des membranes muqueuses. Nous avons vu plus haut que la sensibilité de relation n'était qu'une fonction du système nerveux, correspondant à une exaltation de la contractilité déterminée dans un point par les stimulants, et transmise au cerveau par les nerfs, et que ce résultat fonctionnel n'était point inséparable de la surexcitation; l'absence de la douleur ne peut donc, dans aucun cas, permettre de nier l'existence de l'inflammation; on doit par conséquent chercher d'autres signes pour la constater, puisque, dans une foule de cas, celui-ci n'existe pas. Bien plus, il peut induire en erreur sur le siége des phlegmasies, ou du moins sur la source principale des symptômes que l'on observe : car les inflammations produisent des irritations sympathiques dans d'autres parties; et celles-ci, provoquant à leur tour de nouvelles sympathies, transmettent au cerveau l'exaltation de la contractilité de la partie qu'elles affectent tout aussi bien que l'affection primitive. Nous rapportons nos sensations au point où l'impression a été produite par les stimulants, parceque le cerveau, après que celle-ci lui a été transmise, renvoie la première par les mêmes nerfs au point d'où l'impression était partie ; et il arrive souvent, lorsque plusieurs organes irrités transmettent en même temps au cerveau la surexcitation dont ils sont le siége, que la sensation douloureuse est rapportée aux uns et ne l'est pas aux autres. C'est ainsi, comme l'a fait remarquer le premier M. Broussais (1), qu'il arrive que les parties irritées sympathiquement sont souvent plus douloureuses que celles qui sont le siége de l'inflammation primitive. Dans les gastrites, par exemple, les malades éprouvent souvent des douleurs dans les articulations et n'en ressentent pas dans l'estomac ; l'hépatite en provoque de très vives dans l'épaule droite, tandis que la région du foie n'est pas douloureuse, etc. : voilà pourquoi, quand les viscères sont irrités dans une grande étendue, et que plusieurs le sont en même temps, le malade ne peut déterminer le siége précis de la douleur, qui prend alors les noms de *malaise*, d'*angoisse*, d'*anxiété*, *etc.*

La douleur étant le résultat d'une sympathie exercée sur le cerveau, il est évident que les inflammations les plus douloureuses sont celles qui suscitent le plus de troubles dans les fonctions de relation; mais celles qui ne s'accompagnent d'aucune douleur peuvent, d'après ce que nous avons vu précédemment, produire les mêmes désordres. Ainsi l'inflammation de l'estomac et de l'intestin grêle, quoique

(1) Examen, prop. cii.

très rarement douloureuse, provoque souvent le délire, les convulsions, etc.

L'afflux plus considérable du sang dans la partie enflammée, et son passage dans les vaisseaux blancs, déterminent dans celle-ci une rougeur plus ou moins vive qui persiste jusqu'à la cessation de l'irritation des capillaires sanguins. Examinons le degré de certitude que possède ce phénomène, comme signe de l'inflammation, lorsqu'on l'observe après la mort. On a prétendu que la rougeur que l'on rencontre sur les cadavres des individus qui ont succombé à une des maladies dont le caractère inflammatoire n'est pas reconnu par tout le monde, pouvait être le résultat de l'atonie des vaisseaux du tissu dans lequel elle existe. Mais les parties frappées depuis long-temps de paralysie, dont l'action capillaire est plus faible, puisque ces parties finissent par s'atrophier, offrent, pendant la vie et après la mort, une décoloration manifeste. Lorsque l'on soumet une partie de la peau à l'influence sédative d'un réfrigérant, elle pâlit, et sa coloration ne reparaît que lorsque l'action des capillaires a recouvré son énergie. L'atonie des tissus, loin d'y permettre l'accumulation du sang, y diminue donc au contraire l'afflux de ce liquide. On a prétendu encore que la rougeur et l'engorgement sanguin, produits par une phlegmasie, pouvaient être le résultat d'une infiltration cadavérique; mais ce phénomène n'arrive, comme on sait, que dans les portions de la peau, du tissu cellulaire, et de quelques autres organes qui occupaient la position la plus déclive pendant le refroidissement du cadavre ; le tissu ainsi infiltré peut être ramené à ses conditions normales en le malaxant quelque temps dans l'eau, et il faut remarquer encore que, dans les cas où l'inflammation était légère ou a duré peu de temps, on peut par le même procédé faire disparaître aussi la rougeur et l'engorgement. De tous ces faits, on est donc en droit de conclure que, excepté les cas où elle est un phénomène cadavérique, et il est toujours facile de les reconnaître, la rougeur atteste l'existence de l'inflammation. Mais si on peut tirer cette conclusion de la rougeur des tissus, son absence n'autorise pas à nier la phlegmasie, quand on en constate les symptômes pendant la vie. Morgagni, Bichat et d'autres anatomistes, dont les assertions méritent toute notre confiance, ont observé, dans les membranes et les viscères, des phlegmasies qui n'ont laissé sur le cadavre aucune trace de phlogose ni d'engorgement. « Il ne faudrait pas, dit l'auteur de l'*Anatomie générale* (1), juger de la quantité de sang qui pénétrait le péritoine ou la plèvre enflammée, par celle qu'on observe vingt-quatre heures après la mort ; l'irritation locale était une cause permanente qui fixait le sang dans la partie, cette cause ayant cessé, il s'en échappe. Une membrane séreuse peut avoir été très enflammée pendant la vie et présenter presque son aspect naturel après la mort. J'aurais été tenté souvent de prononcer, d'après l'ouverture des cadavres, la non-existence d'une inflammation qui avait été réelle. La même re-

(1) Tome II , page 490.

marque s'applique au tissu cellulaire, aux surfaces muqueuses enflammées, etc. Voyez un sujet mort d'une angine qui, pendant la vie, avait donné la teinte rouge la plus foncée aux piliers du voile, au voile lui-même, et à tout le pharynx : eh bien ! après la mort, les parties ont repris leur couleur naturelle. »

M. le docteur Bégin assure (1) que souvent les poisons *corrosifs* font périr les sujets avant qu'il se soit développé la plus légère inflammation. « Des ouvertures de cadavres, ajoute-t-il, faites par un médecin digne de foi, peu d'instants après la mort, ont démontré qu'à la suite des fièvres, la membrane muqueuse digestive, que nous ne voyons ordinairement que partiellement phlogosée, est colorée en rouge dans toute sa surface; et que des phlegmasies que l'on aurait jugées légères, vingt-quatre heures après la mort ont été trouvées excessivement vives sur des sujets qui venaient d'expirer. »

M. Jeunesse (2) rapporte les résultats d'expériences faites sur des animaux vivants, qui viennent confirmer aussi ces assertions. « J'ai ouvert, dit-il, plusieurs cochons-d'Inde, et par une irritation produite sur leur péritoine, j'y ai fait affluer le sang et produit une phlogose; la rougeur étant intense, la chaleur ayant manifestement augmenté, enfin tous les caractères d'une inflammation violente étant prononcés, j'ai tué ces animaux, en évitant de produire une hémorra-

(1) Principes généraux de physiologie pathologique, page 171.
(2) Thèse sur la péritonite en général, Paris, 1821, n° 157.

gie, et j'ai vu, à ma satisfaction, le péritoine blanchir et se rétablir dans les conditions qui lui sont naturelles. Nous voyons donc, d'après cela, qu'il est possible de ne trouver aucune lésion apparente chez un sujet mort de la péritonite aiguë, et c'est en effet ce que l'on observe. »

C'est principalement lorsque les phlegmasies se sont terminées par la mort, après une durée très courte, que les organes, où elles avaient leur siége, se présentent ainsi dans leur état naturel, et encore plus quand on les examine plus long-temps après la mort. C'est à des cas de cette espèce qu'il faut rapporter les exemples cités par les partisans des *fièvres essentielles*, qui assurent n'avoir trouvé dans certains cas aucune trace de phlegmasie dans les voies digestives ; car toutes les fois qu'une série de symptômes donnés correspondants à l'inflammation de tel organe se présente, il faut avouer l'existence de celle-ci, ou renoncer à tout ce que l'induction peut nous fournir.

Considérant le peu d'étendue des désordres que l'on rencontre souvent après les inflammations dont la marche a été rapide, certains médecins se refusent à admettre qu'une affection, en apparence aussi légère, ait pu entraîner des conséquences aussi graves ; mais il faut être entièrement étranger à la physiologie pathologique, pour ignorer qu'il est fort peu d'organes dont la lésion entraîne nécessairement et par elle-même la mort. Il n'y a que les affections graves du cœur, des gros vaisseaux, des poumons et du cerveau qui entraînent ce résultat, parceque les fonctions respectives de ces organes ne peuvent pas être suspendues ou abolies sans que la mort arrive. Dans tous les autres cas, les désordres locaux n'entraînent cette conséquence funeste que d'une manière médiate, secondaire, que par l'influence sympathique que le cœur et le cerveau en ressentent. Ainsi, ce n'est pas l'inflammation de l'estomac ou d'une portion de l'intestin grêle qui tue le malade par elle-même, mais il succombe au désordre des fonctions nerveuses et circulatoires, provoqué sympathiquement par la phlegmasie gastro-intestinale. Comment alors ne pas concevoir que, dès le moment où une irritation est assez intense pour susciter des sympathies qui vont retentir dans les organes les plus importants, elle peut, par cela même, produire les accidents les plus graves, et même entraîner rapidement la mort du malade? Or, nous verrons que le développement et l'intensité des sympathies sont subordonnés, non seulement à la gravité de l'inflammation, mais encore à plusieurs autres circonstances, et spécialement à la sensibilité individuelle et à l'importance de l'organe malade; bien plus, nous venons de voir qu'aussitôt que l'irritation est établie, des sympathies graves sont souvent mises en jeu avant que les caractères de la phlegmasie se soient manifestés : nous pouvons donc facilement nous rendre raison de la mort du malade, malgré la légèreté de la lésion locale, surtout lorsque nous avons pu observer les symptômes de l'affection à laquelle il a succombé.

Examinons maintenant les changements qu'éprouve

l'état inflammatoire lorsqu'il est établi. « Les phlegmasies, si elles ne s'arrêtent pas spontanément ou
par les secours de l'art, dit M. Vialle, suivent nécessairement un cours plus ou moins long, mais toujours variable, selon les constitutions individuelles,
et surtout suivant que les individus sont plus ou
moins stimulés; elles ne se terminent pas plutôt le
septième, le quatorzième, le vingt-unième jour. que
dans tout autre, malgré l'ordre que leur ont donné
les calculateurs des septénaires, ou ceux qui ont per-
sonnifié les maladies, et les ont considérées indépendamment des organes et des excitants qui agissent sur
elles. Elles se terminent de plusieurs manières :
1° elles avortent spontanément ou par les moyens de
l'art; souvent alors on observe une crise ou une métastase, ce qui indique toujours le transport de l'irritation d'un lieu à un autre; et les phénomènes secondaires consistent ou dans un rétablissement brusque
de sécrétions plus ou moins suspendues, ou dans une
hémorragie, ou dans l'apparition soudaine d'une
phlegmasie avantageuse ou mortelle suivant son siége;
2° elles peuvent produire des congestions mortelles,
lorsqu'elles ont lieu dans des organes importants;
quelquefois elles aboutissent à l'induration rouge, qui
devient chronique, si l'organe est moins important,
ou si la vie peut continuer sans sa participation, qui
est alors nécessairement interrompue; 3° elles peuvent déterminer l'épuisement et la mort, soit qu'on
les considère dans l'état aigu ou dans l'état chronique; 4° elles se terminent par la gangrène ou

la mort locale, suivie ou non de la mort générale, suivant l'importance de l'organe affecté, suivant que la gangrène fait des progrès ou est arrêtée par une nouvelle inflammation, et suivant que les effets des miasmes, qui résultent de la putréfaction, sont plus ou moins graves; 5° enfin les phlegmasies peuvent se terminer par résolution ou suppuration, qui supposent toujours le passage de l'irritation aux vaisseaux blancs, et une altération du liquide qui constitue le pus. La résolution et la suppuration ne diffèrent l'une de l'autre qu'en ce que, dans la première, l'irritation diminuant graduellement, le pus est résorbé ou éliminé par la voie des excrétions : c'est la solution insensible ou *lysis* des anciens auteurs. Dans la suppuration, au contraire, l'irritation est entretenue; le pus ne peut plus être résorbé, il se forme des collections, des kystes, des infiltrations, ou une excrétion continuelle au dehors. La suppuration est donc une continuation de la maladie qui peut encore, dans ce cas, 1° se terminer, au bout d'un temps plus ou moins long, par la résolution, c'est-à-dire la cessation de l'irritation qui produit le pus, et son absorption, s'il formait une collection; 2° opérer la destruction des organes et produire la mort, s'ils sont importants, ou ne gêner les fonctions que par la compression qu'occasionent les collections; mais celles-ci produisent ordinairement, à la longue, des irritations et des désorganisations-mortelles, si elles sont internes et plus ou moins graves, si elles sont dans les membres et les parties externes; 3° occasioner la fièvre hectique et la mort par l'irritation qu'apporte dans les principaux viscères un pus altéré et fétide, qualités qu'il prend facilement lorsqu'il est en contact avec l'air.

» De ces diverses terminaisons des phlegmasies, il n'y a que la suppuration et l'endurcissement rouge qui puissent exister chroniquement, et qui tendent ainsi à se confondre avec les sub-inflammations. »

Ajoutons quelques développements à ce que vient de dire M. Vialle des terminaisons de l'inflammation. Ses phénomènes s'effacent graduellement (résolution), ou disparaissent brusquement (délitescence) sous l'influence de plusieurs causes différentes par léur nature : 1° lorsque la cause de la maladie a cessé d'agir avant que celle-ci fût arrivée à un haut degré d'intensité ; 2° lorsqu'on soumet la partie enflammée à l'action de substances astringentes ou à celle des sédatifs, tels que le froid et l'opium ; 3° lorsque, l'organe enflammé a provoqué dans une autre partie une irritation sympathique qui est devenue supérieure à celle qui lui a donné naissance ; 4° lorsque avant l'apparition de la phlegmasie, il en existait déjà dans un autre organe une plus intense, ou qui a acquis plus d'intensité par les sympathies provoquées par l'irritation secondaire, parceque celles-ci vont toujours retentir dans les parties irritées ; 5° enfin, quand on établit dans une autre partie une irritation plus forte que celle qui existait dans un autre point.

Des circonstances différentes peuvent amener la gangrène de la partie enflammée : l'excès d'inflammation, qui semble épuiser l'excitabilité par la trop

3

vive exaltation qu'elle éprouve; la compression, l'étranglement des parties enflammées, qui, ne permettant pas à leur tissu de se laisser distendre par les fluides qui y affluent, entraînent leur désorganisation; enfin l'influence de certains principes délétères, tels que ceux qui produisent la pustule maligne, le charbon, les bubons pestilentiels. Les auteurs ont attribué à ces agents la propriété de détruire la vie dans les parties sur lesquelles ils agissent, et ils ont admis en outre avec Brown, qu'ils exerçaient sur toute l'économie une influence éminemment débilitante qui la plongeait dans l'asthénie, sans tenir compte, du reste, des phénomènes concomitants de l'affection locale. Tout en admettant une disposition à la gangrène dans les parties sur lesquelles les agents délétères portent leur influence, M. Broussais fait remarquer que ceux-ci commencent par produire une irritation, et qu'en même temps que la gangrène s'établit, on voit assez souvent une vive réaction survenir dans les parties environnantes et plus souvent encore les viscères s'enflammer; et alors, suivant le degré de leur irritation, on observe les symptômes de la *fièvre inflammatoire* ou de la *fièvre adynamique*. D'où l'on est en droit de conclure que ces principes délétères, malgré leur tendance à détruire la vie dans les parties sur lesquelles ils agissent n'en sont pas moins des irritants; qu'ils ne frappent de mort qu'un point circonscrit, tandis que d'autres parties s'enflamment presque toujours; que, par conséquent, les modifications qu'ils introduisent dans l'organisme ne peuvent pas être le résultat de l'asthénie.

La suppuration paraît être le but de l'inflammation; du moins la formation du pus est, dans le plus grand nombre de cas, le terme de l'état inflammatoire : on voit alors disparaître ses phénomènes locaux et les sympathies qu'ils provoquent, surtout lorsque le pus est formé par un organe qui communique à l'extérieur; mais, lorsqu'il se rassemble en foyer, il entretient ordinairement l'irritation des tissus avec lesquels il est en contact, et perpétue ainsi les accidents. Du reste, les modifications que la sécretion et la nature de ce liquide éprouvent, étant subordonnées à la disposition des organes, ne peuvent être considérées que dans l'histoire des phlegmasies de chacun d'eux.

Nous possédons sur les sub-inflammations plusieurs thèses bien faites dans lesquelles nous trouverons les principes de la doctrine de M. Broussais sur les maladies organiques ; mais, avant de passer à leur examen, nous présenterons quelques considérations générales sur l'état chronique des phlegmasies.

Quand l'inflammation ne s'est pas terminée par résolution, et que la gangrène ou la mort ne sont pas venues en interrompre le cours, elle passe à l'état chronique. Effectivement, lorsque les causes sous l'influence desquelles l'irritation a pris naissance ne cessent pas d'exercer leur action, ces phénomènes persistent, mais ils ne tardent pas à éprouver des modifications remarquables dont la connaissance exacte est de la plus haute importance. Les sympathies provoquées par l'organe malade s'éteignent souvent;

d'autres fois elles persistent encore, mais elles perdent de leur intensité ; les phénomènes locaux de l'inflammation deviennent aussi plus obscurs, et souvent même, lorsqu'elle affecte un organe intérieur, elle n'est plus appréciable que par le trouble de ses fonctions : aussi, avant les belles recherches de l'historien des *phlegmasies chroniques,* ces affections étaient presque toujours méconnues; les altérations qu'elles produisent étaient considérées comme des maladies particulières. Aucun rapprochement n'avait été établi entre elles et les irritations aiguës, ou bien, si l'on apercevait entre celles-ci et celles-là un rapport de causalité, on ne continuait pas moins à les séparer par un mur d'airain. Si un catarrhe pulmonaire ou une pneumonie étaient suivis des symptômes d'une pneumonie chronique on ne voyait plus que la *dégénérescence tuberculeuse.* L'hépatite, la péritonite et la gastro-entérite chroniques étaient des *obstructions,* des *hydropisies,* des *névroses ;* bien plus, si l'état fébrile que suscitait la phlegmasie dans son état aigu persistait dans sa chronicité, on n'y voyait plus la fièvre symptomatique de ces inflammations, mais la *fièvre hectique,* compagne des *lésions organiques.* Si on considère que cette ontologie, en faisant méconnaître la nature de ces affections, a dû éloigner les médecins du traitement qui leur convient, puisque les idées systématiques ont bien plus souvent été la base de leur pratique que l'empirisme, on concevra facilement combien est éminent le service que M. Broussais a rendu à la médecine, lorsqu'il a rapproché les phlegmasies chroniques des inflammations aiguës, et qu'il a démontré leur identité.

Les faits se présentent en foule pour établir cette dernière ; bornons-nous aux preuves suivantes, elles sont irrécusables : 1° les irritations chroniques sont produites par les mêmes causes qui provoquent les irritations aiguës ; 2° elles sont le plus souvent la conséquence de ces dernières ; 3° à l'intensité près, leurs effets locaux sont les mêmes, ils consistent toujours dans l'exagération des phénomènes par lesquels la vie se manifeste ; 4° elles se propagent, comme les irritations aiguës, aux parties voisines et aux organes éloignés par la voie des sympathies ; 5° leur traitement est le même que celui des premières, seulement il est en général moins actif et plus opiniâtre.

Il faut remarquer ici que le peu d'intensité des phénomènes locaux et généraux de l'irritation existe souvent à son origine même, à cause du peu d'énergie de l'action stimulante ou du degré de vitalité de la partie affectée. Il faut donc admettre des irritations *chroniques primitives*. Nous avouons que, pour être rigoureux dans les expressions, on ne devrait imposer l'épithète *chronique* qu'aux irritations qui ont existé sous la forme aiguë : mais la science perdrait à cette exactitude du langage ; car, affecter un nom différent à cet état de l'irritation, ce serait en quelque sorte le distinguer de celui qui succède aux inflammations aiguës, et ils sont identiques. Il est donc préférable de donner, avec M. Broussais, le nom de *chronique* à toutes les irritations dont la nuance obscure et la marche lente forment le principal caractère, qu'elles existent primitivement ou consécutivement dans cet état.

Quoi qu'il en soit, l'organe qui est le siége d'une irritation chronique éprouve différents changements, suivant sa structure, le degré et l'ancienneté de la première. Dans les tissus très riches en capillaires sanguins et en tissu cellulaire, on voit la tumeur inflammatoire persister et acquérir une densité plus grande : tels sont l'hépatisation du poumon, les callosités de la peau et du tissu cellulaire sous-jacent, les épaississements des membranes muqueuses, ceux du péritoine, etc. Cet état, que M. Broussais a désigné sous le nom d'*induration rouge* (1), peut persister indéfiniment, à moins qu'il n'existe dans un organe dont le trouble des fonctions altère la nutrition; alors il entraîne la perte du malade. D'autres fois aussi, après avoir subsisté pendant quelque temps, l'induration rouge est remplacée par l'induration blanche. Au lieu de produire ces altérations, l'inflammation entretient souvent dans les tissus une suppuration chronique qui, du reste, est assez souvent accompagnée de leur induration.

Quand l'inflammation chronique existe depuis quelque temps, on voit disparaître la chaleur et la rougeur. Le sang ne pénètre plus dans les capillaires de la partie malade; les vaisseaux blancs deviennent alors le siége unique de l'irritation, et le tissu malade se transforme en une masse blanche homogène in-

____

(1) Histoire des phlegmasies chroniques, tome 1, page 13.

dolente, dans laquelle se développent des tissus nouveaux, des mélanoses, des tubercules, des squirrhes, etc. Après un temps plus ou moins long, ces
matières se ramollissent, se liquéfient, enflamment
les parties au milieu desquelles elles se sont développées, et produisent leur ulcération.

Les lésions désignées sous le nom de *maladies organiques* ne sont donc pas primitives, ne sont pas
des maladies particulières, mais les résultats d'une
autre affection dont on a décrit le dernier terme séparément, de même qu'en présentant le tableau de la *fièvre
adynamique* on a tracé, comme l'observe M. Broussais, l'agonie de la gastro-entérite. Il nous sera facile
de démontrer la vérité de cette proposition, en l'appuyant sur une foule de preuves qui ont été présentées dans les thèses de plusieurs élèves de M. Broussais.

M. Palais (1) observe que les sub-inflammations
peuvent être primitives ou consécutives, c'est-à-dire
que l'irritation peut se manifester dans les vaisseaux
blancs, sans avoir existé dans les capillaires sanguins,
et qu'elle peut être aussi le résultat de l'inflammation
des tissus rouges. M. Palais fait remarquer que les
sub-inflammations primitives sont incomparablement
plus rares que les autres. M. Broussais n'en admet
la possibilité que dans les vaisseaux lymphatiques
sous-cutanés, et souvent encore leurs irritations sont
provoquées par celles des tissus rouges; telles sont
les sub-inflammations des ganglions inguinaux et

____

(1) Thèse sur les tubercules pulmonaires, Paris, 1822, n° 114.

axillaires, qui sont produites par une ulcération du gland, un panaris, un ulcère de la mamelle, etc. Celles des organes intérieurs sont, au contraire, toujours consécutives à une phlegmasie, et elles sont produites de deux manières différentes : ou bien elles se développent au milieu de parties affectées de l'irritation sanguine ; ou bien elles sont le résultat de l'inflammation d'une membrane muqueuse, à la surface de laquelle les vaisseaux lymphatiques viennent s'ouvrir ; puisque, ainsi que nous l'a appris Bichat, les ganglions et les glandes participent très souvent à l'irritation des membranes muqueuses, à la surface desquelles leurs canaux excréteurs et leurs radicules absorbantes s'ouvrent. Tels sont l'irritation et le gonflement des ganglions mésentériques, qui sont toujours produites par une entérite ; les tubercules du poumon, qui se développent sous l'influence de l'inflammation de la membrane muqueuse pulmonaire, et qui peuvent aussi être amenés, mais bien plus rarement, par l'inflammation du parenchyme et par celle de la plèvre qui s'étend à ce dernier. En général, l'irritation lymphatique persiste long-temps après la guérison de la phlogose qui lui a donné naissance : c'est ainsi que l'on voit les ganglions du cou, qui se sont tuméfiés pendant le cours de l'éruption teigneuse, rester dans cet état bien après que celle-ci a disparu. Assez fréquemment l'inflammation de la peau, produite par l'application d'un vésicatoire sur une partie environnée de ganglions, détermine leur gonflement, qui persiste souvent après la guérison de l'ulcération de la peau. Si, comme on l'observe dans beaucoup de cas, la phlogose qui a produit la sub-inflammation se répète, les vaisseaux lymphatiques reçoivent une nouvelle stimulation qui hâte les progrès de la désorganisation. M. Palais tire parti de ce fait contre ceux qui objectent que les tubercules ne se forment pas sous l'influence de l'irritation, puisqu'on les rencontre souvent dans les poumons d'individus qui ne présentaient aucun symptôme de phlegmasie, tandis que chez d'autres qui ont succombé à une pneumonie aiguë on trouve des tubercules ramollis. Ils ne tiennent pas compte d'un léger catarrhe pulmonaire qui a pu exister plusieurs mois auparavant ; ils ignorent qu'il n'est pas nécessaire qu'une inflammation soit très prononcée pour provoquer le développement des tubercules, et qu'il suffit d'une surexcitation légère, mais prolongée et continuelle. Il paraît même, remarque M. Palais, qu'à ce degré elle est plus propre à déterminer cet effet. Chez les habitants des pays froids et humides, où la membrane muqueuse pulmonaire doit habituellement suppléer à l'action de la peau, presque nulle dans ces contrées, la phthisie se déclare souvent sans que l'on ait observé des symptômes intenses d'inflammation de la membrane muqueuse bronchique ou du parenchyme du poumon ; aussi M. Gardien (1) observe-t-il que ce sont les contusions légères qui donnent lieu le plus souvent au cancer de la mamelle. En effet, une forte contusion produira l'in-

____

(1) Traité d'accouchements, des maladies des femmes, etc.

flammation aiguë et la suppuration des tissus, tandis qu'une stimulation légère causera une irritation chronique qui persistera et amènera la désorganisation.

Quoi qu'il en soit, quand l'irritation affecte depuis quelque temps les tissus blancs, ils deviennent denses et prennent une couleur grisâtre ou blanchâtre; et si la résolution de cette induration ne s'opère pas, il se dépose dans la partie malade une matière blanche, concrète, inodore, caséiforme, qui semble infiltrer son tissu, d'abord dans son centre, puis dans tous ses points : c'est là le tubercule *cru*. Quelquefois, et principalement dans les poumons des vieillards, il s'y dépose une matière colorante noire que M. Broussais soupçonne être du carbone : c'est ce qui constitue les *mélanoses*. Ces dernières ne forment donc pas, comme on l'a prétendu, un genre de désorganisation particulier. Après un temps plus ou moins long, cette substance se ramollit et se change en un liquide crémeux, analogue au pus du tissu cellulaire; on dit alors que le tubercule est *cuit* ou *ramolli*. Cependant l'irritation s'étend aux vaisseaux sanguins de la partie dans laquelle les tubercules sont développés; celle-ci s'enflamme, s'ulcère et suppure; des irritations sympathiques sont suscitées ; elles sont spécialement ressenties par le cœur et la membrane muqueuse digestive, et on voit se manifester cet état fébrile connu sous le nom de *fièvre hectique*. Les mêmes phénomènes s'observent dans toutes les désorganisations : tant que l'irritation chronique est bornée aux capillaires lymphatiques, il ne se manifeste aucune altération sympathique dans les viscères; mais à l'époque où survient le ramollissement des matières tuberculeuses, squirrheuses, etc., l'inflammation s'allumant dans les tissus voisins, elle se répète dans les principaux organes, et donne lieu à cet ensemble de désordres qui termine les maladies organiques.

Ce ne sont pas les ganglions lymphatiques seuls qui sont susceptibles d'éprouver la dégénérescence tuberculeuse : on la rencontre dans beaucoup de parties où l'anatomie ne démontre pas leur existence, et il est facile de le concevoir. La matière tuberculeuse est le produit de l'exhalation des vaisseaux lymphatiques irrités, elle peut donc être déposée partout où ces derniers existent. Aussi voit-on dans les parenchymes, dans les membranes, etc. , cette substance d'abord sous forme de petits points blancs très multipliés, qui infiltrent pour ainsi dire la substance de l'organe irrité (tubercules miliaires); ces points grossissent, s'agglomèrent, et finissent par former des masses quelquefois très volumineuses. Les tubercules qui surviennent dans les parties où l'on ne voit pas de ganglions lymphatiques sont donc de même nature que ceux que l'on observe dans ceux-ci.

Depuis que l'humorisme a perdu de son crédit, on a attribué les maladies du système lympathique à sa débilité. M. Palais a très bien réfuté cette opinion en faisant voir que le développement du système lymphatique constituait la prédisposition à ces maladies; et que, puisque l'on admettait que le développement de tous les autres organes était lié à l'exagération de leur action vitale, on ne pouvait pas établir d'exception pour le système lymphatique. « Lorsque ces vaisseaux, dit M. Palais, semblent couvrir toutes les parties ; lorsque les ganglions, très gros et abreuvés de liquides paraissent s'être multipliés ; lorsque tous les tissus blancs sont épanouis, pénétrés par des liquides qui les dilatent ; lorsque toutes les élaborations blanches prédominent et que l'appareil sanguin est plongé dans l'inertie, quel motif avons-nous d'établir que l'organisme est affaibli, et que le système lymphatique et les parties blanches le sont plus que les autres ? Toutes les fois que nous voyons qu'un homme est rouge, que sa poitrine est large, qu'il a le cœur volumineux, les artères amples, on dit qu'il existe chez lui un surcroît d'activité sanguine; et, quand il est pâle, que les tissus blancs sont très épanouis, non seulement on veut prétendre que toute l'économie est dans un état de débilité, mais on établit que tous les tissus les plus apparents le sont plus que les autres, et que le système sanguin, qui est à peine visible, conserve les derniers restes de la force vitale. Cette conclusion est contradictoire avec la précédente: ce qui est vrai pour l'appareil à sang rouge doit l'être pour le système lymphatique. » Si donc l'excès d'action du système lymphatique le prédispose comme tous les autres à des maladies, celles-ci ne peuvent pas être le résultat de sa débilité.

Examinons maintenant les circonstances dans lesquelles les indurations blanches se forment, et nous verrons qu'elles se rapportent toutes à des influences stimulantes. On les voit presque toujours se développer au milieu de parties enflammées, ou derrière des membranes muqueuses phlogosées, sur lesquelles s'ouvrent les vaisseaux lymphatiques qui vont se rendre dans les ganglions tuméfiés; d'où il est bien permis de conclure que l'irritation s'est propagée à leur tissu. Nous nous bornons ici à indiquer ces faits; on les trouvera exposés plus loin avec détail. Si, comme on le verra alors, les ganglions du mésentère deviennent tuberculeux sous l'influence d'une entérite, et s'il est incontestable que les tubercules du poumon, du tissu cellulaire, etc., et ceux du mésentère sont identiques, la véritable nature de la phthisie, des scrophules, se trouverait déjà établie par là; mais, sans recourir à l'analogie, on peut démontrer directement que les tubercules pulmonaires sont produits aussi par une inflammation chronique. La thèse de M. Palais renferme le résumé des preuves sur lesquelles M. Broussais a établi ce point de doctrine; il nous suffira de relater les faits suivants : 1° Tout le monde sait que la phthisie pulmonaire succède presque toujours à un catarrhe pulmonaire chronique, et que, dans les cas où cette affection n'a pas été manifeste, les malades ont cependant été affectés fréquemment de rhumes légers, de crachements de sang et de douleurs pleurétiques. 2° Toutes les causes auxquelles les auteurs rapportent la phthisie sont irritantes: telles sont l'exercice forcé des organes de la respiration, les corpuscules introduits continuellement avec l'air dans les bronches chez les individus de certaines professions, le froid, qui a toujours été signalé comme l'agent producteur du plus grand nombre de phthisies. C'est dans les régions froides et humides qu'elle étend le plus ses ravages; c'est dans l'hiver que ses progrès sont le plus rapides. L'auteur des *Phlegmasies chroniques* rapporte que, lorsqu'il accompagnait nos armées en Belgique et en Hollande, il voyait succomber un grand nombre d'individus à cette maladie, et qu'aussitôt que les mêmes troupes séjournèrent en Italie, elle devint extrêmement rare, et ne moissonna plus que ceux qui avaient apporté du nord des catarrhes chroniques : or, toutes ces causes, et le froid principalement, entretiennent une irritation chronique de la membrane muqueuse bronchique.

On objecte souvent que les tubercules et les autres désorganisations s'établissent quelquefois sans être précédées d'inflammation apparente : mais, comme l'observe M. Broussais (1), ne voit-on pas le pus se former souvent sans aucun signe de phlogose, comme le prouvent les abcès froids, les pleurésies latentes, les abcès du foie qui suivent les plaies de tête; et cependant pourra-t-on prétendre que la formation du pus n'est pas toujours le résultat de l'inflammation ; d'ailleurs, outre que les subinflammations peuvent être primitives, on ne pourra pas nier que les irritations chroniques des muqueuses, qui leur donnent lieu dans le plus grand nombre des autres cas, existent souvent pendant long-temps sans manifester leur existence.

La fréquence plus grande de l'hépatisation du lobe

(1) *Premier* examen, page 297.

inférieur du poumon, et celle des tubercules dans le supérieur, a paru un motif suffisant pour arguer contre cette étiologie des tubercules. M. Palais a joint à l'énoncé de cette proposition la réponse que M. Broussais y a faite dans l'*Examen*. Il faut remarquer d'abord que l'on a changé la question : car jamais on n'a prétendu que le développement des tubercules fût produit ordinairement par l'hépatisation du poumon; mais M. Broussais a toujours soutenu que leur formation dépendait le plus souvent du catarrhe pulmonaire chronique; or tout le monde sait que, dans cette dernière affection, le lobe supérieur est principalement affecté, parceque l'inflammation ne s'étend que bien rarement à toute l'étendue des bronches, qu'elle s'arrête presque toujours à la partie de l'arbre bronchique qui est la moins profonde; et cette partie se trouve dans le lobe supérieur : donc l'inflammation de cette partie du poumon est très commune, puisque le catarrhe pulmonaire est très fréquent. Cette objection porte donc évidemment à faux; mais en raisonnant même d'après le principe qu'elle a supposé, elle ne serait pas plus victorieuse, car on voit souvent, dans l'induration rouge chronique du lobe inférieur, se développer des tubercules dans son tissu; et, d'un autre côté, il n'est pas vrai que rien ne soit *plus rare,* comme on l'a avancé, que l'hépatisation du lobe supérieur.

L'influence observée des *toniques* sur la guérison des scrophules, et celle des *débilitants* sur leur production, n'a pas peu contribué à les faire attribuer à la faiblesse. Avant d'expliquer l'apparente contradiction de ces faits avec la doctrine physiologique, faisons remarquer que, chez les sujets atteints de sub-inflammation, il existe deux constitutions organiques différentes l'une de l'autre : on voit quelquefois un développement très marqué, une grande mobilité du système sanguin, s'allier à la constitution lymphatique. Chez ces individus, l'irritation sanguine se joint presque toujours aux sub-inflammations; cet état de phlogose excite des sympathies très actives, et produit rapidement des désorganisations: dans ces cas on n'a pas vu les débilitants produire les sub-inflammations, et nous ne craignons pas d'avancer que presque jamais on n'a vu alors guérir celles-ci par les stimulants. Dans les autres cas, plus fréquents que le premier, le développement du système lymphatique est en raison inverse de celui du système sanguin; or nous savons qu'il n'existe ni stimulants ni débilitants généraux, que le même agent produit des effets opposés dans les différents systèmes; et, à l'article des révulsions, nous verrons que la plupart des causes productrices des scrophules sont des influences débilitantes du système sanguin, qui permettent à un autre système, et spécialement à celui qui est déjà le plus actif, de prendre une prépondérance plus grande. Nous verrons aussi que les toniques, en guérissant ces maladies, stimulent le système sanguin, et produisent sur lui une véritable révulsion.

On sait avec quelle énergie M. Broussais a combattu le principe de l'innéité des tubercules, imaginé, par un anatomo-pathologiste distingué, pour expliquer plus facilement le développement de ces produits dont il prétendait que les individus apportaient le *germe*. M. Palais a rappelé, pour la combattre, cette étrange opinion, qui est fondée principalement sur l'existence des tubercules dans les poumons de quelques nouveau-nés, comme si l'on ignorait que le fœtus peut éprouver dans le sein de sa mère la plupart des maladies dont il sera affecté pendant le cours de la vie extra-utérine.

On a admis aussi dans le même sens l'hérédité des tubercules; on a prétendu que les enfants en recevaient dans certains cas le *germe* de leurs parents. On trouve dans la Thèse de M. Herbelin *sur les scrophules* (1), une proposition qui doit trouver ici sa place, et qui est applicable à l'objet que nous traitons aussi bien qu'au cancer et aux autres affections dont la prédisposition peut être transmise par voie d'hérédité. « Les affections scrophuleuses, dit ce médecin, ne sont pas héréditaires dans le sens qu'on attache ordinairement à ce mot; c'est uniquement la disposition à les contracter que l'on reçoit de ses parents, avec une organisation semblable à la leur, et non pas un *germe* de ces affections. La transmission de ce prétendu *germe* des parents aux enfants est inadmissible; en effet, des enfants naissent de parents scrophuleux, et n'ont jamais cette affection s'ils sont soustraits à l'influence des causes qui les font naître communément : que devient le *germe* dans ce cas ?

(1) Paris, 1822, n° 110.

D'autres naissent de parents sains, et sont affectés d'écrouelles pour la moindre cause : d'où vient le *germe* chez eux ? Les scrophules sautent quelquefois une génération, pour reparaître dans la suivante : que faisait le *germe* dans la génération épargnée ? On ne peut répondre à ces questions que par des hypothèses ; il vaut donc bien mieux rejeter tout-à-fait la supposition gratuite de ce *germe*, que d'ailleurs personne n'a vu, et dont l'admission n'éclaircit en rien l'histoire des scrophules. » L'hérédité dans les maladies, s'étend donc tout au plus à celle de la *prédisposition* à les contracter, *prédisposition* qui pourrait être transmise comme les traits de la physionomie et les autres dispositions physiques et morales que les enfants reçoivent quelquefois de leurs parents.

Les deux principes que l'on vient de combattre ont été la source du *fatalisme médical*, en établissant l'incurabilité des maladies organiques ; nous démontrerons la possibilité de leur guérison en parlant du cancer : continuons l'examen des divers résultats des irritations chroniques.

L'albumine accumulée dans les tissus qui éprouvent l'induration blanche donne lieu quelquefois à l'organisation de cartilages et de fibro-cartilages accidentels. D'autres fois dans les liquides épanchés et soustraits à l'action vitale, il se forme des concrétions tophacées, calculeuses, etc. ; ces diverses productions surviennent donc sous l'influence de la sub-inflammation, comme la matière tuberculeuse. M. Broussais attribue la même origine aux tumeurs graisseuses, stéatomateuses, aux mélicéris, etc.; la sub-inflammation de la peau détermine les dartres, la teigne, et d'autres exanthèmes chroniques. Il faut encore lui rapporter le ramollissement des os: leur solidité dépend en effet du rapport entre les parties inorganiques et le tissu organisé; celui-ci, recevant une plus grande activité par l'irritation, devient relativement prépondérant, et les substances salines ne sont plus assez abondantes dans l'os pour qu'il conserve sa solidité : peut-être aussi sa nutrition est-elle changée.

De toutes les transformations que les tissus éprouvent, la plus remarquable, celle qui mérite le plus de fixer notre attention, est cette désorganisation que les anatomo-pathologistes ont décrite dans ces derniers temps sous les noms de *tissu lardacé, squirrheux* et *encéphaloïde*. On doit encore à la doctrine physiologique la connaissance de la nature de ces altérations et du seul traitement efficace qu'on peut leur opposer. Parmi les thèses dans lesquelles les affections cancéreuses ont été considérées sous leur véritable point de vue, on remarque principalement celles de MM. Lemercier, Chanriont et Maréchal, qui ont bien démontré, par l'examen de leurs causes et de leurs phénomènes, qu'elles étaient le résultat d'une inflammation ou d'une sub-inflammation chroniques, et qui ont réduit à sa juste valeur l'opinion des *fatalistes* sur l'incurabilité du cancer, en rapportant un grand nombre d'observations de guérisons de cette maladie, que ses ravages et ses conséquences, toujours funestes autrefois, ont fait regarder jusqu'ici comme un des maux les plus terribles qui puissent affliger l'humanité.

M. Lemercier (1) considère d'abord les différentes formes sous lesquelles le cancer peut se présenter, et il les rapporte au *cancer en masse* et au *cancer ulcéré*, qui correspondent au *squirrhe* et à l'*ulcère cancéreux* des auteurs. Lorsqu'une partie abondamment pourvue de tissu cellulaire est depuis quelque temps le siége d'une induration rouge ou blanche, on voit se manifester une tumeur plus ou moins régulièrement circonscrite, indolore, incompressible, sans changement de couleur à la peau, dont le volume s'accroît graduellement, le plus souvent avec lenteur, mais toujours avec une rapidité d'autant plus grande qu'on la stimule davantage. Après un temps plus ou moins long, sa surface devient ordinairement irrégulière, bosselée; en même temps des douleurs lancinantes s'y font sentir, d'abord par intervalles, et plus tard d'une manière constante. C'est là, dit M. Broussais, le signal de la désorganisation: celle-ci arrive quand l'irritation, long-temps chronique, et le plus souvent, bornée aux vaisseaux blancs, passe à l'état aigu, et que l'inflammation s'empare de la tumeur. Celle-là est ordinairement portée au plus haut degré de l'acuité, comme l'attestent non seulement les douleurs, mais aussi la chaleur brûlante, la rougeur livide, le gonflement considérable dont la tumeur est le siége. La circulation y est très active, les vaisseaux qui

____

(1) Vues générales sur le cancer, Paris, 1819, n° 159.

s'y rendent se développent, et offrent des pulsations très marquées; cependant les tissus environnants s'enflamment, s'ulcèrent, et l'induration qu'ils éprouvent bientôt y prépare une nouvelle désorganisation semblable à la première. De là résulte un ulcère d'un aspect hideux dont la surface violacée recouverte souvent de fongosités se termine par des bords durs, élevés et renversés. Plus on l'irrite, plus il fait de ravages; les vives douleurs dont il est le siége s'exaspèrent de plus en plus sous l'influence de toutes les stimulations directes ou sympathiques qu'il reçoit; en même temps l'ulcère continue ses progrès, il envahit la peau, le tissu cellulaire, les muscles, les tendons, les cartilages, et les os eux-mêmes. Souvent les vaisseaux sanguins érodés donnent lieu à des hémorrhagies quelquefois assez abondantes pour prévenir les effets des inflammations viscérales sympathiques, qui plus tard auraient infailliblement entraîné la perte du malade.

Cependant les ganglions lymphatiques voisins de la partie malade se sont déjà tuméfiés, et éprouveront plus tard la même désorganisation. Depuis long-temps aussi l'action des viscères est troublée; toutes les fois en effet que l'inflammation s'est emparée d'une masse tuberculeuse ou squirrheuse, les sympathies qui sont bientôt mises en jeu produisent dans les viscères des irritations qui deviennent chroniques, puisque l'action de la cause qui les a déterminées est persistante. Ces désordres surviennent spécialement dans les voies digestives; le malade est morose, il perd l'appétit; la langue est rouge sur ses bords, la soif est vive, la peau d'une couleur jaune paille est le siége d'une chaleur âcre. Ces phénomènes sont plus intenses le soir, et leur ensemble constitue la *fièvre hectique*. La phlegmasie chronique dont les viscères sont le siége produit quelquefois une altération des tissus semblable à celle qui l'a provoquée. Du reste, sous l'influence de tous ces désordres, le malade s'épuise et succombe dans le dernier degré de marasme, masqué quelquefois par l'infiltration partielle ou générale du tissu cellulaire.

Puisque ces lésions secondaires sont provoquées par l'irritation désorganisatrice, les auteurs ont commis une erreur très grave en les groupant, ainsi que M. Broussais leur en a fait le reproche, autour des affections cancéreuse et tuberculeuse, pour ériger celles-ci en maladies, auxquelles ils ont donné pour attribut les désordres généraux qui surviennent pendant le cours de la plupart des irritations chroniques. C'est en suivant cette route que l'on a créé les entités morbides ; il ne faut donc entendre par *cachexie cancéreuse* ou *tuberculeuse* que l'ensemble des désordres sympathiques produits par ces affections. Bayle avait déjà réservé cette expression, parfaitement inutile du reste, à l'état de dépérissement que présentent les malades dans les derniers temps de leur vie ; mais il voyait, comme les autres ontologistes, dans ces désordres généraux les progrès de l'*être* cancer, tandis que l'on ne doit y reconnaître que des irritations sympathiquement provoquées par l'inflammation désorganisatrice, irritations semblables en tout à celles qui seraient produites par toute autre cause.

L'ulcération cancéreuse ne survient pas seulement dans les masses squirrheuses et encéphaloïdes, elle peut se manifester dans les tissus qui n'ont pas éprouvé préalablement ces dégénérations. C'est cette forme du cancer que l'on appelle *ulcère cancéreux*. M. Lemercier en établit deux espèces. Il peut être primitif : c'est ainsi que l'on voit sur la peau et les membranes muqueuses survenir, sous l'influence d'une cause irritante, un petit bouton vésiculeux, ou bien une excoriation, ou une simple desquamation de l'épiderme, qui sont bientôt suivis d'un ulcère entièrement semblable au squirrhe ulcéré; d'autres fois, un ulcère simple ou entretenu par une cause spécifique, comme la syphilis, après avoir été long-temps stimulé, prend tous les caractères du cancer. Mais, dans l'un et l'autre cas, les parties sous-jacentes sont ordinairement affectées d'une induration qui s'étend à une profondeur plus ou moins grande.

Établissons maintenant que les altérations dont on vient de voir les principaux phénomènes surviennent sous l'influence de l'irritation. On a déjà vu que leurs caractères appartenaient à cette lésion : il faut prouver que toutes les causes qui produisent le cancer agissent en stimulant; et il suffirait, pour établir cette démonstration, de relater, comme l'a fait **M. Lemercier**, les causes que les auteurs ont assignées à cette altération. Les coups, les chutes, les pressions trop fortes, les contusions, en un mot, les causes auxquelles on rapporte ordinairement le cancer de la mamelle, ne peuvent évidemment agir qu'en irritant cet organe éminemment sensible; et il faut être aveuglé par une idée préconçue, pour prétendre, comme l'ont fait quelques auteurs modernes, que ces circonstances introduisent dans son tissu une débilité qui amène la désorganisation. Lorsqu'un ulcère, long-temps stimulé par un agent mécanique ou chimique quelconque, revêt le caractère cancéreux, peut-on méconnaître la cause de cette transformation? Il en est de même des cas où le cancer est produit par un exanthème chronique, par la suppression d'une hémorrhagie habituelle; causes que tous les auteurs ont indiquées comme donnant lieu à cette maladie. Peut-on nier qu'une irritation chronique détermine le sarcocèle, quand on avoue qu'il succède à un *engorgement* du testicule, qui a été produit par la métastase d'une blennorrhagie ou par une contusion? On a dit que les individus adonnés à certaines professions, et spécialement les fossoyeurs, les vidangeurs, les garçons d'amphithéâtre, etc., étaient souvent affectés de cancer à l'estomac; qui ne sait que ces hommes, livrés aux occupations les plus pénibles et les plus dégoûtantes, font un abus continuel d'eau-de-vie, qui doit nécessairement produire et entretenir chez eux une gastrite chronique? On sait aussi que les chagrins prolongés sont la cause de beaucoup de cancers de l'estomac chez les individus des classes élevées de la société, fréquemment en proie aux tourments de l'ambition, de la fortune, et d'autres passions non satisfaites. Or quel est le médecin qui ignore la funeste influence des affections morales tristes sur la production des gastrites?

M. Chanriont rapporte dans sa thèse, dont nous allons bientôt nous occuper, une opinion de Ledran qui est trop remarquable pour n'être par relatée ici. «On sait, dit ce chirurgien, que l'érysipèle dégénère en phlegmon, le phlegmon en squirrhe ou scrophule, et les deux derniers en cancer : c'est ordinairement une suppression des règles ou des hémorrhoïdes, des chagrins, de la mélancolie, ou, enfin, des squirrhes tourmentés par des remèdes actifs. Dans toutes ces causes il est impossible de voir l'introduction d'un virus : on ne trouve qu'une seule chose qui puisse produire le cancer, c'est l'irritation, la douleur, et un éréthisme particulier.»

On admet généralement que les sujets d'une constitution irritable sont plus fréquemment affectés de cancer que ceux de tout autre tempérament. Cette circonstance ne milite-t-elle pas encore en faveur de l'opinion que nous défendons? Le tempérament bilieux est regardé comme une prédisposition au cancer de l'estomac; or les médecins physiologistes savent qu'une grande irritabilité de l'estomac et du duodénum se joint constamment à l'activité prépondérante du foie, qui constitue ce tempérament. Le cancer de la mamelle et du col de l'utérus est plus fréquent chez les femmes qui vivent dans le célibat et le veuvage, et l'on voit dans les auteurs que cette affection était très commune chez les femmes vouées à la vie monastique. Les physiologistes reconnaîtront encore ici une cause d'irritation pour l'utérus et les mamelles. En effet, de même que la faim non satisfaite produit l'inflammation de la membrane muqueuse gastrique, les désirs vénériens, qui s'accompagnent nécessairement de la surexcitation des organes génitaux s'ils sont long-temps comprimés, doivent entretenir dans l'utérus une irritation chronique ressentie par les mamelles, qui lui sont unies par les sympathies les plus étroites. Il est impossible de nier ce mode de production aux cancers dont il s'agit, quand on remarque que les femmes pour qui la privation des plaisirs de l'amour est pénible sont affectées de flueurs blanches et d'hystérie; résultats évidents de l'irritation des organes de la génération. L'abus des aliments développe la gastrite comme la faim : de même, l'abus des jouissances vénériennes produit aussi le cancer de l'utérus et des mamelles. Les explications que nous venons de donner nous semblent devoir faire disparaître l'apparente contradiction de ces faits.

Après avoir indiqué ces diverses causes du cancer, les auteurs en ont admis encore d'inappréciables. « Mais pourquoi n'ont-ils pu les apprécier ? demande M. Lemercier, c'est qu'ils n'ont pas tenu compte des changements physiologiques qui se sont passés chez l'individu, et de l'action d'un irritant qui n'a agi qu'à un degré peu considérable. Cependant, que l'on remonte à la cause de ces changements, et l'on reconnaîtra précisément sa nature; qu'en effet on questionne les malades affectés de cancer, tous, à l'exception de quelques individus d'une sensibilité obtuse, rapporteront le développement de leur maladie à une irritation quelconque : c'est ainsi qu'une femme aura reçu un coup léger au sein, qu'elle aura été saisie d'une peur violente pendant sa période menstruelle ; qu'un homme se sera faiblement froissé un testicule, etc. La cause première du cancer provient donc toujours d'une irritation que le médecin physiologiste pourra saisir s'il y apporte un peu d'attention ; mais ce qu'il y a ici de vraiment inappréciable pour lui, c'est la prédisposition de l'individu à contracter un cancer. »

Nous partageons l'opinion de M. Lemercier sur l'impossibilité d'expliquer comment l'action de la même cause produit, chez divers individus, des désorganisations de nature différente. On ne possède aucune donnée pour résoudre cette question ; et admettre des *dispositions morbifiques,* une *aptitude particulière* à contracter telle affection plutôt que telle autre, c'est reculer la difficulté, et non pas la résoudre. Quoi qu'il en soit, il faut bien avouer que l'on voit, chez certains individus, une phlegmasie chronique ne pas produire d'autre conséquence que l'induration, tandis que chez d'autres l'excoriation la plus légère suffit pour déterminer un ulcère cancéreux. Un catarrhe pulmonaire négligé guérit quelquefois après plusieurs mois de durée ; et chez un autre individu, la même affection, traitée méthodiquement dès son début, entraînera cependant une sub-inflammation du poumon et la formation des tubercules. Gardons-nous de croire toutefois que ces prédispositions soient incoercibles : on peut en corriger les effets ; car il faut toujours que les causes stimulantes agissent pour que la maladie s'établisse, et dans beaucoup de cas sa marche peut encore être arrêtée.

Nous avons déjà vu, en parlant des tubercules, ce qu'il fallait penser des *germes*, par lesquels on a prétendu expliquer la prédisposition aux désorganisations. En dévoilant la nature du cancer, l'auteur de la doctrine physiologique a renversé les idées de *vice* et de *virus*, auxquelles on faisait jouer naguère encore un si grand rôle dans la production et l'extension de cette maladie. M. Chanriont (1) a très bien discuté cette question ; voici les moyens dont il se sert pour la résoudre : Si les tumeurs hémorrhoïdales, les végétations de la dure-mère, l'induration du pylore produites par la gastrite chronique, peuvent passer à l'état cancéreux sous l'influence des stimulants, ne serait-il pas ridicule de supposer au prétendu virus cancéreux la propriété de produire tout à la fois les hémorrhoïdes, la gastrite chronique, etc.? Lorsqu'une sub-inflammation reste à l'abri de toutes les causes irritantes, on ne la voit pas dégénérer en cancer. Comment se peut-il qu'un virus aussi terrible qu'on le suppose reste stationnaire? comment se fait-il qu'après l'extirpation d'une tumeur cancéreuse la maladie ne se reproduise pas toujours? Il est certain que l'on peut développer, pour ainsi dire, à volonté le cancer, en irri-

---

(1) Thèse sur l'irritation chronique des mamelles, ou cancer, Paris, 1821, n° 128.

tant long-temps un ulcère simple : la maladie est donc survenue sans virus, ou bien celui-ci a été développé accidentellement par les stimulants. Si l'engorgement des ganglions axillaires, dans le cancer de la mamelle, était produit par la résorption de l'ichor, comment pourrait-il se résoudre après l'amputation de cet organe? D'ailleurs l'infection ne devrait-elle pas être générale, et tous les tissus ne devraient-ils pas dégénérer également en cancer? Du reste, pour admettre ce *virus*, il faudrait démontrer que le cancer est contagieux, car toutes les affections virulentes présentent ce caractère. Or, on sait que l'on ajoute peu de confiance aux observations rapportées par Tulpins et Peyrilhe, et tout le monde connaît les expériences de MM. Dupuytren, Alibert et Biett, qui démontrent que cette affection n'est pas contagieuse.

M. Chauriont fait remarquer, après M. Broussais, que l'idée d'un virus cancéreux constitutionnel entraîne, sous le rapport de la pratique, les effets les plus pernicieux, parceque les médecins, qui croient rencontrer un ennemi invulnérable par sa nature, convaincus de leur impuissance, n'osent le combattre ; ils conduisent lentement dans l'abîme par d'inutiles palliatifs, ou plutôt ils laissent mourir dans les horreurs du désespoir les malheureux confiés à leurs soins. Tout le monde sait en effet que les malades qui présentaient les caractères extérieurs de cette constitution qui prédispose aux désorganisations du poumon, et ceux qui étaient nés de parents affectés de cancer, étaient voués à une mort certaine, ou aux chances d'une grande opération, s'ils étaient affectés de pneumonie chronique ou de sub-inflammation à la mamelle. Tout moyen de traitement paraissait superflu, la maladie était abandonnée à elle-même, et la persistance de l'irritation amenant la désorganisation des tissus, le pronostic manquait rarement de se trouver justifié, tandis qu'un traitement méthodique lui eût souvent donné un démenti formel. Le principe de l'incurabilité des affections cancéreuse et tuberculeuse fut donc le résultat de cette théorie fatale de *virus*, de *germes innés*; et l'aveuglement fut même porté si loin à cet égard, que, lorsqu'une tumeur qui présentait tous les caractères du cancer, et qui avait été qualifiée de ce nom, ou lorsqu'un individu qui avait présenté les signes de la phthisie pulmonaire, guérissaient, on prétendait avoir commis une erreur de diagnostic, avoir été trompé par de fausses apparences; en un mot, on n'avait point eu affaire à un cancer, parcequ'il est incurable: et pourquoi le réputait-on incurable? parcequ'on ne l'avait jamais vu guérir... C'est-à-dire que la conséquence fournissait le principe d'où l'on tirait ensuite la conséquence. Mais, du reste, « qui peut assurer, objecte M. Broussais, que la maladie n'eût pas cédé à d'autres moyens que ceux que l'on a employés (1)? » Quoi qu'il en soit, on possède aujourd'hui un trop grand nombre d'observations de guérisons de squirrhes et même de cancers ulcérés, pour qu'il soit possible de révoquer en doute la curabilité de cette maladie. Parmi les histoires par-

____

(1) *Premier* examen, page 296.

ticulières qui la démontrent, on remarque principalement celles que M. Maréchal a consignées dans sa thèse (1). La question à laquelle ces faits se rapportent est trop importante pour que nous ne devions pas en reproduire ici l'analyse; ce sont les arguments les plus victorieux que l'on puisse employer pour démontrer la véritable nature du cancer, et la possibilité de le guérir souvent quand il est bien traité. « Si les observations que nous avons rapportées, dit M. Maréchal, ne paraissent pas assez nombreuses ou assez concluantes pour motiver les conséquences que nous avons tirées, nous espérons au moins qu'elles engageront les praticiens à répéter, sans prévention, les mêmes expériences, si toutefois la prévention n'est pas une maladie plus incurable que le cancer. » On doit savoir gré sans doute à M. Maréchal d'avoir travaillé à combattre ce formidable ennemi de la vérité; mais on doit lui reprocher le soin qu'il a mis à cacher la source à laquelle il a puisé. Il connaissait l'Examen et l'Histoire des phlegmasies chroniques, la lecture de sa thèse ne permet pas d'en douter : pourquoi n'a-t-il nommé M. Broussais qu'une fois, et encore pour le critiquer?

Première observation (2). Adélaïde Ménestrier, couturière, âgée de vingt ans, s'aperçut, au mois de

(1) Observations cliniques, suivies de quelques réflexions générales sur les affections cancéreuses, Montpellier, 1821.

(2) Cette observation et la suivante ont été communiquées à l'auteur de la thèse par un des médecins qui honorent le plus la médecine physiologique, M. le professeur Lallemand, de Montpellier.

juillet 1816, du développement d'une tumeur dans la région iliaque gauche, accompagnée d'une vive douleur. Un médecin fit appliquer des sangsues à plusieurs reprises (sans doute sur la partie douloureuse), prescrivit une tisane adoucissante et des topiques émollients. L'emploi de ces moyens fut sans efficacité pendant quatre mois; le ventre augmenta au point de devenir très volumineux; la malade rendit pendant long-temps par l'anus des matières purulentes; elle se trouva ensuite soulagée, et le volume du ventre diminua. Entrée à la fin du mois de décembre suivant à l'hôpital Saint-Antoine, où elle passa cinq semaines, elle fut soumise à un traitement adoucissant, dont elle ne retira aucun soulagement. Cependant, les symptômes allant toujours en augmentant, Adélaïde entra à l'Hôtel-Dieu le 16 janvier 1817. Elle présenta à son arrivée l'état suivant : douleurs lancinantes aiguës dans tout l'abdomen, surtout dans la région iliaque gauche, où la pression est insupportable ; tous les mouvements occasionent de la douleur; le toucher fait reconnaître une difformité du col de l'utérus et une tumeur, grosse comme la tête d'un enfant, occupant tout le côté gauche de cet organe dans l'espace compris entre l'épine supérieure et antérieure de l'os des îles et la ligne blanche, et remplissant toute la fosse iliaque gauche. Il était évident qu'elle était développée dans la matrice ou ses dépendances, puisque le doigt appliqué sur le col de cet organe percevait tous les mouvements que l'autre main communiquait à la tumeur. Les douleurs lancinantes, l'odeur fétide des liquides qui sortaient du vagin, firent affirmer plus d'une fois que c'était une tumeur carcinomateuse déjà dégénérée. La faiblesse est extrême; depuis plusieurs mois la malade a perdu presque complètement le sommeil; la fièvre éprouve chaque soir une exacerbation en froid suivi de chaleur et de sueur. On prescrit des boissons délayantes, des lavements émollients, un bain, douze sangsues sur la région iliaque gauche, et des cataplasmes narcotiques.

Le 17, la malade est dans le même état; on renouvelle la même prescription. — Le 18, la douleur s'est étendue à la région hypogastrique : on applique vingt-quatre sangsues sur la région iliaque gauche et sur l'hypogastre. — Le 19, les douleurs sont moins vives, mais le pouls est toujours fébrile, et l'exacerbation du soir est plus violente. On prescrit trente sangsues sur les mêmes parties; on continue l'usage des autres moyens. — Le 20, l'état fébrile continue, mais les autres symptômes sont moins intenses : boissons adoucissantes, cataplasmes, bains, bouillons, vingt-quatre sangsues. Le 21, syncopes après le bain, céphalalgie sus-orbitaire violente, insomnie, fièvre, diminution du volume de la tumeur, douleur plus vive, faim : boissons émollientes, bains, cataplasmes narcotiques, soupe et bouillie. Le 22, même état : infusion de tilleul, potion et fomentation anodine, lavement anodin, soupe et bouillie, huit sangsues. — Dans la journée, la malade éprouve du soulagement; cependant le 23 on réitère la même prescription; les jours suivants, on remarque une diminution et une exaspération alternative dans la plupart des symptômes : on persiste dans l'emploi des mêmes moyens, les sangsues exceptées; on y joint l'usage de l'opium et du calomélas.

— Le 30, les douleurs et la fièvre sont devenues plus intenses; le lendemain on ajoute à la prescription quinze sangsues sur l'hypogastre. — Le 3 février, persistance de la douleur, pouls fréquent, diminution sensible du volume de la tumeur : même prescription. — Le 4 même état : six sangsues, un bain. — Syncopes dans le bain; douleurs vives, plus étendues; fièvre vive; bouche amère, nausées, augmentation de la douleur : boissons adoucissantes, injections et cataplasmes narcotiques, soupe. — Vomissements, fièvre intense. — Le 6, douleur vive, ventre douloureux à la moindre pression : douze sangsues, soupe, bain. — Le 7, même état : injections et fomentations narcotiques. — Le 8, amélioration très marquée, diminution de tous les symptômes : cataplasmes narcotiques, bains, fomentation, petit lait, décoction blanche. — Cette amélioration persiste pendant plusieurs jours; elle est cependant interrompue quelquefois par l'exaspération des douleurs lancinantes. — Le 19, le volume de la tumeur est augmenté; le ventre est tuméfié : tisane de lin, dix sangsues sur le ventre, cinq à la vulve; le lendemain amélioration : même prescription. — Le 27, il ne s'est point opéré de changement notable : douze sangsues. — Le 28, peu de soulagement : dix sangsues. — Le lendemain application d'un vésicatoire à la partie interne de la cuisse gauche. — Le 4 mars, la tumeur paraît réduite au volume d'un œuf; mais de temps en temps elle fait éprouver des douleurs assez vives : huit sangsues. — Le 6, diminution plus marquée du volume de la tumeur ; absence des douleurs : cataplasmes et injections narcotiques , opium à l'intérieur ; on accorde le quart de la portion d'aliments. — Le 8 , exacerbation : quinze sangsues. —Le 10, on en applique dix à la vulve; il survient un léger écoulement sanguin par le vagin. — Le lendemain la santé est satisfaisante ; les forces reviennent, la tumeur n'est plus douloureuse ; on la sent dans la fosse iliaque gauche, comme un petit œuf de poule aplati. — Le 14, la malade sortit de l'Hôtel-Dieu, trois mois après son entrée, et neuf après l'invasion de la maladie.

Quoique Adélaïde prît peu de ménagements, elle fut bientôt rétablie ; sa santé se confirma de jour en jour ; la tumeur devint peu sensible, continua à diminuer de volume ; et ses forces , beaucoup augmentées, lui permirent d'assez longs exercices ; elle se livra même aux plaisirs de l'amour, et parut s'en trouver bien.

Vers le 17 avril, les règles reparurent , et l'état de la malade s'améliora encore. Mais à la fin du même mois elle retomba malade; le ventre devint douloureux ; les symptômes de la gastro - entérite et les douleurs lancinantes annoncèrent le retour de la tumeur ; une application de vingt-cinq sangsues , des bains, des topiques émollients et un vésicatoire arrêtèrent promptement les accidents ; et, après l'usage

5.

de quelques bains de vapeurs aromatiques, les règles ne tardèrent pas à reparaître. Quatre mois après cette seconde maladie, Adélaïde était parfaitement rétablie. On trouvait du côté gauche du bassin une tumeur du volume d'une noix ; mais le col de l'utérus n'offrait aucune difformité. M. Lallemand la revit encore dix-huit mois après sa sortie de l'hôpital ; elle lui dit qu'à deux ou trois reprises elle avait ressenti des douleurs assez vives du côté gauche de l'abdomen ; que, sans consulter personne, elle y avait appliqué des sangsues, et que ces symptômes avaient promptement disparu.

Dans quel organe cette tumeur avait-elle son siége ? Les mouvements qu'on lui communiquait en introduisant le doigt dans le vagin et en repoussant la matrice pouvaient faire croire à une lésion de cet organe ; mais la rareté d'un cancer des parties latérales de l'utérus, la forme ovoïde de la tumeur, sa situation dans la fosse iliaque gauche, font penser à M. Maréchal que l'ovaire était affecté. Dans cette hypothèse, il explique les selles purulentes par une irritation sympathique du colon, ou déterminée par le contact de l'ovaire malade avec l'S iliaque de cet intestin. « Mais quand bien même, dit-il, le siége véritable de la maladie nous serait inconnu, le caractère des douleurs, la dureté de la tumeur, sa tendance à reparaître, le défaut de fluctuation et l'écoulement ichoreux qui se faisait par la matrice, ne nous laissent aucun doute sur le caractère de l'affection ; on ne peut méconnaître dans cette tumeur un squirrhe déjà dégénéré. En cherchant dans les auteurs ce qu'ils disent de cette maladie, on verra qu'ils ne lui donnent pas de signes plus caractéristiques. »

Deuxième observation. Michelle Bahaud, d'une faible constitution, éprouva dans le sein gauche, à l'âge de vingt-cinq ans, des douleurs lancinantes, et y découvrit une petite tumeur qui roulait d'abord sous le doigt, et qui au bout de six mois avait acquis le volume d'une noix, et était très douloureuse au moindre contact. Après un an de tentatives infructueuses pour faire résoudre cette tumeur, on déclara à la malade qu'elle était affectée d'un squirrhe à la mamelle, qu'il fallait se hâter d'extirper. Elle refusa l'opération ; la maladie fit des progrès, il s'y joignit des symptômes de phthisie, et Michelle entra à l'Hôtel-Dieu le 14 décembre 1816, dans l'état suivant : une tumeur dure, bosselée, inégale, sous-cutanée, du volume d'un gros œuf d'oie, occupait la partie moyenne externe du sein gauche ; la malade y éprouvait habituellement des douleurs sourdes, et de temps en temps des élancements intolérables qui s'étendaient à tout ce côté de la poitrine et à l'épaule. Depuis cinq à six mois elle avait perdu le sommeil : tout son corps était d'une maigreur extrême ; sa peau était sèche, habituellement chaude et couverte d'écailles furfuracées ; tous les soirs elle avait un mouvement fébrile qui durait une grande partie de la nuit et se terminait par une sueur abondante et visqueuse ; elle avait eu plusieurs accès d'hémoptysie, toussait continuellement, et expectorait une grande quantité de crachats

épais et puriformes. Ces symptômes de phthisie ,
joints à la maladie locale, ne laissant aucun espoir,
on se contenta pendant une quinzaine de jours de
prescrire à la malade des boissons adoucissantes ,
des loks, des juleps, etc.; mais les douleurs du sein
et de la poitrine s'étant encore exaspérées, ainsi que
les symptômes d'affection pulmonaire, et la malade
demandant avec instance du soulagement à ses maux ,
M. Lallemand prescrivit l'application de huit sangsues sur le sein gauche, un bain et des cataplasmes
émollients. Les douleurs, la fièvre et la toux ayant
diminué sensiblement, on réitéra quatre jours après
l'application des sangsues. Au bout de dix jours,
M. Lallemand trouvant la tumeur moins dure, voyant
que la toux et l'expectoration avaient diminué, que
la fièvre avait disparu, encouragé par ce premier
succès, ne désespéra plus de la guérison de la malade, continua le même traitement, et prescrivit dès
lors un régime sévère. Peu à peu la tumeur se ramollit, diminua de volume; et au bout de deux mois
et demi elle était réduite aux dimensions d'une pe-
pite aveline, les symptômes d'affection des poumons
avaient entièrement disparu, la malade avait repris
de la fraîcheur et un peu d'embonpoint. Cependant,
dans ce court espace de temps, cent vingt sangsues
avaient été appliquées, et la malade n'avait pris que
des soupes, des bouillons, du lait , du riz, et autres
aliments semblables. Le bien-être qu'elle éprouvait
ne lui permit pas d'attendre à l'hôpital la disparition
entière de sa tumeur: rien ne put la retenir ; mais

après sa sortie elle continua son traitement. Au bout d'un mois et demi la tumeur avait disparu, et Michelle recouvra une santé florissante.

Cette observation prouve bien évidemment la possibilité de la guérison du cancer, même après le développement des douleurs lancinantes; ou bien, selon l'observation de M. Lallemand, qu'il existe des maladies qui simulent tellement le cancer, qu'il est impossible de les en distinguer.

Troisième observation. Elisabeth Gros nourrissait depuis huit mois son septième enfant, lorsqu'à la suite d'un refroidissement, survenu dans un moment où elle était en sueur, il se manifesta dans le sein gauche une petite tumeur dure et rénitente accompagnée d'une légère douleur. Quelques jours après, à la suite d'un violent accès de colère, elle prit subitement le volume du poing, et passa rapidement à des dimensions plus considérables encore. Dès ce moment les douleurs devinrent lancinantes et atroces, et privèrent entièrement la malade de sommeil. Persuadée qu'elle en pourrait retirer de l'avantage, elle continua à allaiter son enfant avec la mamelle malade. La succion rendait les douleurs plus cruelles encore; le volume de la tumeur s'accroissait de jour en jour, son poids était tel qu'il fallait le soutenir constamment; les moindres mouvements partiels et généraux étaient insupportables, à cause des douleurs qu'ils produisaient. Il existait alors trois tumeurs bosselées, l'une à la partie supérieure du sein, l'autre à la partie interne, la troisième à la partie externe. Le mamelon avait entièrement disparu par leur envahissement progressif. La peau de la mamelle était de couleur noire marbrée; bientôt des abcès se formèrent; dix s'ouvrirent successivement; l'évacuation du pus ne produisit qu'un soulagement momentané. Jusqu'alors la malade n'avait employé que des cataplasmes émollients; ayant enfin demandé les secours de l'art, un médecin lui prescrivit de cesser d'allaiter son enfant, et lui fit appliquer quatre sangsues au sein, qu'elle continua de recouvrir de cataplasmes émollients. La perte de sang fut très abondante et produisit beaucoup de soulagement. Huit jours après, quatre sangsues furent encore appliquées, et l'amélioration fut plus sensible; mais, ne pouvant continuer à se traiter, la malade entra à l'hôpital de Montpellier, le 1er juillet 1820, deux mois et demi après l'invasion de la maladie. La mamelle avait alors le volume de la tête d'un fœtus à terme; les trois tumeurs étaient encore très sensibles et très dures, les ouvertures des abcès étaient cicatrisées; une cependant existait encore, et donnait issue à du pus blanc et un peu fétide; au centre de la tumeur existait un enfoncement dans lequel le mamelon était enseveli; les douleurs lancinantes ne se faisaient sentir que par intervalles, et seulement pendant le jour. On prescrivit huit sangsues autour du sein, des cataplasmes émollients, la diète et un bain : le sang coula abondamment, et le lendemain le volume de la tumeur avait diminué. Les douleurs étaient moins fréquentes et moins vives. Le 7, on appliqua huit nouvelles sangsues, dont les piqûres fournirent encore beaucoup de sang. Dès lors les douleurs cessèrent, le mamelon redevint proéminent, et le sein se réduisit graduellement à son volume primitif. Le 14, quelques douleurs firent appliquer cinq sangsues. Les jours suivants l'amélioration fut progressive, et la malade sortit de l'hôpital parfaitement guérie.

M. Maréchal fait remarquer que, malgré les apparences extérieures de la tumeur, lors de l'entrée de la malade à l'hôpital, et ce que les auteurs ont dit sur le prompt développement, et la marche rapide de ce qu'ils ont appelé *squirrhe* ou *cancer laiteux*, M. Lallemand ne regarda pas la maladie d'Élisabeth comme un véritable cancer, et qu'il prédit même la prompte guérison au moyen des saignées locales et des émollients. Quelque fondée que paraisse l'opinion de ce professeur, on ne doit pas moins attacher d'importance à cette observation, qui démontre toujours les heureux effets des saignées locales dans les irritations des tissus blancs, malgré la gravité et l'ancienneté de la maladie.

Quatrième observation. M. Pons, médecin à Agen, a rapporté, dans le Journal universel des sciences médicales (1), l'observation d'une femme qui, quelque temps après avoir sevré son troisième enfant, vit se développer à la mamelle droite une petite tumeur qui s'ouvrit en deux endroits, laissa échapper un peu de pus, et se cicatrisa. Deux mois après, une nouvelle tumeur plus volumineuse que la première se manifesta. Un médecin, consulté, déclara la maladie cancéreuse, et proposa l'opération ; la malade,

____
(1) Janvier 1821.

désespérée, s'y refusa, reprit ses travaux, et s'y livra sans ménagement, ce qui ne parut pas influer sur la maladie, dont les progrès furent très lents, car ce fut seulement quatre ans et demi après son apparition que la tumeur, qui avait environ cinq ou six pouces d'étendue dans tous les sens, commença à s'amollir : un petit point s'ouvrit, il s'en écoula du pus ; les bords de cette ouverture s'agrandirent, et formèrent un ulcère qui avait plus de deux pouces de profondeur ; les bords, renversés en dehors, paraissaient formés d'un tissu érectile. Malgré l'état de faiblesse et de maigreur extrême de la malade, le 8 mai 1820, M. Pons fit appliquer autour de la tumeur douze sangsues, les fit recouvrir d'un cataplasme émollient, prescrivit une diète sévère, et ne laissa prendre que de l'eau gommée. Le surlendemain, six autres sangsues furent appliquées, et dès lors l'amélioration fut notable ; aussi, le sixième jour après cette diète sévère, cette femme s'étonnait de retrouver en elle beaucoup plus de force que lorsqu'elle mangeait pour les augmenter. On prescrivit encore cinq sangsues ; la guérison avança rapidement ; on permit peu à peu des aliments ; et, le 25 juillet, cette femme était totalement guérie.

Cinquième observation. Une dame âgée de cinquante-deux ans, chez qui l'époque de la cessation des règles avait été orageuse, ressentit, au mois d'août 1819, des douleurs passagères à la mamelle gauche, qui se renouvelaient périodiquement tous les mois. Six mois après il se développa dans la partie qui en était le siége une tumeur ovale du volume d'une

aveline, roulant sous la peau. Elle augmenta graduellement de volume, et trois mois après elle avait acquis
celui d'un œuf d'oie; elle était alors dure, inégale,
bosselée, et des douleurs lancinantes s'y faisaient sentir par intervalle. La peau qui la recouvrait était ten-
due, luisante, et sillonnée par quelques petits vaisseaux. Un chirurgien prescrivit des frictions avec des
teintures narcotiques, qui rendirent les douleurs plus
intenses et plus continues. Cependant la peau s'amincit
vers le milieu de la tumeur; il s'y forma une crevasse
qui donnait issue à une matière purulo-sanguinolente,
d'une odeur fétide; la malade perdit le sommeil; elle
digérait mal, et l'amaigrissement fit des progrès rapides. Un autre chirurgien conseilla l'amputation de
la mamelle, que la malade refusa. D'après les conseils
de M. Olmade, médecin de Montpellier, on appliqua
sur la tumeur des cataplasmes émollients et narcotiques, que l'on renouvelait toutes les quatre heures;
tous les trois ou quatre jours on fit appliquer autour
de la tumeur quelques sangsues, dont on laissait couler les piqûres pendant plusieurs heures. La malade
se trouvant très bien dès le principe de ce traitement,
le continua avec constance; insensiblement les douleurs locales disparurent; le sommeil et l'appétit re-
vinrent; le dégorgement de la tumeur s'opéra; la
cicatrisation des crevasses se forma; et, dans l'espace
de deux mois, la malade se vit entièrement délivrée
de son mal. Pendant les deux mois de traitement on
appliqua une centaine de sangsues.

Chez la malade qui fait le sujet de cette observation, l'affection cancéreuse était parfaitement caractérisée, car elle présentait toute la série des phénomènes que les auteurs ont assignés pour type au cancer, dans les descriptions qu'ils en ont données.

Sixième observation. F..., d'un tempérament nerveux sanguin, trois ans après avoir été affecté d'une blennorrhagie, s'aperçut que son testicule gauche augmentait de volume; la tuméfaction, exempte de douleurs, céda à l'emploi de cataplasmes émollients; mais huit mois après le testicule se gonfla de nouveau et avec lenteur : au bout de quelque temps, il survint des douleurs lancinantes, que le malade comparaît à des piqûres d'aiguille. Rares d'abord, elles devinrent bientôt très fréquentes. Le testicule était très dur, et sa surface était inégale et bosselée. Dans peu de temps les douleurs devinrent tellement intenses, qu'il perdit entièrement le sommeil; il entra alors à l'hôpital Saint-Éloi de Montpellier, le 6 janvier 1820, présentant l'état suivant : le scrotum était engorgé, le testicule gauche présentait le volume du poing, était douloureux, très dur, et bosselé sur plusieurs points de sa surface. L'épididyme et le cordon spermatique présentaient plusieurs points d'engorgement; les bosselures du testicule avaient contracté des adhérences sur le scrotum, qui, soulevé dans les endroits correspondants et déprimé dans les intervalles, était rouge et rénitent. Le testicule droit était sain. Chaque soir le malade éprouvait un mouvement fébrile. M. Lallemand prescrivit dix-huit sangsues au périnée, un cataplasme émollient, des boissons mucilagineuses, et une diète légère. — Le 8, l'engorgement du scrotum était considérablement diminué, les douleurs étaient moindres : douze sangsues au périnée. — Le lendemain, les douleurs étaient moins fréquentes, la fièvre avait cessé. — Le 11, le testicule parut un peu diminué : cinq sangsues au scrotum, un bain. — Les jours suivants, diminution sensible du volume du testicule, qui ne fait plus éprouver aucune douleur, mais qui conserve sa dureté et ses inégalités. — Le 15, le testicule commençait à s'amollir : on appliqua encore six sangsues au scrotum. On continua d'appliquer les cataplasmes émollients, de tenir le malade à un régime sévère et au repos. Insensiblement les duretés du testicule et l'engorgement du cordon disparurent; ces parties reprirent leur volume naturel, et le 25 le malade sortit de l'hôpital parfaitement guéri.

Cette observation ne permet pas de douter de la guérison d'un sarcocèle bien manifeste.

Dans la *septième observation*, M. Maréchal parle d'un individu qui, à la suite d'une blennorrhagie, fut affecté d'un engorgement du testicule droit, accompagné de douleurs vives; mais comme la tumeur et la nature des douleurs ne présentent pas les caractères du sarcocèle, il nous semble que l'on ne peut en tirer aucune conclusion sur la curabilité de cette maladie par les moyens antiphlogistiques.

Huitième observation. Une femme, âgée de 55 ans, affectée d'aménorrhée depuis trois ans, sentit, après une journée d'un travail très pénible, une démangeaison très vive à la commissure interne des paupières de l'œil gauche, qu'elle accrut encore en grattant cette partie. Pendant la nuit son sommeil fut troublé par les élancements de la douleur; le lendemain les paupières étaient engorgées; un noyau inflammatoire un peu dur existait à leur angle interne. La malade employa, sans succès, des cataplasmes faits avec la pulpe de pomme, et des lotions avec l'eau de sureau. La dureté de la tumeur s'accrut, des douleurs lancinantes très vives s'y firent sentir, il s'y joignit une fièvre légère avec exacerbation le soir, une céphalalgie et un trouble des fonctions digestives. Un étudiant en médecine, reconnaissant à la tumeur une nature squirrheuse, conseilla l'application de douze sangsues, de cataplasmes émollients, et l'usage des boissons délayantes. Une autre personne ne vit au contraire dans la maladie qu'une tumeur lacrymale, encore bien que la compression de la petite tumeur ne fît sortir aucun liquide par les points lacrymaux, qu'elle fût incompressible, et qu'il n'y eût pas d'épiphora. Pour éclaircir ses doutes, la malade consulta M. Lallemand, qui confirma le premier diagnostic, en attribuant la tumeur à un développement squirrheux du tissu cellulaire, qui paraissait devoir produire bientôt l'ulcération de la peau. Pour remédier aux accidents indiqués plus haut, il prescrivit une saignée de six onces et un cataplasme. Le lendemain la douleur de tête avait disparu, la tumeur était moins rouge et moins douloureuse : on continua les cataplasmes. Le surlendemain, application de huit sangsues autour des paupières, du côté malade ; il ne resta plus alors qu'un petit noyau inflammatoire, qui disparut complètement au bout de huit jours par l'application des cataplasmes.

Dans les observations suivantes, nous allons voir les heureux effets des saignées locales dans le traitement des ulcères cancéreux.

Neuvième observation. Antoine Durand fut affecté, à l'âge de 45 ans, d'un petit bouton au milieu de la lèvre inférieure, qui s'ouvrit le sixième jour, et donna lieu à une petite ulcération, qui se cicatrisa après quelques applications de sel et d'acide nitrique, mais se rouvrit six semaines après, et resta stationnaire pendant quatre ans. Des croûtes se formaient à sa surface, tombaient ou étaient arrachées, et étaient bientôt remplacées par de nouvelles. Au commencement de 1819, un chirurgien cautérisa la lèvre avec le nitrate d'argent, qui forma une escarre dont la chute mit à nu une surface ulcérée assez considérable. Dès lors toute la lèvre se tuméfia, et devint douloureuse. Un autre eut recours aux applications de sublimé corrosif. Tous les symptômes augmentèrent ; les douleurs devinrent plus vives et plus rapprochées ; les bords de l'ulcère se renversèrent en dehors, et il se forma à la partie moyenne de la lèvre une perte de substance assez considérable pour empêcher la bouche de se fermer. Le 8 mai Durand entra à l'hôpital Saint-Éloi. M. Lallemand reconnut le caractère cancéreux de l'ulcération à la dureté et au renversement de ses bords, qui paraissaient lardacés, et aux douleurs lancinantes : il prescrivit l'application de huit sangsues autour de la lèvre, un cataplasme émollient après leur chute. La dureté et les douleurs de la lèvre diminuèrent. Le 12, il fit appliquer le même nombre de sangsues, et l'amélioration fut plus marquée encore. Le 13, sur la demande du malade, huit sangsues furent encore appliquées. On continua l'emploi des cataplasmes. Le 22 les douleurs avaient presque disparu, et l'on s'apercevait déjà des progrès de la cicatrisation. Le 13 juin les douleurs avaient complètement cessé; il n'existait plus qu'un petit lambeau des bords de l'ulcère, gros comme une lentille, que l'on enleva avec le bistouri. Quelques jours après le malade sortit de l'hôpital, parfaitement guéri.

« Tout est frappant dans cette observation, dit M. Maréchal; la maladie paraît spontanément, c'est-à-dire que le malade ne sait à quelle cause rapporter l'apparition d'un petit bouton sur le bord libre de la lèvre inférieure : l'ulcération fait des progrès si lents, tant qu'on n'emploie contre elle aucun remède, qu'elle paraît stationnaire ; elle marche au contraire avec rapidité dès les premières applications de substances corrosives ou irritantes : elles créent pour ainsi dire en peu de temps un ulcère qui détruit indistinctement les téguments, le tissu cellulaire et les muscles. Nous devons faire remarquer aussi que le malade nous a fort bien observé que son ulcère, avant d'avoir atteint la membrane muqueuse, ne gagnait qu'en surface, sans augmenter sensiblement de profondeur ; mais que, après l'emploi des caustiques, dès que cette membrane eût commencé à s'affecter, ce même ulcère fit des ravages extrêmement rapides. Cette circonstance est d'autant plus remarquable, qu'elle a été donnée par M. Bayle comme un des signes les plus caractéristiques des ulcérations cancéreuses.

Dixième observation. Un matelot, âgé de soixante-douze ans, fut affecté d'une petite ulcération à la lèvre supérieure, douze ans après avoir éprouvé une blennorrhagie qui fut traitée pendant quatre mois par les sudorifiques et les pilules mercurielles. Cette ulcération, après être restée quelque temps stationnaire, quoiqu'on la recouvrît de tabac mâché, fit des progrès rapides, et envahit toute la surface de la lèvre supérieure. La maladie ayant été jugée cancéreuse, on fit usage d'un emplâtre dont on ignore la composition, et le malade lui-même toucha plusieurs fois l'ulcère avec du sulfate de cuivre. N'obtenant aucun résultat favorable, il entra à l'hôpital Saint-Eloi le 7 avril 1820. La lèvre supérieure, ulcérée dans toute son étendue, depuis son bord adhérent jusqu'à son bord libre, et d'une commissure à l'autre, présentait à sa partie moyenne une perte de substance assez considérable. La surface ulcérée, couverte de granulations et de petites végétations inégales, avait une teinte jaunâtre sur quelques points, et noirâtre sur d'autres; ses bords étaient épais et renversés en dehors, surtout à la partie supérieure; les douleurs, vives et piquantes, devenaient parfois lancinantes.

Malgré l'aspect cancéreux de cet ulcère, comme il

n'était pas susceptible d'être opéré, que les antécédents semblaient indiquer qu'il pouvait tenir au vice syphilitique, M. Lallemand prescrivit la liqueur de Van-Swieten; et, quelque temps après, n'apercevant aucun effet de ce traitement, fit appliquer six sangsues autour de la lèvre : le lendemain les douleurs avaient cessé. Le surlendemain, une nouvelle application de sangsues, de cataplasmes émollients, et un bain, produisirent un effet encore plus marqué: les bords de l'ulcère s'affaissèrent, se rapprochèrent, et dès ce moment la cicatrice marcha assez rapidement. Vers la fin du mois de mai, une petite fongosité se développa sur la gencive supérieure; on la retrancha; et, comme on l'attribuait au traitement par le sublimé, on le suspendit, et la cicatrisation fit des progrès plus sensibles. Le 8 juin, on appliqua encore des sangsues, et la cicatrice s'acheva. On fit suivre alors au malade un traitement par les pilules de Plenck; et le 24 il sortit de l'hôpital.

Au mois de septembre suivant, il se forma encore sur la lèvre supérieure un petit bouton blanchâtre, qui devint bientôt douloureux, et s'ulcéra. En peu de temps il occupa toute la lèvre; mais il n'avait plus le même aspect que la première fois: il était grisâtre sur toute sa surface, peu profond, les bords n'en étaient ni durs ni renversés. On administra de nouveau la liqueur de Van-Swieten en se contentant d'appliquer sur l'ulcération des cataplasmes émollients: moins de deux mois après, la cicatrisation était achevée.

On voit ici une ulcération, d'abord vénérienne, devenir cancéreuse par l'application intempestive des stimulants; car le premier ulcère présentait tous les caractères du cancer: son fond n'était pas gris, mais jaunâtre et noir sur certains points; les bords n'étaient ni rouges ni coupés perpendiculairement, mais ils étaient épais, renversés en dehors, paraissaient formés d'un tissu lardacé, et la partie ulcérée était le siége de douleurs lancinantes. L'emploi de la liqueur de Van-Swieten fut sans succès la première fois qu'on la mit en usage: les saignées locales et les émollients eurent seuls des résultats heureux. La seconde fois, au contraire, l'ulcère présentait entièrement l'aspect vénérien, et il céda au sublimé, à l'administration duquel on joignit, il est vrai, l'application des cataplasmes. Mais il n'est pas douteux qu'il n'eût pris plus tard les mêmes caractères que le premier, et qu'il n'eût résisté alors au traitement mercuriel.

Chez le malade qui fait le sujet de la *onzième observation*, il existait, près de l'angle interne de l'un des yeux, une ulcération accompagnée de croûtes dans la narine correspondante. Cette affection céda aux saignées locales; mais ces caractères ne nous paraissent pas assez tranchés pour que nous en rapportions ici l'histoire. L'observation suivante est empruntée à M. Pons, qui a constaté aussi les heureux résultats de l'emploi des antiphlogistiques dans le traitement des ulcères cancéreux (1).

Douzième observation. Une dame âgée de cinquante-sept ans, n'étant plus réglée depuis douze,

(1) Journal universel des sciences médicales, janvier 1821.

6.

affectée depuis trois autres années d'une leucorrhée abondante, s'aperçut, dans les premiers jours de juin 1820, de la formation d'un petit bouton qui survint à la lèvre supérieure, et produisait beaucoup de douleur lorsqu'elle mangeait. A ce bouton succéda une ulcération dont le développement fut si prompt, qu'à la fin de juillet la presque totalité de la lèvre supérieure était occupée par un ulcère à bord renversé, qui exhalait un ichor d'une odeur infecte. M. Pons et un autre médecin regardèrent cette affection comme cancéreuse.

Le dernier proposa l'application de la pâte arsenicale, ou l'ablation avec l'instrument tranchant. M. Pons insista pour que l'on essayât le traitement antiphlogistique avant d'en venir à ces moyens. Le 23 juillet, il fit appliquer quatre sangsues autour de l'ulcère; il prescrivit une diète absolue et n'accorda que l'eau gommée. Le 25, quatre autres sangsues furent appliquées au même lieu; le régime fut aussi rigoureux. Le 27, nouvelle application de sangsues : dès lors, les bords de l'ulcère étaient affaiblis; son étendue était diminuée de moitié, et son aspect était très satisfaisant.

Le 30 juillet, on appliqua encore quatre sangsues, et on accorda des aliments. Chaque jour la cicatrisation faisait des progrès, et le 7 août, cette ulcération effrayante avait totalement disparu et n'avait pas laissé la plus légère trace.

Treizième observation, 13 octobre. Une fille, âgée de quarante-cinq ans, portait depuis six ans à la face dorsale du pied une ulcération de mauvais caractère, large comme une pièce de six francs à bords durs et renversés, exhalant une sanie purulente et fétide, et entourée de veines dilatées. Divers topiques furent employés sans succès. Des douleurs lancinantes se manifestèrent, et à des époques si rapprochées, qu'elles forcèrent la malade à garder le lit. Cette ulcération fut jugée cancéreuse par deux praticiens célèbres; cependant M. Batigue, chirurgien interne de l'hôpital Saint-Éloi, ne désespéra pas d'obtenir la cicatrisation à l'aide des émollients. Il fit envelopper le pied de cataplasmes préparés avec la décoction de jusquiame; il prescrivit des bains locaux avec la même plante; quelques sangsues furent aussi appliquées autour de l'ulcère, qui, sous l'influence de ce traitement, fut complètement cicatrisé au bout de deux mois. Pendant six autres mois, cette femme jouit d'une bonne santé; après ce temps, «elle tomba, dit M. Maréchal, dans un état de langueur, fut prise d'une fièvre consomptive, marquée le soir par des exacerbations, et mourut un mois après dans un état cachectique, caractérisé par une infiltration de l'abdomen et des extrémités inférieures. On ne put obtenir de faire l'autopsie cadavérique.»

Dans les deux observations suivantes, M. Maréchal fait l'histoire de deux ulcères cancéreux, dont la guérison fut traversée par des accidents qui entraînèrent la mort; ces deux faits sont très remarquables, parcequ'ils ont permis l'examen des tissus malades que le traitement antiphlogistique avait déjà modifiés.

Quatorzième observation. François Manuel, âgé

de cinquante-neuf ans, portait depuis plusieurs années, sur la face dorsale de la main droite, une verrue du volume d'un pois qu'il excoria à plusieurs reprises, et qui se recouvrait chaque fois d'une petite croûte brunâtre. Après être restée un an dans un état stationnaire, des douleurs assez vives s'y manifestèrent ; une petite ulcération se forma et fit des progrès peu rapides jusqu'à l'époque où Manuel, après avoir consulté un médecin, la cautérisa avec le nitrate d'argent. Dès lors la maladie marcha rapidement vers la dégénérescence ; tous les symptômes augmentèrent ; les douleurs devinrent vives, lancinantes et plus rapprochées ; elles affectèrent toute la région dorsale de la main. Un liquide ichoreux, fétide, sanguinolent, s'écoula de l'ulcère, dont les bords devinrent chaque jour plus épais et se renversèrent en dehors. Manuel, voulant arrêter les progrès de cette affection, employa, de l'avis de plusieurs médecins, une foule de topiques irritants qui, loin de diminuer son mal, ne firent que l'aggraver : chaque jour l'ulcération faisait des progrès ; une chaleur âcre et brûlante se faisait sentir dans les parties voisines qui s'engorgèrent peu à peu. Enfin, quatre ans après l'invasion de la maladie, il entra à l'hôpital de Montpellier ; l'ulcération occupait alors toute la face dorsale de la main droite, depuis l'articulation radio-carpienne jusqu'aux premières phalanges des doigts. Ses bords étaient livides, durs, renversés en dehors, et paraissaient formés d'un tissu lardacé : on observait, sur plusieurs points, des fongosités brunâtres et des escarres gangréneuses ; l'ichor exhalait une odeur infecte. L'inflammation se propageait à l'avant-bras, dont tous les mouvements étaient douloureux. La couleur jaune paille de la face, la dépravation de l'appétit et la langueur des digestions, indiquaient assez l'altération des viscères. On prescrivit de larges cataplasmes émollients qui procurèrent un changement notable ; car, le troisième jour de leur application, l'ulcère avait déjà changé d'aspect et pris une couleur rosacée ; les escarres avaient disparu ; l'ichor était moins fétide ; les douleurs lancinantes, moins intenses et moins rapprochées, laissaient au malade quelques heures de sommeil.

Le 14 juin, quatorze jours après son entrée, on appliqua quatre sangsues à la partie inférieure de l'avant-bras, et six aux parties supérieures des premières phalanges. Le 15, les douleurs avaient encore diminué, ainsi que l'engorgement de l'avant-bras ; le malade avait dormi toute la nuit ; les mouvements étaient moins douloureux ; la plaie avait encore un meilleur aspect. Le 17 l'amélioration était encore plus remarquable ; la plaie était rosacée dans toute sa surface ; un léger prurit avait succédé aux douleurs lancinantes ; les bords dégorgés n'étaient plus durs ni rénitents, mais tendaient à se redresser et à se réunir vers le centre ; en un mot, la plaie marchait vers la cicatrisation, lorsque le 23 le bras et l'avant-bras droits furent envahis par un érysipèle phlegmoneux qui entraîna la mort du malade huit jours après.

Autopsie cadavérique. Les bords de l'ulcère, qui étaient partout durs, épais, lardacés et renversés en dehors lorsque le malade entra à l'hôpital, étaient ramollis et dirigés vers le centre de la plaie ; ceux de la partie supérieure, du côté de l'avant-bras, étaient animés, et n'offraient plus aucune trace de tissu cancéreux ; le tissu cellulaire sous-cutané était souple, injecté de sang et seulement un peu engorgé de sérosité. Ceux de la partie inférieure, du côté des doigts, offraient encore, dans certains points, des traces de l'organisation fibreuse, et dans d'autres l'aspect lardacé des tissus cancéreux.

Quinzième observation. Chez le malade qui en fait le sujet, le cancer commença, comme chez le précédent, par une petite verrue située sur la même région, et qui, après avoir été écorchée à plusieurs reprises, devint douloureuse. Le malade, voulant la détruire, la brûla avec de la poix chaude. La petite ulcération qui résulta de cette cautérisation acquit en peu de temps la largeur d'une pièce de trente sous, et resta ensuite près de deux ans stationnaire. Vers le mois de juillet 1820, des douleurs assez vives se déclarèrent subitement. Un médecin donna un onguent composé, en grande partie, de verdet ; le malade s'en servit pendant cinq ou six jours ; mais voyant que le mal augmentait, que ses doigts commençaient à s'engorger et à devenir douloureux, il en suspendit l'usage pendant trois semaines. Ayant consulté un autre médecin, il appliqua sur l'ulcère un emplâtre rouge dont il ignore la composition, mais qui augmenta tellement les douleurs, que, dès ce moment, il perdit le sommeil, renonça à tous les remèdes et se rendit à l'hôpital Saint-Éloi, le 18 janvier 1821. L'ulcère avait environ quatre pouces de diamètre; les bords en étaient durs, épais, irréguliers, renversés en dehors, surtout vers les parties supérieures; des fongosités volumineuses s'élevaient de son fond; l'avant-bras, la main et les doigts étaient énormément engorgés. Une sanie noirâtre et fétide découlait de l'ulcération; les douleurs étaient tantôt lancinantes, tantôt semblables à celles qu'aurait produites un animal en rongeant la partie. La couleur jaune-paille de la face et de la conjonctive, la crispation des traits, la chaleur de la peau qui était sèche et terreuse, la rougeur de la langue, l'engorgement des ganglions axillaires, les douleurs lancinantes que le malade éprouvait dans les membres et la poitrine ne laissaient aucun espoir de guérison, même par l'amputation; mais on pouvait espérer de soulager le malade en employant le même traitement qui avait guéri ceux dont l'affection était moins avancée.

Le 19, on prescrivit donc douze sangsues autour de l'ulcère, des cataplasmes émollients et narcotiques. Trois jours après les douleurs étaient calmées. Le 23 changement remarquable; les bords de l'ulcère paraissent moins épais; les végétations ne saignent plus aussi facilement; la sanie est presque inodore; la plaie prend un meilleur aspect, on n'y aperçoit plus de taches noirâtres; les douleurs sont plus rares et moins vives : cataplasme. Le 24, l'amélioration continue : vin de gentiane, infusion de camomille. Le 25, l'avant-bras se tuméfie, devient rouge et douloureux :

julep ; infusion de tilleul; sirop diacode, deux onces; opium , un grain; limonade; six sangsues à l'avant-bras. Les symptômes se calment pendant les deux jours suivants, mais le 28 , l'érysipèle phlegmoneux reparaît, s'étend aux parois de la poitrine, et le malade succombe le lendemain.

Autopsie cadavérique. Le membre malade était infiltré d'une grande quantité de sérosité; les bords de l'ulcération, quoique bien réduits, étaient encore dans certains endroits renversés, et formés en partie de tissu squirrheux et lardacé. Les os du métacarpe étaient presque tous carcinomateux, principalement vers leurs extrémités articulaires. Quelques unes des tumeurs que l'on voyait à la surface de l'ulcération étaient formées d'une matière encéphaloïde; mais les bords de l'ulcère qui, pendant la vie, étaient entièrement squirrheux, avaient repris, dans une grande partie de leur étendue, leur texture primitive.

« Nous n'avons pas besoin de faire remarquer, dit M. Maréchal, combien, dans les deux observations qui précèdent, les applications irritantes corrosives ont eu des résultats funestes ; mais une circonstance bien importante, sur laquelle nous devons insister, c'est le changement opéré dans les bords de ces deux ulcérations, qui, quoique squirrheux, lardacés et renversés en dehors lors de l'arrivée des malades, étaient parvenus à se résoudre, et à reprendre, dans une grande partie de leur étendue, leur organisation première. Certes, ici personne ne mettra en doute l'existence de ces nouveaux tissus; la maladie n'était pas cachée

une simple inspection pouvait la faire reconnaître:
d'ailleurs après la mort, en disséquant les parties, on
les retrouvait dans les points où la résolution ne s'était
pas encore opérée. Il faut donc en conclure que ces
tissus nouveaux peuvent disparaître, lorsqu'on combat l'irritation qui a déterminé leur développement. »

Riche des faits qu'il vient de présenter, M. Maréchal
termine sa thèse par des réflexions générales sur
l'incurabilité du cancer qu'il réfute victorieusement.
L'idée d'une prédisposition particulière à contracter
la maladie, prédisposition dont on regarde les résultats
comme inévitables, est une des causes principales de
la théorie des fatalistes. Il est incontestable, comme
on l'a déjà dit précédemment, que dans beaucoup de
cas les cancers se développent chez certains individus
à la suite de causes qui, chez d'autres, détermineront
une simple inflammation. Mais, de ce qu'il faut admettre une disposition particulière dans certaines or-
ganisations au développement du cancer, peut-on conclure l'incurabilité de cette affection ? Des tumeurs
blanches, des caries, etc., qui se développent à la
suite des causes les plus légères, et dont on trouve la
prédisposition dans le tempérament lymphatique, ne
sont pas regardées comme incurables, encore bien
qu'il soit difficile de les guérir. M. Maréchal observe
avec raison que, si l'on fait abstraction des maladies
produites par des causes externes dont l'action est très
énergique, presque toutes les autres exigent pour
se développer une prédisposition particulière ; que,
sur un grand nombre d'individus exposés aux mêmes

influences, l'un est affecté de pleurésie, l'autre d'hépatite, celui-ci d'une fièvre intermittente, celui-là d'un rhumatisme, etc., tandis que d'autres sont exempts de toute maladie. Nous ne partageons pas l'avis de ce médecin, lorsqu'il dit que la prédisposition morbide de chaque individu dépend d'une modification organique dont la nature nous est inconnue. Il nous paraît en général facile d'apprécier les circonstances organiques qui constituent ces prédispositions. Chacun sait que les systèmes et les appareils, dont l'action est prépondérante dans l'économie, sont ceux qui sont le plus souvent malades. Ainsi le grand développement du système sanguin prédispose aux inflammations; celui du système lymphatique aux subinflammations; celui du système nerveux aux névroses; celui de l'appareil digestif à l'hépatite, à la gastrite, etc. Il est donc évident que la prédisposition à un grand nombre de maladies existe dans les prédominances générales ou partielles des divers systèmes et appareils organiques. M. Maréchal reconnaît lui-même que les organes qui reçoivent beaucoup de nerfs, de vaisseaux sanguins et lymphatiques, qui jouissent par conséquent d'une sensibilité exquise, et sont susceptibles de s'engorger facilement, sont le plus exposés aux cancers. Telles sont les différentes parties de la face, et surtout les lèvres, les ailes du nez, les paupières, les mamelles, le col de l'utérus, les testicules, le gland, le rectum, le cardia, le pylore, la valvule iléo-cœcale. Il est aussi remarquable qu'en même temps que ces parties sont les plus sensibles, elles sont les plus exposées à l'action des causes irritantes.

On ne conçoit pas qu'un tissu qui a subi une transformation dans sa texture puisse revenir à son état primitif, et c'est là un des grands arguments des partisans de l'incurabilité. Si on leur oppose le grand nombre d'observations de cancers guéris par la méthode antiphlogistique, et recueillies dès l'origine de la doctrine physiologique, ils répondent que l'on n'est pas certain d'avoir guéri une tumeur squirrheuse, que la dissection peut seule faire constater sa nature. M. Maréchal observe à ce sujet que l'organisation des tumeurs que l'on a guéries devait être semblable à celle des tumeurs que l'on a extirpées, et dans lesquelles on a trouvé les tissus squirrheux ou encéphaloïde, puisque ces maladies s'étaient déclarées dans des circonstances semblables, avaient parcouru les mêmes périodes, et présenté des caractères parfaitement identiques. Il aurait pu ajouter que si, dans cette étrange manière de raisonner, on veut récuser les preuves tirées de l'analogie, le diagnostique du plus grand nombre des maladies, de toutes celles que l'on ne peut pas constater *de visu*, ne pourra plus être établi; le médecin sera presque toujours alors condamné à l'inaction, car il sera obligé d'attendre l'autopsie cadavérique pour reconnaître une apoplexie, une pleurésie, une pneumonie, une péritonite, dans la crainte de s'en laisser imposer par de fausses apparences. Mais du reste que pourront objecter les fatalistes aux guérisons d'ulcères cancéreux et de squirrhes ulcérés?

Ils seront obligés d'avouer que la méprise est impossible pour tout homme qui a vu quelques malades. Nous rapporterons ici la réponse que M. Begin a faite à l'objection que nous réfutons. « On ne voit pas trop, dit-il (1), pourquoi l'on admet sa formation spontanée (celle de la tumeur squirrheuse) contre toute raison, tandis qu'on refuse de croire d'après la même autorité à son anéantissement. Si elle naît sans que l'on sache d'où elle vient, elle doit aussi pouvoir disparaître sans que l'on explique où elle va. »

Non seulement la guérison des cancers ulcérés démontre la possibilité de la résolution des tissus cancéreux, mais on peut encore en administrer des preuves directes. M. Maréchal n'oublie pas de rappeler que, dans les observations 14 et 15, où une complication a amené la mort à l'époque où les parties carcinomateuses avaient changé de caractère, et tendaient vers la cicatrisation, la dissection n'offrit plus aucune trace de l'organisation cancéreuse dans les points qui avaient changé d'aspect avant la mort, tandis que les autres étaient composés de tissu squirrheux; on ne peut donc plus mettre en doute la possibilité de la résolution de ce dernier.

D'après les faits qu'il a rapportés, M. Maréchal établit que le traitement le plus efficace contre le cancer est celui qui calme l'irritation locale, et diminue l'éréthisme général qu'on observe ordinairement dans cette maladie. On emploie à cet effet les évacuations sanguines, les cataplasmes émollients et narcotiques,

____

(1) Principes généraux de physiologie pathologique, page 184.

les bains, la diète, les boissons adoucissantes. Il discute très bien les règles à suivre dans l'application de chacun de ces moyens. Pour ne pas affaiblir l'intérêt que présentent ses considérations, laissons-le les présenter lui-même.

« Les évacuations sanguines ont l'avantage de dégorger le système capillaire de la partie affectée; mais il ne faut pas agir comme dans une inflammation aiguë. Dans celle-ci l'engorgement est récent; il n'y a point de changement de tissu; on peut espérer de faire avorter, par une ou deux saignées, une fluxion sanguine qui n'est pas encore établie d'une manière permanente. Dans le cancer, au contraire, il y a altération profonde des tissus enflammés, fluxion continuelle vers l'organe malade : aussi ne faut-il jamais employer la saignée générale; mais avec les sangsues tirer du sang peu à peu, afin de laisser à la nature des forces pour opérer le dégorgement, et se ménager les moyens de répéter ces évacuations lorsque la fluxion se reproduit (1). Comme les piqûres des sangsues augmentent l'irritation locale, on doit avoir la précaution de les appliquer à une certaine distance de la tumeur ou de l'ulcère, et de les couvrir de cataplasmes, qui ont encore l'avantage de favoriser l'écoulement du sang. La partie malade doit aussi être constamment couverte de cataplasmes émollients, que l'on renouvelle plusieurs fois par jour; ils relâchent

(1) C'est de l'exécution de ce précepte que dépend en grande partie le succès, il faut que les saignées soient peu abondantes, mais très souvent répétées.

les tissus enflammés et calment l'irritation; on peut les rendre narcotiques lorsque les douleurs locales sont excessives. Les narcotiques, à l'intérieur, sont également indiqués si les douleurs deviennent générales et par trop violentes; des bains administrés de temps en temps ont aussi des résultats très satisfaisants: ils calment l'éréthisme général qu'entretient cette espèce d'inflammation particulière au cancer.

» Ce qui hâte le plus l'effet des moyens que nous venons d'indiquer, c'est une diète sévère qui facilite le dégorgement des parties, en augmentant l'activité des vaisseaux absorbants. En les privant des sucs de la digestion, elle les oblige à puiser dans tout le corps des matériaux propres à réparer les pertes du sang; alors ils enlèvent, non seulement ceux que l'économie tient en réserve, comme la graisse, la sérosité cellulaire, mais encore ils dévorent la tumeur elle-même C'est de cette manière que nous pouvons expliquer les succès de Pouteau, qui ne laissait prendre à ses malades, pendant plusieurs mois, que de l'eau à la glace (1).

» Lorsque les sangsues, les émollients et la diète ont diminué la susceptibilité générale et l'irritation locale, on peut avoir recours aux moyens dérivatifs qui

(1) Il est douteux que l'on adopte les explications que donne M. Maréchal de l'influence de la diète sur la guérison du cancer ; ce médecin paraît ne pas connaître la gastro-entérite : il ignore qu'elle survient et persiste presque constamment quand il existe une inflammation chronique, un ulcère aussi douloureux que celui qui porte le nom de cancer dans une partie quelconque de l'économie ; et que si la gastro-entérite est provoquée par les sympathies que suscite cette irritation,

entretiennent une fluxion vers un point différent de celui sur lequel elle a toujours de la tendance à se reporter. Les purgatifs ont le double avantage d'agir comme irritants sur une surface étendue, et de produire des évacuations abondantes; les sétons, les cautères, les moxas, peuvent être employés en même temps; ils agissent sur une surface circonscrite, mais d'une manière permanente. Il faut seulement avoir l'attention de ne pas y recourir tant que les phénomènes d'irritation persistent à un haut degré, et de ne pas les appliquer trop près de la partie affectée. »

M. Maréchal fait remarquer que, si l'affection cancéreuse est la suite de la syphilis, il faut combiner, avec le traitement précédent, l'emploi des moyens que l'on oppose à cette maladie; mais, d'après la justesse des opinions que ce médecin a souvent manifestées dans sa thèse, on le voit avec étonnement donner le même précepte pour les affections dartreuse et scrophuleuse. Verrait-il donc quelque chose de *spécifique* dans ces deux maladies, et croirait-il encore qu'on peut leur opposer une méthode curative particulière, comme on le fait pour la syphilis?

« Probablement, ajoute-t-il, qu'en suivant une telle marche, en domptant l'inflammation qui a favo-

---

celle-ci est influencée à son tour par la membrane muqueuse digestive enflammée. On sait que les ulcères deviennent bientôt plus douloureux, et suppurent davantage, quand le malade a pris plus d'aliments que de coutume, et tous les jours on voit ces lésions s'améliorer et guérir sous l'influence de la diète; tandis que l'existence de la gastro-entérite les éternisait pour ainsi dire : les ulcères sont donc sous une dépendance très étroite de cette inflammation.

risé le développement des tissus hétérogènes, il sera souvent possible de faire disparaître ces organes nouveaux. Cependant si quelquefois ce traitement échoue contre la maladie, et qu'on soit obligé d'avoir recours à l'opération, nous pensons qu'il aura l'avantage d'en favoriser le succès, en diminuant la susceptibilité des malades. Nous sommes d'ailleurs intimement persuadés que les affections cancéreuses deviendront plus rares, lorsqu'on aura d'autres idées sur leur nature et leur étiologie ; lorsqu'au lieu de traiter, par des stimulants et des répercussifs, de simples inflammations chroniques qui, en se terminant par induration, deviennent, pour les parties au milieu desquelles elles se trouvent, une nouvelle cause d'irritation, on détruira entièrement celle-ci dans la partie où elle a fixé son siége, et qu'on la combattra jusqu'à son entière extinction. »

Après avoir considéré les phénomènes locaux de l'inflammation aiguë et chronique et des subinflammations, nous devons nous occuper des deux autres formes que l'irritation peut affecter, les hémorrhagies et les névroses. Nous ne trouvons dans aucune thèse l'exposition des principes de la doctrine physiologique sur ces deux modes d'irritation, mais nous la présenterons ici sommairement pour remplir cette lacune.

La théorie des hémorragies est une de celles que la physiologie pathologique a le plus éclairée. Ignorant que le sang peut être fourni par exhalation, les médecins, depuis Hippocrate, attribuaient son écoulement à la rupture des vaisseaux. Morgagni, et plus tard Bichat, en examinant les membranes muqueuses qui avaient été le siége d'hémorrhagies, firent justice de cette erreur. Les autres opinions admises sur la condition morbide des tissus qui exhalent du sang n'ont guère été plus satisfaisantes. En effet, les hémorrhagies furent successivement attribuées par les animistes à un effort conservateur; par les mécaniciens, à l'inertie des capillaires, dont la résistance avait été surmontée par l'action trop énergique du cœur; par les humoristes, à l'altération et à la fluidité extrême du sang. Stahl, le premier, reconnut la véritable nature des hémorrhagies, en considérant toutes les exhalations sanguines comme actives, et en ne donnant le nom de *passives* qu'aux hémorrhagies traumatiques. Mais bientôt Brown, que les principes erronés de sa doctrine conduisirent à ne voir que faiblesse dans presque toutes les maladies, prétendit que toutes les hémorrhagies étaient asthéniques, qu'elles étaient le résultat de la trop faible tension des vaisseaux, du bâillement de leurs extrémités et de la pénurie du sang. M. Pinel, observant que tantôt les hémorrhagies sont précédées de phénomènes locaux et généraux d'excitation, et que d'autres fois elles ne le sont pas, admit que les hémorrhagies étaient produites par deux modifications différentes des parties dans lesquelles elles s'opèrent, l'excitation et l'asthénie; et il divisa conséquemment les écoulements sanguins en actifs et en passifs. M. Broussais a combattu cette théorie, et a soutenu que toutes les hémorrhagies sont le résultat de l'irritation des capillaires sanguins, et que, par conséquent, elles sont toutes actives, quelle que soit d'ailleurs la faiblesse du sujet (1): il est facile de démontrer l'exactitude de cette opinion.

Il est remarquable que c'est exclusivement sur la présence ou l'absence du *molimen hemorrhagicum* que l'on a établi les idées d'activité et de passivité des exhalations sanguines. Si le célèbre auteur de la *Nosographie philosophique* a rejeté ce qui, dans l'opinion de Brown, est trop évidemment erroné, il a sacrifié cependant au principe de *l'unité* et de *l'indivisibilité* de *l'incitation*, en admettant la passivité des hémorrhagies chez les individus débilités. Mais les irritations les plus intenses ne peuvent-elles pas survenir chez les sujets les plus faibles, comme chez ceux qui présentent le plus de forces? Ne sait-on pas aussi qu'elles ne suscitent pas toujours de phénomènes sympathiques : si donc la débilité la plus profonde n'empêche pas le développement d'une inflammation, et si les phlegmasies peuvent, dans un assez grand nombre de cas, arriver à un haut degré d'intensité en ne développant que des symptômes assez obscurs pour qu'elles soient méconnues, ne conçoit-on pas qu'il peut en être de même de l'irritation hémorrhagique toujours marquée par une exaltation de la vitalité moins intense que celle qui constitue les inflammations? Ainsi, chez un individu qui n'est pas déjà débilité, l'hémorrhagie sera précédée de picotements, de chaleur et de pesanteur dans la partie, de fris-

(1) *Examen*, prop. cxcviii et cxcix.

sons, d'un pouls petit et serré, bientôt suivi de chaleur générale et d'un pouls large, dur et rebondissant; tandis que, chez les sujets faibles et peu irritables, les phénomènes locaux de l'irritation seront moins marqués, et que les symptômes généraux manqueront entièrement. Mais, dans ce dernier cas même, la partie sera toujours plus rouge, plus chaude, le malade y ressentira toujours aussi des picotemens et de la pesanteur. La disposition locale est donc toujours la même dans les hémorrhagies ; seulement l'intensité de l'irritation varie, et par conséquent celle des phénomènes généraux qui du reste sont toujours subordonnés à la sensibilité individuelle. L'absence du *molimen hemorrhagicum* ne peut donc pas servir à établir la passivité des écoulements sanguins.

S'il est vrai que l'asthénie d'une partie y détermine des hémorrhagies, celles qui possèdent le moins de vitalité devraient en présenter plus souvent que les autres; et il s'en faut de beaucoup qu'il en soit ainsi. Voyez les membres flétris d'un paralytique et d'un vieillard; leurs tissus décolorés, peu irritables, languissants sont-ils jamais le siége de congestions sanguines? Loin de déterminer celles-ci, les agents sédatifs, le froid par exemple, en diminuant l'irritabilité des parties sur lesquelles on les applique les font pâlir, en empêchant le sang d'y arriver en aussi grande quantité L'asthénie des tissus ne peut donc pas donner lieu à une fluxion sanguine; on ne peut donc pas prétendre que les capillaires débilités se laissent distendre par le sang, et qu'alors leurs orifices lui livrent passage ; la passivité des hémorrhagies est donc impossible.

Puisque l'on admet des hémorrhagies actives, comment a-t-on pu en admettre aussi de passives ? ou bien un effet identique pourrait être produit par deux dispositions organiques diamétralement opposées. Cependant, malgré la contradiction que ces deux opinions paraissent impliquer, il faudrait les admettre l'une et l'autre, si elles étaient toutes deux également bien démontrées. Mais nous avons vu que la passivité des exhalations sanguines était supposée, qu'elle ne reposait absolument sur rien, puisque le seul argument que l'on donne à l'appui de cette théorie est sans aucune valeur.

Lorsqu'un individu qui présente tous les phénomènes du *molimen hemorrhagicum* a perdu beaucoup de sang, ceux-ci disparaissent complètement, et l'hémorrhagie souvent continue encore. Il faut donc alors admettre que l'exhalation, d'abord active, est devenue passive par la perte des forces du malade. Mais comment concevoir qu'il s'est opéré un changement complet dans la disposition organique de la partie, que son irritation a fait place à son asthénie, et que les conséquences de ces deux lésions opposées soient toujours les mêmes ? Mais nous avons déjà vu que les phénomènes locaux sont toujours identiques, que la partie est toujours plus rouge, plus chaude, qu'ils existent seulement dans une nuance plus légère.

On voit souvent dans les membranes muqueuses les hémorrhagies alterner avec l'inflammation : c'est-à-dire que les symptômes de celle-ci disparaissent quand l'exhalation sanguine survient, et qu'ils se montrent de nouveau quand l'hémorrhagie cesse. Ainsi il n'est pas rare de voir une hémoptysie s'arrêter en même temps qu'une toux plus vive et le développement de la fièvre annoncent que l'irritation de la membrane muqueuse vient de passer à un degré plus élevé. Or, ces phénomènes se voient chez les sujets faibles comme chez les individus forts, chez ceux qui sont affectés d'hémorrhagies réputées passives comme chez ceux qui offrent des phénomènes d'excitation ; et ne serait-il pas absurde de soutenir dans le premier cas la passivité de l'hémorrhagie? car ce serait prétendre que le même tissu peut passer rapidement de l'asthénie à l'inflammation, et de celle-ci à la débilité.

On s'est fondé aussi sur les effets des toniques et des astringents dans le traitement de certaines hémorrhagies pour les attribuer à l'asthénie. Mais ces subtances ne produisent-elles pas souvent les mêmes résultats dans les inflammations? Ne voit-on pas des ophthalmies, des blennorrhagies, même dans leur période d'acuité, des leucorrhées et des colites chroniques céder à l'emploi des astringents. Quand les irritations sanguines sont légères, ils produisent la constriction des vaisseaux capillaires, et empêchent par conséquent la congestion. Quand au contraire l'irritation est vive, les astringents l'exaspèrent presque toujours. Il en est de même dans les irritations hémorrhagiques : quand elles sont intenses et accompagnées de réaction, ils ne les arrêtent pas, ou du moins rarement ; dans le cas contraire, ils les font souvent cesser. Observons encore que dans beaucoup de circonstances les astringents ne remédient aux hémorrhagies qu'en ajoutant à l'intensité de l'irritation qui les détermine, qu'en faisant passer l'irritation hémorrhagique au degré de l'inflammation. Les effets des astringents ne prouvent donc encore rien en faveur de la passivité des hémorrhagies ; du reste on sait que le froid, qui est un moyen sédatif, arrête les écoulements sanguins, aussi bien chez les sujets faibles que chez les individus forts.

On voit fréquemment l'application d'un vésicatoire sur la poitrine et sur les cuisses, celle des sinapismes aux pieds, arrêter les hémoptysies, les ménorrhagies et les épistaxis qui présentent le plus les caractères de la passivité. Ce fait suffirait à lui seul pour prouver que toutes les hémorrhagies sont le résultat d'une irritation; car les révulsifs ne peuvent pas rendre à une partie éloignée, plongée dans l'asthénie, sa vitalité habituelle: il est évident qu'ils ne peuvent modifier que l'action de celles qui sont irritées. Que l'on n'objecte pas que les révulsifs remédient aux hémorrhagies passives, en empêchant le sang d'affluer en aussi grande quantité dans le tissu qui en est le siége. On est revenu aujourd'hui de cette erreur, et l'on sait bien que ce n'est pas par la distraction du liquide de la partie irritée que la révulsion s'opère. Du reste, les irritants appliqués sur un point éloigné n'empêcheraient pas totalement le sang de pénétrer le tissu que l'on suppose frappé d'asthénie. Pourquoi donc celui qui y est encore contenu ne sort-il plus de ses vaisseaux capillaires, puisqu'ils ne vibrent plus, et que leurs orifices sont béants.

On regarde comme essentiellement passives les hémorrhagies, les ecchymoses et les pétéchies qui se montrent quelquefois dans les *fièvres de mauvais caractère* (les gastro-entérites avec adynamie et ataxie); mais si ces phénomènes sont le résultat de l'asthénie, pourquoi, suivant l'observation de M. Broussais, ne paraissent-ils pas toujours dans les derniers moments de la vie, alors que la faiblesse est extrême? Au contraire, les pétéchies pâlissent au moment de l'agonie; les liquides se concentrent dans les viscères irrités, et paraissent abandonner les capillaires extérieurs. On observe ces hémorrhagies pendant le temps de la plus vive excitation, quand l'action du système capillaire est le plus exaltée; et on les voit disparaître quand la maladie se termine, quoique la somme des forces soit alors bien inférieure à ce qu'elle était à son début. Elles ne peuvent donc pas être produites par l'asthénie. Quoi qu'il en soit, M. Broussais n'explique pas la cause organique locale qui produit ces phénomènes, mais il les regarde toujours comme un effet sympathique de l'irritation dont les viscères sont alors affectés.

Les hémorrhagies et les pétéchies scorbutiques sont le dernier refuge des partisans de la passivité des écoulements sanguins. Il est bien vrai que l'affaiblissement de la puissance musculaire est un des caractères principaux du scorbut; mais il est impossible de prétendre que la faiblesse seule puisse produire cette maladie. On voit tout les jours des individus épuisés par des maladies chroniques, par le défaut d'alimentation, par des déperditions considérables, etc., qui ne sont point scorbutiques; et si l'on considère la nature des causes de cette maladie, on voit qu'elle n'appartient pas le plus souvent aux influences débilitantes, et l'on sait en outre que c'est bien plus l'usage des végétaux et des fruits acidules que celui des toniques qui guérit la plupart des scorbutiques. Il existe bien évidemment dans cette maladie une altération des humeurs, un changement dans la composition du sang, et par suite un vice dans la nutrition, une altération de la fibrine et de la gélatine. Si la structure des tissus est changée, si le sang ne possède plus les mêmes propriétés que dans l'état normal, l'action des capillaires doit être changée aussi. On ne peut donc rien conclure de l'extravasation du sang dans les aréoles du tissu cellulaire chez les scorbutiques, en faveur de la passivité des hémorrhagies; et l'on ne peut pas dire que la disposition organique qui leur donne lieu dans cette maladie soit l'asthénie, puisque nous avons vu que, dans toutes les autres circonstances, les exhalations sanguines ne peuvent pas être le résultat de la débilité.

Observons encore que, de même que les scorbutiques peuvent être affectés d'inflammations, ils peuvent aussi éprouver des irritations hémorrhagiques : car l'altération que leurs tissus ont subie ne leur a pas fait perdre leur aptitude à l'irritation; car le *scorbut chaud*, c'est-à-dire celui qui est accompagné de soif, de fréquence du pouls, de chaleur de la peau, etc., est compliqué d'une phlegmasie quelconque; et la division du scorbut en chaud et en froid est très exacte. Les scorbutiques peuvent donc éprouver l'irritation hémorrhagique comme les autres individus; mais elle n'exclut pas les hémorrhagies qui sont le résultat de l'altération du sang et de la nutrition, et qui s'opèrent plutôt dans la substance même des tissus qu'à la surface des membranes muqueuses.

Nous avons déjà annoncé que l'on ne trouvait dans aucune thèse une histoire de l'irritation nerveuse; nous allons, comme nous venons de le faire pour les hémorrhagies, nous borner à indiquer d'après quels principes cet objet devait être considéré.

Ainsi que l'ont fait remarquer MM. Broussais et Lobstein, l'irritation nerveuse précède toujours la fluxion que la stimulation d'une partie détermine; c'est-à-dire qu'avant que les vaisseaux capillaires soient émus, et que la congestion s'opère, les capillaires nerveux sont déjà irrités : l'irritation s'étend ensuite aux vaisseaux, et ce n'est qu'alors que le mouvement fluxionnaire s'effectue. Nous avons dit précédemment que l'irritation peut rester concentrée pendant assez long-temps dans les nerfs sans que les phénomènes de l'inflammation se développent; mais si l'irritation nerveuse est vive, les sympathies peuvent déjà être mises en jeu, et nous avons déjà fait observer qu'elles pouvaient susciter dans les viscères des troubles assez graves pour entraîner la mort du malade avant que la phlogose soit établie dans la partie irritée. Puisque tous les phénomènes des irritations débutent par celle des capillaires nerveux, cette dernière ne peut pas exiger une étude particulière. Il faut donc, en restreignant la valeur de cette expression, n'entendre par irritations nerveuses que celles qui ne sont point accompagnées d'un mouvement fluxionnaire apparent (1). Ce sont ces lésions que M. Broussais appelle *névroses actives*, par opposition avec les maladies qui sont le résultat de l'extinction ou de la diminution de la sensibilité et de la myotilité, et qu'il désigne sous le nom de *névroses passives* (2). Les phénomènes des névroses actives et le mécanisme de leur production variant dans les différentes portions du système nerveux, on peut, sous ce rapport, établir entre elles les divisions suivantes :

1° Irritations nerveuses de l'appareil sensitif interne (cerveau). On doit leur rapporter l'hémicranie, la péricranie, le clou hystérique, un grand nombre des phénomènes de la manie et de l'hypochondrie, etc. Elles sont primitives ou sympathiques d'une irritation nerveuse ou sanguine des autres viscères.

2° Celles de l'appareil sensitif externe (moelle épinière et nerfs qui en partent). Dans les cordons nerveux, elles peuvent être primitives; telles sont la plupart des névralgies qui sont déterminées par l'impression du froid, une piqûre, etc. Elles peuvent être la

____

(1) On ne doit donc pas, ainsi qu'on l'a fait, ranger parmi les névroses les irritations du cerveau qui déterminent une fluxion dans sa substance : ces affections appartiennent aux phlegmasies.

(2) Prop. ccii et cciii.

conséquence d'une lésion du cerveau ou de la moelle épinière, de leur inflammation, par exemple. Enfin elles sont le plus souvent sympathiques d'une phlegmasie viscérale. Dans ce cas la stimulation est d'abord ressentie par le cerveau, d'où elle est ensuite déversée dans les nerfs.

3° Les irritations de l'appareil nerveux de la vie organique. Ce sont elles qui constituent les névroses des auteurs proprement dites : certaines dyspnées passagères, certaines toux concomitantes de l'irritation de l'estomac, les mouvements convulsifs du cœur, les spasmes de l'œsophage, des intestins, l'hystérie, la nymphomanie, etc. Ces névroses suscitent très souvent des sympathies qui retentissent dans le cerveau et les nerfs de la vie de relation : M. Broussais en a beaucoup restreint le nombre, en démontrant, par l'examen des causes, des phénomènes, des altérations cadavériques et des effets du traitement, qu'une foule d'irritations viscérales qui étaient regardées comme nerveuses, et auxquelles on opposait les stimulants de toute espèce, à titre d'antispasmodiques, n'étaient que des phlegmasies chroniques ; telles sont principalement la plupart des *névroses de l'estomac*, la boulimie, la cardialgie, la dyspepsie, le pyrosis, l'hypochondrie, etc. Cette dernière est toujours le résultat d'une gastro-entérite chronique chez un individu névropathique, chez qui par conséquent les irritations sympathiques se concentrent dans le système nerveux. On avait déjà observé, à l'ouverture des cadavres des hypochondriaques, des maladies du foie, des cancers de l'estomac, des *obstructions*, etc.; aussi avait-on dit que ces lésions pouvaient produire l'hypochondrie ; mais on n'en avait pas moins continué à regarder cette maladie comme essentiellement nerveuse. On a restreint aussi, dans ces derniers temps, le nombre des névroses de la respiration. Après avoir toujours rencontré des maladies du cœur, de l'aorte ou des poumons, sur les cadavres des asthmatiques, M. Rostan a révoqué en doute l'existence de l'asthme essentiel, et M. Pinel lui-même ne voit plus dans l'angine de poitrine que le symptôme de quelque lésion organique.

On voit donc en résumé que les irritations nerveuses, qui succèdent d'abord à l'action des modificateurs stimulants, persistent rarement sans émouvoir les vaisseaux capillaires et donner lieu à la phlogose; que les névroses ne sont, en général, primitives que dans les expansions des nerfs ; que la plupart des irritations nerveuses, dont le centre sensitif et les nerfs sont le siége, prennent leur source dans une irritation sanguine ou nerveuse d'une partie quelconque; qu'un grand nombre enfin des maladies réputées nerveuses ne sont que les phénomènes d'nne phlegmasie aiguë ou chronique.

CHAPITRE III.

PHÉNOMÈNES SYMPATHIQUES DES IRRITATIONS.

L'étude des phénomènes sympathiques que les irritations provoquent constitue une des parties les plus importantes de la physiologie pathologique. Sans une connaissance approfondie des relations qui existent entre les modifications de l'action des divers organes dans l'état de santé et de maladie, il nous est impossible de rien entendre en étiologie et en symptomatologie, ni d'établir les principes de la thérapeutique sur des bases solides : c'est à l'aide de ces notions que nous pouvons apprécier le rapport qui existe entre les causes des maladies et leurs phénomènes ; les effets différents de l'action de la même cause sur les divers organes. C'est l'étude des sympathies, jointe à celle de l'anatomie pathologique, qui a permis d'arriver à la connaissance de la véritable nature des maladies, en faisant rapporter les symptômes aux lésions des organes, en faisant distinguer les affections primitives, source de tous les désordres, de celles qui sont suscitées sympathiquement dans d'autres parties ; c'est elle qui nous a dévoilé les phénomènes des métastases et des crises ; enfin, c'est encore sur la connaissance des sympathies que l'on établit souvent les principales indications curatives.

Nous devons à M. Moncamp (1) une excellente Thèse sur les sympathies ; il l'a enrichie d'une foule de faits remarquables, de réflexions judicieuses, et de principes physiologiques puisés dans la nouvelle doctrine médicale, dont il a quelquefois oublié de nommer l'auteur. On peut aussi reprocher à cet opuscule quelques taches, imprimées par les sacrifices que M. Moncamp a fait quelquefois à des opinions dont personne ne pouvait mieux que lui reconnaître l'erreur. Du reste, cette thèse sera lue avec beaucoup d'intérêt, et nous croyons devoir en présenter ici une analyse étendue.

Ce médecin nous paraît avoir donné une définition exacte des sympathies, en disant qu'elles consistent dans l'union, l'accord, la correspondance qui existent entre toutes les parties du corps, et qui font qu'une modification ayant lieu dans une portion de l'économie, il en survient une autre dans une ou plusieurs parties plus ou moins éloignées. Quel est le moyen de communication sympathique des divers organes entre eux ? La plupart des modernes depuis Vieussens, et Willis, l'attribuent aux nerfs, et M. Broussais partage cette opinion (2). Suivant lui, la transmission de l'irritation se fait de la même manière que celle de l'excitation dans l'état de santé. Beaucoup de physiologistes ont nié que les nerfs fussent les agents des sympathies ; mais les objections qu'ils

____

(1) Dissertation sur les sympathies pathologiques. Paris, 1819, n° 152.

(2) Examen, prop. IX et LXXXIX ; et Traité de physiologie, page 32.

ont présentées, et que M. Moncamp relate dans sa thèse,
sont loin d'être péremptoires ; et Whitt, à qui on doit
la plupart d'entre elles, est tombé dans une contradiction évidente en disant que c'était le *sensorium
commune* qui établissait l'union sympathique des organes entre eux. Il est évident que, s'il en est ainsi, ce
sont les nerfs qui apportent l'impression au cerveau,
et que c'est encore par les nerfs qu'elle est déversée
ensuite dans d'autres organes. Comment se fait-il,
dit M. Moncamp, que des parties qui ne reçoivent
pas les mêmes nerfs puissent sympathiser ? tel est,
ajoute-t-il, le trouble de la vue qui survient dans les
mauvaises digestions, quoiqu'il n'y ait aucune communication entre les nerfs de l'estomac et les nerfs opti-
ques. Il y a ici une erreur anatomique que relèveront
tous ceux qui connaissent la distribution des filets du
ganglion ophthalmique et de ceux du grand sympathique qui accompagnent l'artère ophtalmique. Quoique
le tissu fibreux ne contienne pas de nerfs, objecte
encore M. Moncamp, son inflammation développe
une foule de sympathies ; mais s'il en était ainsi, on
ne produirait pas de douleur en tordant les ligaments
articulaires, ainsi qu'on le voit dans l'expérience
rapportée par Bichat. M. Moncamp prétend que l'on
s'est trompé en attribuant la transmission des sympathies à un seul système ; puisqu'elles sont dues,
dit-il, au rapport qui unit tous les organes, c'est leur
correspondance réciproque qui les constitue, et on
doit les attribuer à toutes les parties en même temps.
Mais par quoi sont établis ce rapport, cette corres-

pondance? c'est à quoi se réduit toute la question; et en prétendant la résoudre, M. Moncamp n'a fait que la traduire en d'autres termes.

Les sympathies qui se manifestent pendant les maladies ne sont-elles que l'exagération de celles qui existent pendant la santé, ou bien sont-elles des phénomènes particuliers à l'état de maladie, des développements contre nature des propriétés vitales, comme le dit Bichat? M. Moncamp observe, avec raison, qu'il serait erroné d'admettre exclusivement l'une ou l'autre de ces deux opinions, puisqu'elles sont vraies toutes deux. Ainsi l'irritation encéphalique, déterminée par la gastro-entérite, et qui se manifeste par la céphalalgie, le délire, le coma, etc., n'est ici qu'une exagération du *consensus* d'action qui unit le cerveau et l'estomac dans l'état de santé. Dans l'inflammation de ce dernier, la peau est sèche et devient humide quand la maladie se termine; on voit la même chose pendant la digestion. D'un autre côté, on observe pendant les maladies, des sympathies entre des organes qui, dans l'état de santé, ne paraissent pas entretenir de relations : c'est ainsi que l'on voit survenir des vomissements dans la néphrite, et pendant l'opération de la cataracte, etc.; mais il faut avouer que c'est peut-être le peu de connaissances que nous avons encore du rapport de toutes les parties entre elles, qui nous fait regarder ces phénomènes comme des anomalies.

Tissot distingue à tort les sympathies en *actives* et *passives* : si une métrite, par exemple, produisait des vomissements, il disait que l'utérus était le siége de la sympathie active, et l'estomac celui de la sympathie passive; mais il est évident qu'une sympathie se compose de deux choses : 1° d'une modification dans l'action d'un organe; 2° de la modification de celle d'un ou de plusieurs autres, déterminée par la première. Cette fausse division provient de ce que l'on avait déjà distingué la *sympathie* du *phénomène sympathique*; la première expression correspond à la sympathie active de Tissot, et la seconde à sa sympathie passive. Mais, encore une fois, la sympathie n'est constituée que par la simultanéité d'affections de deux ou d'un plus grand nombre de parties.

M. Moncamp rejette aussi la division des sympathies en celles de *continuité* et celles de *contiguité*. En effet, il n'est pas prouvé que la continuité de tissus ait une grande influence sur la transmission sympathique de l'irritation. Les différentes parties de la membrane muqueuse digestive sympathisent moins entre elles qu'avec la peau; et l'on connaît aussi cette expérience de Bichat, qui, après avoir coupé transversalement l'œsophage, vit la titillation de la luette déterminer le vomissement. L'admission des sympathies de contiguité ne paraît pas mieux fondée; qui pourrait soutenir par exemple qu'il n'y a pas eu propagation directe de l'irritation, à l'aide de la continuité du tissu cellulaire, dans la péritonite qui est déterminée par la cystite, par la métrite, etc. ?

Bichat a classé les sympathies d'après la nature des propriétés vitales mises en jeu; mais l'exactitude de cette division est subordonnée à celle de l'admission de plusieurs propriétés vitales, et si la plupart de celles que l'auteur de l'*Anatomie générale* a admises ne sont que les résultats fonctionnels de l'action des organes, il est évident que la distinction des sympathies en celles de sensibilité et de contractilité, etc., est purement abstraite; et du reste elle est stérile, car elle ne peut servir à établir aucun principe, aucune loi, sur l'exercice des sympathies. Effectivement le trouble de la sensibilité ou de la contractilité de relation d'un organe suscite tout aussi bien dans un autre celui de la sensibilité ou de la contractilité organiques, que celui de la sensibilité ou de la contractilité animales; et réciproquement. De plus, comme l'observe M. Moncamp, dans un trouble où plusieurs propriétés sont mises en jeu, comment classerez-vous ces sympathies de propriétés vitales? Telle serait l'excrétion de l'urine qui exige d'une part dans la vessie le développement de la contractilité organique, et dans les muscles abdominaux celui de la contractilité animale. On en pourrait dire autant de la division des phénomènes sympathiques en sympathies *organiques* et de *relations*, admise par M. Broussais, et dont M. Moncamp n'a pas parlé. Elle est encore entièrement abstraite, puisque les phénomènes de relation ne sont que des résultats fonctionnels, et que, dans tous les cas, ce ne sont pas les troubles des fonctions de relation qui sont transmis, mais bien ceux des phénomènes organiques; d'où il pourra s'ensuivre un changement dans les phénomènes de re-

lation, si les organes dont l'action est modifiée sont
chargés de l'exécution de ceux-ci. Aussi, l'auteur de
l'Examen dit-il lui-même que les sympathies de relation n'existent jamais sans les sympathies organiques, tandis que les secondes peuvent exister sans les
premières (1). Mais il est évident que M. Broussais
n'a établi cette distinction que pour éviter dans le
langage les circonlocutions qui seraient nécessaires
pour exprimer que l'irritation de tel organe a produit tel trouble dans un autre.

Toutes les parties du corps sont unies par des
sympathies, mais celles-ci sont plus ou moins étroites
entre les différents organes. En général, ceux qui
remplissent les fonctions les plus importantes dans
l'économie sont aussi ceux entre lesquels on voit
des connexions plus intimes; tels sont le cerveau et
l'estomac. Le nombre et l'intensité des sympathies
développées par un organe irrité sont subordonnés à
plusieurs circonstances, qui sont relatives à l'importance et à la sensibilité de l'organe affecté, au degré
de son irritation, à son ancienneté, et à la constitution
individuelle.

La membrane muqueuse digestive, le cerveau, les
poumons, la peau et le cœur, sont les organes qui
provoquent et qui reçoivent le plus de sympathies;
un d'entre eux ne peut pas être irrité à un degré un
peu élevé, sans que toute l'économie ne s'en ressente
bientôt, et les troubles sympathiques ne sont pas en
raison de la douleur dont l'irritation s'accompagne,

(1) Proposition LXXXVII.

car la gastro-entérite en provoque de très multipliés, et très rarement elle suscite cette sensation; et d'un autre côté le rhumatisme, quoique très douloureux, ne cause souvent pas de fièvre, ni aucun autre trouble sympathique.

L'intensité de l'irritation détermine aussi celle des sympathies, et celles-ci donnent ordinairement la mesure du degré de la première: ainsi, c'est principalement par la violence de la fièvre que nous jugeons de celle de la gastro-entérite, de la pleurésie, de la pneumonie, etc. Mais, suivant l'observation judicieuse de M. Moncamp, il arrive assez souvent, quand une phlegmasie est très intense et affecte une grande surface, que l'action de tous les organes semble être enchaînée, que toutes les forces paraissent concentrées sur la partie malade, et qu'il existe peu de sympathies. Dans ces circonstances, pratiquez une saignée, et vous les verrez bientôt se développer avec activité; vous seriez tenté de croire que l'intensité de la phlegmasie a augmenté, tandis qu'elle a réellement diminué. A cette influence du degré de l'irritation sur les sympathies, M. Moncamp aurait dû ajouter celle que son ancienneté exerce. En général l'inflammation s'accompagne de troubles généraux, d'autant plus marqués qu'elle est plus voisine de l'époque de sa naissance; à la longue, les sympathies s'usent, pour ainsi dire, soit que l'irritation moins intense les provoque plus faiblement, soit que la stimulation sympathique ne soit plus ressentie assez vivement par des parties dans lesquelles elle est déversée depuis long-temps. Un grand nombre de phlegmasies chroniques ne présentent pas d'autres symptômes que leurs phénomènes locaux, et c'est là une des principales causes de l'obscurité de leur diagnostic. Le *silence* des sympathies se prolonge quelquefois jusqu'à l'époque où le tissu irrité se désorganise; alors elles sont réveillées et mises en jeu avec une activité plus ou moins grande.

La constitution de l'individu est une des circonstances qui exercent l'influence la plus marquée sur le développement des sympathies : on observe qu'il est en général en raison directe de la sensibilité. Chez les sujets d'une constitution irritable on voit l'irritation la plus minime, surtout lorsqu'elle affecte un organe important, susciter une foule de troubles sympatiques. Au contraire, chez les individus robustes, et encore plus chez ceux d'une constitution lymphatique, chargés d'embonpoint, les phlegmasies les plus graves bornent souvent leurs phénomènes à l'organe qu'elles affectent; et c'est peut-être autant à cause de l'obscurité du diagnostic de leurs maladies, qui ne permet pas de les traiter avec activité, que de la facilité avec laquelle les subinflammations s'établissent chez eux, qu'ils sont affectés d'un si grand nombre de phlegmasies chroniques.

Pour le même motif, le développement des sympathies est subordonné aussi à l'âge et au sexe des individus, et au climat qu'ils habitent. Les femmes et les enfants ayant en général plus d'irritabilité, une mobilité nerveuse plus grande, comme on le dit, présentent dans les irritations dont ils sont affectés une foule de sympathies; et, sous ce rapport, les vieillards se rapprochent au contraire du tempérament lymphatique. Le climat, modifiant d'une manière très marquée la constitution individuelle, doit encore produire les mêmes résultats. Un corps étranger introduit dans la plante du pied du nègre, l'impression de l'air froid sur la peau du négrillon, suffisent pour donner lieu au tétanos, qui ne sera que bien rarement produit par la même cause chez l'habitant de la Russie.

Outre ces influences générales, M. Moncamp signale plusieurs circonstances particulières qui modifient encore le développement des sympathies : ainsi l'irritation de la même partie, selon le mode dans lequel elle existe, et suivant qu'elle est déterminée par des causes différentes, produira aussi des effets divers sur les autres organes. Ainsi, que le pharynx soit irrité par une plume, il surviendra des vomissements que l'on n'observe pas dans l'angine pharyngienne ; la titillation de la plante de pied saine produit le rire et bientôt des convulsions ; si on chatouille cette partie quand elle est enflammée, on ne développe que de la douleur.

«Des sympathies pathologiques peuvent survenir dans l'état physiologique, dit M. Moncamp. Tel est le vomissement, et même la syncope que cause souvent la vue d'un objet dégoûtant et fétide.» Cette réflexion ne nous paraît être qu'une subtilité ; car tout ce qui est trouble notable dans la santé est pathologique, et les premiers phénomènes maladifs surviennent évidemment toujours dans l'état physiologique.

Après avoir démontré que les organes les plus importants et les plus irritables sont ceux qui développent le plus de sympathies, M. Moncamp devait faire remarquer qu'ils étaient aussi ceux qui en reçoivent davantage. Ainsi on voit la membrane muqueuse digestive affectée dans presque toutes les irritations aiguës. Il en est de même des organes qui éprouvent une irritation chronique. Mais on a déjà fait prévoir ces faits, en disant précédemment que les organes qui possèdent le plus d'excitabilité, et ceux qui sont déjà irrités, sont plus exposés que les autres à recevoir un surcroît d'irritation.

Les parties qui éprouvent une irritation sympathique développent à leur tour des sympathies qui vont spécialement retentir dans la partie primitivement affectée, et qui ajoutent ainsi à l'intensité de l'irritation de cette dernière. Qu'un érysipèle, par exemple, se développe sous l'influence d'une gastro-entérite ; si l'inflammation cutanée est intense, on verra bientôt celle de la muqueuse digestive devenir plus grave, de manière que les deux phlegmasies, s'influençant réciproquement, ajouteront à la violence l'une de l'autre. Toutefois, l'une des deux l'emporte ordinairement, et continue sa marche quand l'autre est déjà terminée.

Étudions maintenant avec M. Moncamp le rôle que jouent les sympathies dans la production des maladies, et recherchons l'influence que peut avoir leur connaissance approfondie sur le diagnostic et le traitement de ces dernières.

Des sympathies, sous le rapport de l'étiologie. Nous avons vu, en parlant des causes de l'irritation, que souvent elle n'était pas le résultat de l'action directe des stimulants sur la partie qui l'éprouve, mais celui de la transmission de la surexcitation de ce point à un autre que, dans d'autres cas, la débilitation qu'un organe éprouve, sous l'action d'agents sédatifs, suscitait une irritation dans un autre, dont les fonctions inverses pour l'énergie de celles du premier, étaient obligées de suppléer à l'activité de ces dernières. Telles sont les augmentations de la perspiration pulmonaire, de l'exhalation de la membrane muqueuse du gros intestin, de la sécrétion de l'urine, déterminées par la diminution d'action de la peau, sous l'influence du froid, qui ne peuvent avoir lieu sans une exagération préalable de la vitalité de ces tissus; exagération qui peut être portée au degré de l'irritation. D'où il résulte, comme nous l'avons déjà fait remarquer, deux modes d'association opposés entre les organes : dans le premier, la modification éprouvée par l'un est ressentie par l'autre; ainsi les irritations de la muqueuse de l'estomac et de l'intestin grêle le sont par la peau et le cerveau, et réciproquement. Dans le second, au contraire, les modifications éprouvées par l'un sont en raison inverse de celle que l'autre ressent : en autres termes, l'irritation d'une partie produit dans certains cas celle d'une autre, et d'autres fois la jette dans l'asthénie.

Il faut que l'irritation sympathique existe à un certain degré pour constituer une maladie secondaire : dans les autres cas, les troubles par lesquels elle se manifeste ne sont considérés que comme des symptômes. Ainsi on n'appellera pas *maladie* la stimulation du cœur, produite par une inflammation quelconque, et qui modifie son action, pas plus que l'augmentation de la chaleur de la peau, déterminée par une gastro-entérite ; mais si cette stimulation sympathique produit dans la partie qui l'éprouve un afflux de liquides, il y aura véritablement inflammation.

On ne doit pas considérer comme sympathiques tous les désordres qu'une maladie entraîne : en d'autres termes, il ne faut pas, comme l'a fait M. Moncamp, confondre les affections *symptomatiques* avec celles qui sont véritablement sympathiques. Ainsi l'anasarque, qui survient pendant les maladies du cœur, est la conséquence de l'obstacle que celles-ci apportent à la circulation ; et il n'y a rien là de sympathique, pas plus que dans la dyspnée, produite par un épanchement thoracique ; dans la paralysie, causée par la compression du cerveau, etc.

On peut établir en principe général que toutes les irritations qui sont produites directement peuvent l'être sympathiquement : effectivement, qu'un organe reçoive la stimulation immédiatement ou médiatement, il est toujours stimulé, et l'irritation qu'il éprouve est toujours de même nature dans un cas comme dans l'autre. Ainsi, lorsqu'on dit qu'une méninginite est sympathique d'une gastro-entérite, on n'exprime qu'un rapport de causalité : car l'irritation secondaire ne diffère pas de celle qu'un coup sur la tête ou l'insolation de cette partie auraient pu déterminer. Cette remarque est utile pour ceux qui semblent distinguer les maladies sympathiques des idiopathiques, et qui ne sont pas assez persuadés que si la première, quand elle est peu intense, disparaît en même temps que la seconde, elle exige des soins particuliers dès qu'elle a acquis un certain degré de gravité. C'est là la pratique que suit M. Broussais ; il fait souvent remarquer que les surexcitations sympathiques deviennent quelquefois des inflammations plus intenses que celles qui les ont provoquées. C'est ainsi que l'on voit une légère lésion traumatique donner lieu fréquemment à une gastro-entérite très grave. Il a observé aussi que l'irritation secondaire persiste quelquefois après la guérison de celle qui l'avait suscitée, comme le prouvent les inflammations encéphaliques déterminées par des gastro-entérites, qui persistent encore souvent lorsque ces dernières ont disparu depuis plusieurs jours.

La nature de l'irritation sympathiquement transmise est la même que celle de l'irritation primitive ; c'est toujours l'exagération des phénomènes par lesquels la vie se manifeste. En émettant cette proposition entièrement neuve, l'auteur de l'*Examen* n'a pas entendu dire qu'une lésion semblable à celle qui existe dans une partie se répète dans une autre avec les caractères qu'elle présente dans la première (1). Ainsi

(1) Traité de physiologie, etc., tome I, page 35.

une irritation avec rougeur, chaleur et tumeur (inflammation), pourra susciter dans un autre tissu une irritation avec douleur, sans rougeur, ni chaleur, ni tuméfaction (névrose). Il faut bien distinguer ici l'*élément* de la lésion, l'*irritation* d'avec ses caractères, qui ne dépendent que de la nature des tissus affectés, et qui sont différents, comme nous l'avons déjà dit, suivant qu'elle a son siége dans les capillaires rouges, dans les capillaires nerveux ou les vaisseaux blancs. En un mot, il n'y a pas répétition de la *maladie*, mais de l'*irritation*, c'est-à-dire de l'exaltation d'action de l'irritabilité. Ainsi la suppression des menstrues donne lieu aussi fréquemment à une inflammation qu'à une hémoptysie, une hématémèse, une épistaxis. Mais une phlegmasie produit plus souvent une autre inflammation ou une subinflammation, qu'une hémorrhagie ou une névrose; et une irritation nerveuse suscite aussi plus spécialement des troubles dans le système nerveux, quoique cependant elle puisse donner lieu aussi à une inflammation. Telles sont les gastrites que l'on voit se développer sous l'influence des vives douleurs d'une névralgie.

Dans certains cas l'irritation se transmet d'une partie à ne autre avec tous les caractères qu'elle présente dans la première: cette tendance à l'imitation ne se présente que dans les différentes portions du même système organique. Telle est la répétition de l'irritation que provoquent les modes de dégénération appelés *cancers, tubercules,* etc.; c'est ce qui constitue les *diathèses,* suivant M. Broussais.

Des sympathies, sous le rapport du diagnostic.
Tous les symptômes d'une maladie se composent de
trois ordres de phénomènes : 1° le trouble des fonctions de la partie malade; 2° les modifications sympathiquement éprouvées par une ou plusieurs autres;
3° un changement directement produit quelquefois
dans des organes dont l'action est sous la dépendance
immédiate de celui qui est malade (lésions symptomatiques). Les signes tirés du trouble des fonctions sont,
sans doute, ceux qui jouissent du plus grand degré
de certitude; mais ils sont quelquefois très peu apparents, et alors ils ne peuvent guère servir à faire
reconnaître la maladie; plus souvent encore il arrive
que les troubles sympathiques sont plus appréciables
que la lésion qui les provoque. Or, comme l'observe
M. Moncamp, si l'on ne connaît pas les rapports des
organes entre eux, si l'on n'attache pas une grande
importance à l'étude des sympathies, on s'exposera à
traiter long-temps un symptôme pour une maladie.
C'est ainsi que l'on a vu prendre pour un rhumatisme
la vive douleur de l'épaule droite, qui accompagne
souvent l'hépatite. M. Moncamp cite ici un exemple
remarquable de l'importance de l'étude des sympathies pour la séméiologie : « Celui qui aura bien étudié
les sympathies, dit-il, saura qu'il y a peu de céphalalgies idiopathiques; que celles qui ont lieu à la partie
antérieure de la tête sont presque toutes dues à un
trouble de l'estomac; que celles qui ont lieu au sommet ou à la partie postérieure doivent le plus souvent
leur origine à l'utérus. Avec de pareilles données on

marchera avec plus d'assurance dans le traitement des maladies. »

Les principaux signes de la gastro-entérite se tirent bien plus des phénomènes sympathiques que du trouble des fonctions digestives. Ici, en effet, tous les symptômes locaux de l'inflammation manquent, et c'est l'état de la langue, la chaleur de la peau, la fréquence du pouls, qui la font principalement reconnaître. Qui ne sait que dans cette maladie on observe souvent une vive douleur dans la région sus-orbitaire, dans les muscles et les articulations, tandis que la région épigastrique n'est presque jamais douloureuse ? Quand l'inflammation est très intense, la prostration des forces musculaires constitue les phénomènes les plus remarquables, à tel point qu'ils ont paru constituer la maladie elle-même. Il ne faut donc pas oublier cette importante vérité, que les sympathies l'emportent souvent beaucoup sur les troubles de l'organe dont la lésion les détermine, tellement qu'ils masquent celle-ci et la font méconnaître. Telle est, comme on vient de le voir, la faiblesse dans la gastro-entérite ; tels sont les troubles nerveux que produit souvent, chez les enfants, la présence des vers dans le canal digestif.

Dans les phlegmasies qui irritent le cœur sympathiquement, les phénomènes fébriles étant souvent plus saillants que les autres symptômes, c'est sans doute là une des causes principales des fausses idées que l'on s'est faites d'un grand nombre de ces maladies. Si les sympathies avaient été mieux étudiées, l'anatomie pathologique ne serait pas restée aussi long-temps stérile, et on aurait su plus tôt rapporter les effets à leurs causes. M. Moncamp s'attache à démontrer que l'on a méconnu jusqu'à ces derniers temps la nature des *fièvres*, parcequ'on n'a pas suivi l'enchaînement des phénomènes depuis l'invasion de la maladie jusqu'à son plus grand développement; il analyse d'une manière vraiment physiologique plusieurs observations de prétendues fièvres essentielles, pour prouver que les désordres appelés généraux remontent à une cause principale, et qu'ils ont été déterminés sympathiquement les uns par les autres. Suivons-le dans l'examen qu'il fait de deux observations qu'il prend au hasard dans la *Médecine clinique* de M. Pinel.

« Une femme âgée de vingt-sept ans, blanchisseuse, douée d'un tempérament sanguin, était accouchée depuis quatre mois.—Premier jour de la maladie, elle plonge ses mains dans l'eau froide; aussitôt suppression des menstrues; frissons suivis de chaleur. — Deuxième jour, céphalalgie vive; face très colorée; pouls fréquent, mou; sueur abondante. — Troisième jour, retour des menstrues; cessation de l'appareil fébrile.

» Tout le monde connaît la sympathie de la peau avec les membranes muqueuses, et sait que son refroidissement produit ou la diarrhée, ou un catarrhe, ou une autre affection. Ici il a produit la suppression des menstrues; les frissons sont sympathiquement produits par l'excitation de l'utérus. Les sympathies de cet organe avec la tête sont remarquables dans les désordres de la menstruation, dans l'hystérie, où se montre le clou hystérique. La céphalalgie est donc ici dépendante de l'utérus; il en est de même de la face très colorée, qui est manifeste dans les affections utérines. Vient ensuite le trouble de la circulation, qui dépend ici, et de l'excitation de l'utérus, et de l'espèce de pléthore que cause la suppression de l'écoulement. On suit parfaitement le développement de tous ces phénomènes sympathiques, et l'on voit que la fièvre n'arrive que par le développement successif de toutes ces sympathies. Une sueur abondante paraît; la menstruation se rétablit, et la fièvre cesse. Ainsi l'on voit, pour la terminaison de cette fièvre, se succéder les phénomènes sympathiques dans l'ordre où ils se sont montrés : la fièvre n'était donc que sympathique.

» Une fille de service de la Salpêtrière, âgée de dix-sept ans, pendant la convalescence d'un catarrhe pulmonaire, se livre à son appétit : bientôt malaise gégéral; anorexie. Quelques jours se passent ainsi. — Premier jour de la maladie, céphalalgie, frisson avec cardialgie, nausées, chaleur de la peau, soif, insomnie. — Cinquième jour, entrée à l'infirmerie; frissons entremêlés de chaleur vive; dans la nuit, chaleur intense; céphalalgie sus-orbitaire, soif violente.—Sixième jour, face très rouge, avec une teinte jaune; bouche amère, langue couverte d'un enduit muqueux, épigastralgie; pouls dur, fréquent; membres douloureux : l'émétique décide le vomissement de matières jaunes, amères ; après midi , paroxysme très fort ; sueur dans la nuit : boisson acidulée. — Huitième jour, paroxysme le soir ; le lendemain exaspération durant tout le jour. — Dixième jour, rémission des symptômes ; paroxysme à midi , sueur, sommeil. — Onzième jour, constipation depuis le sixième jour ; abdomen tendu, sensible au toucher. — Treizième jour, le matin, sueur abondante, moins de céphalalgie et de chaleur de la peau ; le soir, frisson, chaleur aride, soif, sueur, sommeil. — Quatorzième jour, urines copieuses, une selle spontanée, paroxysme léger. — Quinzième jour, pâleur de la face, langue humectée, pouls souple, lassitude générale, plusieurs selles. — Seizième jour, apyrexie, appétit ; convalescence.

» Il est évident que la cause de tous ces symptômes a été un excès dans les aliments ; donc le stimulant a d'abord agi sur l'estomac : les phénomènes sympathiques remontent à ce premier trouble. La première influence a été sur le cerveau, la seconde sur la peau ; mais les troubles dont ces deux parties ont été le siége sont trop peu intenses pour causer la fièvre. Ce n'est que quand nous verrons les désordres gastriques augmenter, que la région de l'épigastre sera le siége d'une douleur, que la fièvre se développera et s'annoncera par un pouls dur, fréquent, et par l'atteinte portée aux organes de la locomotion, qui ne manque jamais lorsque le tube digestif est en proie à un degré assez fort d'irritation. Après l'administration d'un émétique, tous les symptômes augmentent : l'abdomen devient tendu, sensible ; vous ne pouvez plus douter que l'affection ne soit dans le tube digestif, puisqu'un excitant qu'on y porte occasione non seulement une sensibilité plus vive de cette partie, mais encore augmente les autres troubles sympathiques.

» Après toutes ces observations, vous ne pouvez pas dire que la fièvre soit essentielle, puisqu'elle a été précédée de désordres locaux manifestes, et qu'elle aurait même pu manquer, si la lésion gastrique avait vu un moindre degré d'intensité. Alors vous n'auriez vu que la céphalalgie et la sécheresse de la peau ; ce que vous offre l'embarras gastrique, qui n'est qu'une irritation gastrique trop peu intense pour mettre en action le système vasculaire. A mesure que la maladie se termine, vous voyez cesser les désordres sympathiques : d'abord la céphalalgie, puis la chaleur de la peau, qui se couvre de sueur ; terminaison la plus constante des lésions gastriques. Plus tard, le pouls devient souple, la langue s'humecte, et la malade recouvre l'appétit. »

Voilà des modèles de l'analyse médicale ; et M. Moncamp avance avec raison qu'en appliquant cette méthode à toutes les observations de fièvre, on reconnaîtra que les phénomènes fébriles n'ont été que sympathiques d'une inflammation. On le prouvera du reste surabondamment dans l'histoire de la gastro-entérite, à laquelle nous rattacherons tout ce qui est relatif à cet objet.

Nous ne parlons point ici des sympathies considérées sous le rapport de la terminaison des maladies.

M. Moncamp n'a fait qu'indiquer cette partie intéressante de leur histoire; il a ainsi laissé dans sa thèse une lacune qui sera bientôt remplie lorsque nous traiterons des phénomènes de la révulsion.

Des sympathies, sous le rapport de la thérapeutique. M. Moncamp fait remarquer que l'ignorance des connexions sympathiques des organes entre eux, et le peu d'attention que l'on y a fait, ont exercé sur la thérapeutique une influence aussi fâcheuse que sur l'étiologie et la séméiotique. C'est parceque l'on ignorait la source de la plupart des phénomènes des maladies, que l'on a traité si long-temps les symptómes qui, dans la plupart des cas, constituaient la maladie elle-même aux yeux des pathologistes. Il ne faut donc pas toujours placer le remède là où la douleur et divers autres symptómes se manifestent, mais examiner auparavant si ces phénomènes ne sont pas sympathiques du trouble d'une autre partie. Ainsi, avant d'opposer à une céphalalgie des pédiluves, des saignées au cou, etc., il faudra s'assurer qu'elle n'est pas sympathique d'une irritation de l'estomac; car alors il suffirait de traiter celle-ci pour voir la première disparaître. Il en est de même de ces érysipèles qui, à peine guéris dans une partie, reparaissent dans une autre. Opposez à la gastro-entérite, dont ils sont le plus souvent sympathiques, un traitement approprié, et l'inflammation cutanée cédera en même temps qu'elle. Combien de fois n'a-t-on pas vu dans la pratique de M. Broussais des arthritis aiguës disparaître dans quelques heures par une application de sangsues à l'épigastre;

l'irritation secondaire ne cède pas toujours avec celle qui l'a suscitée et qui l'entretient. Nous avons vu plus haut qu'assez souvent elle devient indépendante de celle-ci, et qu'elle persiste quelquefois après sa disparition. Elle exige alors des soins particuliers de la part du médecin, qui doit la combattre avec autant de persévérance et d'activité que si elle était primitive. Ainsi, on ne se contentera pas d'attaquer une irritation extérieure, qui a provoqué sympathiquement une gastro-entérite; mais on opposera à celle-ci les moyens antiphlogistiques aussi bien qu'à la première.

C'est encore par la voie des sympathies que la plupart des moyens thérapeutiques agissent; c'est sur leur connaissance qu'est fondé l'emploi de la grande classe des stimulants révulsifs, dont nous nous occuperons en parlant du traitement général des irritations.

Les nombreuses connexions qui unissent l'estomac aux autres organes, le rendent très favorable à l'action de beaucoup de médicaments que l'on introduit dans sa cavité, et dont l'influence s'étend par la voie des sympathies à d'autres parties de l'organisme. Mais si l'on se rappelle que la plupart de ces substances sont des stimulants, on concevra que l'on doit apporter la plus grande réserve dans leur usage intérieur. L'abus effrayant que tant de médecins en font est une des causes de cette foule de gastro-entérites chroniques qui entraînent la ruine d'un si grand nombre de malades. M. Moncamp conseille sagement de recourir plus qu'on ne le fait à l'ingestion des médicaments dans le gros intestin, et à la méthode iatraleptique, surtout pour l'administration des substances très actives. Leurs effets seront aussi avantageux que s'ils avaient été déposés dans l'estomac, toutes les fois que l'on n'aura pas d'intérêt à stimuler cet organe et l'intestin grêle. D'ailleurs il faut bien remarquer que les effets des médicaments sont très souvent contrariés par l'état d'irritation de la membrane muqueuse gastro-intestinale. Telle substance dont les effets sont ordinairement sédatifs pour certains organes, les stimule quand l'estomac est phlogosé; parcequ'alors, suivant la remarque de M. Broussais, ce viscère suscite des sympathies qui vont retentir dans les autres organes, et spécialement dans ceux qui sont déjà irrités.

La seconde partie de la thèse de M. Moncamp renferme des considérations sur les connexions sympathiques de la membrane muqueuse digestive avec les autres organes de l'économie. Nous les renvoyons à l'histoire de la gastro-entérite, au commencement de laquelle elles trouveront mieux leur place.

Nous devons maintenant examiner rapidement l'influence que les inflammations exercent sur les principaux organes, ou, en d'autres termes, indiquer les phénomènes sympathiques qui sont communs à la plupart des phlegmasies. M. Duponchel, dont nous avons déjà cité la thèse, a traité ce sujet avec exactitude; nous allons relater ce qu'il en a dit.

On a déjà vu que, dans presque tous les cas où une inflammation est arrivée à un certain degré d'intensité, elle produisait sympathiquement une stimulation plus ou moins vive dans d'autres organes. La membrane muqueuse gastro-intestinale, le cerveau et le cœur sont toujours les premiers à recevoir l'influence des tissus enflammés. Il en résulte bientôt une modification de la circulation, un trouble dans les fonctions digestives et dans les sécrétions, l'abattement des forces musculaires, des douleurs vagues et d'un sentiment de fatigue dans les membres : ces phénomènes constituent l'état fébrile. Suivant M. Broussais, toutes les fois qu'un organe est assez irrité pour allumer la fièvre, il ne la produit jamais que par l'irritation réunie du cœur, de la membrane muqueuse gastro-intestinale, et du cerveau (1). Cette opinion a trouvé des contradicteurs, on a demandé pourquoi l'inflammation d'un organe quelconque ne pourrait pas produire la fièvre en stimulant directement le cœur, sans exercer aucune influence sur l'estomac. On peut répondre que la membrane muqueuse étant excessivement sensible et irritable, entretenant les relations les plus intimes avec tous les organes, doit participer à toute stimulation sympathique assez intense pour être ressentie par le cœur. Il en est de même de l'encéphale et de ses enveloppes (2); et l'expérience démontre chaque jour l'exactitude de cette assertion. On ne voit jamais, en effet, l'état fébrile sans la perte de l'appétit, la soif, l'altération du mucus lingual, etc.; en un mot, sans trouble de l'action de l'estomac, du moins pendant les premiers temps de l'existence de la fièvre. Plus tard on voit à la vérité, la stimulation du cœur, et par suite,

(1) Propositions cix, cx et cxi.
(2) Prop. cxiv.

l'accélération de la circulation, persister, quand l'irritation de l'estomac et du cerveau ont déjà cessé (1); mais, encore une fois, celle-ci a toujours existé au commencement dans un degré plus ou moins élevé. Du reste, ces faits seront mis dans toute leur évidence quand on traitera de la gastro-entérite.

A part l'accélération de la circulation, tous les autres phénomènes de l'état fébrile paraissent être le résultat de l'irritation de la membrane muqueuse gastro-intestinale produite sympathiquement par l'inflammation des autres tissus. Ce n'est qu'à l'époque où ses signes se manifestent, que l'on voit survenir le trouble des sécrétions, les douleurs des membres, l'abattement des forces musculaires et la chaleur de la peau. Nous sommes loin cependant de méconnaître les connexions qui existent entre cette dernière membrane et les autres organes, et de prétendre que l'exagération de la chaleur soit exclusivement, comme les autres phénomènes de l'état fébrile, sous la dépendance de la gastro-entérite sympathique.

L'irritation cérébrale, qui accompagne toutes les irritations intenses, se borne ordinairement à produire la céphalalgie et une susceptibilité plus grande des organes des sens; mais souvent elle peut être portée assez loin pour constituer une encéphalite ou une méninginite. On observe alors le délire, les spasmes, les soubresauts des tendons, etc., ou bien un état comateux. L'irritation encéphalique arrive presque tou-

(1) Prop. cxv.

jours à ce degré lorsque l'inflammation qui la suscite est assez intense pour produire la mort.

De la stimulation ressentie par le cœur résulte un changement dans la circulation. Le pouls présente des caractères différents, suivant le siége et le degré des inflammations ; dans la méninginite, il est serré, dur, vibrant, irrégulier ; dans l'encéphalite, il est large, mou, irrégulier et fréquent lorsque l'irritation gastrique complique la maladie ; dans la pneumonie, il est plein, large, dur et fréquent ; il présente moins ce dernier caractère dans le catarrhe pulmonaire, mais il est plein et mou ; dans les pleurésies, il est vif, petit et serré ; dans la péricardite et la cardite, il est petit, fréquent, dur, concentré, souvent irrégulier ; dans l'inflammation du tissu cellulaire du médiastin, et dans les autres phlegmons, il est large et plein. La gastro-entérite rend le pouls très fréquent, il est en même temps développé, dans les premiers jours de la maladie, chez les sujets sanguins ; plus tard, et chez les malades d'une autre constitution, il est dur, et d'autant plus concentré, que l'inflammation est plus intense : du reste, l'état du pouls dans cette affection est bien modifié suivant l'étendue et l'intensité de la phlegmasie ; les accidents sympathiques, et d'autres circonstances encore. Dans les colites, en même temps qu'il est fréquent, le pouls est plus ou moins petit ; dans l'hépatite, il est plein, dur et fréquent ; dans la péritonite, il est petit, serré et fréquent ; dans la cystite, il est dur et serré ; dans la métrite, il est grand et plein ; dans la néphrite, dur, plein et vibrant ; dans les inflammations musculaires, il présente aussi ce dernier caractère, il est en même temps plein et peu fréquent.

La chaleur de la peau est exagérée dans presque toutes les inflammations, et cette modification varie singulièrement dans la plupart d'entre elles. Dans la méninginite, la peau est sèche et brûlante; dans l'encéphalite, elle est chaude et halitueuse. Dans les phlegmasies de l'appareil respiratoire, elle est chaude et sèche, si la plèvre est enflammée; chaude et halitueuse, si c'est le parenchyme pulmonaire ou la membrane muqueuse aérienne. Dans la cardite et la péricardite, elle est chaude, sèche et rouge; dans la gastro-entérite, la chaleur de la peau est sèche, âcre, mordicante, comme on le dit, et quelquefois humide à la fin des exacerbations. L'inflammation bornée au colon n'a pas d'action marquée sur la peau. Dans l'hépatite, elle est sèche, plus ou moins jaunâtre, et offre la sensation d'une chaleur mordicante. Les phlegmasies des autres viscères abdominaux n'agissent pas d'une manière particulière sur la peau; dans toutes, elle est plus ou moins chaude, plus ou moins sèche, selon la gravité de la maladie. Dans les phlegmasies articulaires, elle se recouvre, disent quelques auteurs, d'une sorte d'enduit gras qui résulte d'une augmentation de sécrétion des follicules sébacés. Dans le phlegmon, la peau est humide, rouge, la chaleur halitueuse.

Après avoir vu l'influence que les sympathies exercent sur le développement des maladies, et la production de leurs symptômes, examinons le rôle qu'elles jouent dans leurs terminaisons.

On a pu voir dans l'examen de la thèse de M. Moncamp que la médecine physiologique avait considérablement ajouté à nos connaissances sur les sympathies, et qu'elle en avait fait aux diverses parties de la
pathologie des applications fécondes en résultats précieux. Nous devons encore étudier plusieurs phénomènes des maladies sur lesquels la connaissance des
sympathies a jeté le plus grand jour : nous voulons
parler de ceux qui appartiennent à la révulsion, que
nous devons rattacher à l'histoire des sympathies,
puisqu'elle est la conséquence des relations qui existent entre l'action des diverses parties de l'organisme.
J'ai fait autrefois de la révulsion le sujet de ma dissertation inaugurale (1); et, assuré de l'exactitude que
j'ai mise à exposer les principes que j'ai puisés dans
les belles leçons du professeur du Val-de-Grâce, je
crois pouvoir la rapporter ici textuellement.

L'exercice plus ou moins actif de l'excitabilité
constitue la force ou la faiblesse des organes ; inéga-
lement départie à chacun d'eux, suivant le rôle qu'il
joue dans l'économie, elle est plus grande dans les
parties molles que dans les os, dans les membranes
muqueuses que dans les membranes fibreuses ; d'où
il résulte que l'énergie d'action des divers systèmes et
appareils organiques est différente dans chacun d'eux.
Ces actions de toutes les parties s'équilibrent mutuel-
lement, mais toujours d'une manière plus ou moins
imparfaite ; car il n'est pas d'individu chez qui on ne
remarque une prépondérance relative de l'action de

(1) *Essai sur la révulsion*, Paris, 1822, n° 132.

tel ou tel système. Effectivement, lorsqu'elles sont prédominantes dans un système ou un appareil, elles sont en moins dans un ou plusieurs autres ; et la différence est d'autant plus marquée, que l'accroissement a été plus brusque : d'où il résulte que la force et la faiblesse sont très rarement générales dans l'économie, mais qu'elles ne sont que relatives à tel ou tel système. Cabanis compare la sensibilité cérébrale à un fluide dont la quantité totale est déterminée, et qui, toutes les fois qu'il se jette en plus grande abondance dans un de ses canaux, diminue proportionnellement dans les autres. On pourrait dire la même chose des forces des divers organes : si leur énergie augmente d'un côté, elle diminue de l'autre. « Il n'y a ni exaltation ni diminution générale et uniforme de la vitalité des organes, dit M. Broussais. — L'exaltation d'un ou de plusieurs systèmes organiques, d'un ou de plusieurs appareils, détermine toujours la langueur de quelque autre système ou appareil. — La diminution de vitalité d'un système ou d'un appareil entraîne souvent l'exaltation d'un ou de plusieurs autres (1). » La doctrine de Brown présente donc un vice fondamental, car un principe contraire à celui que nous venons d'exposer a servi de base à l'école du réformateur écossais. Ce rapport inverse des forces existe principalement entre tel ou tel système ; par exemple : entre le système nerveux d'une part, et le système vasculaire et musculaire de l'autre ; entre les systèmes sanguin et musculaire, et

______
(1) Propositions LXXII, LXXV, LXXVI.

le système lymphatique. Il existe aussi spécialement entre les organes qui ont entre eux des sympathies étroites, et dont les fonctions sont, pour l'énergie, en raison inverse l'une de l'autre : ainsi, entre la peau et la membrane muqueuse pulmonaire, qui est frappée de phlegmasie lorsque l'impression du froid sur la première vient diminuer son action.

Presque toutes les maladies consistent dans la rupture de l'équilibre des forces, et leur traitement dans son rétablissement. Ces principes établis, étudions les phénomènes des révulsions.

L'action des propriétés dont jouissent les tissus organisés peut éprouver diverses modifications : la plus fréquente est son exagération ou *l'irritation*. Cette modification de l'exercice des propriétés d'un organe peut se transmettre à un ou plusieurs autres avec lesquels il est en *consensus* d'action ; c'est ce qui constitue les sympathies. Cette transmission se fait, par conséquent, à tel ou tel autre organe de préférence ; de la peau à la membrane muqueuse digestive, par exemple : voilà ce que l'on veut exprimer en disant qu'une partie sympathise spécialement avec une autre. Il est très remarquable, et cette observation est de la plus haute importance, que c'est surtout aux organes déjà irrités que se transmet l'irritation, sympathique ; parceque, *plus un organe est irrité, plus il est susceptible de recevoir un surcroît d'irritation*. On déduit de ce principe des conséquences bien essentielles pour l'emploi des révulsifs.

Cette répétition sympathique de l'irritation d'un

organe dans un autre constitue dans celui où elle s'opère des phénomènes maladifs : si elle est moins forte que celle qui lui a donné naissance, elle n'en arrête pas la marche, et elle en constitue les *symptômes*. Si, au contraire, la seconde est plus forte que la première, celle-ci diminue ou disparaît, d'après ce grand principe reconnu par Hippocrate : *De duobus laboribus non in eodem loco simul obortis, vehementior obscurat alterum.* Quand l'irritation secondaire fait ainsi cesser celle qui lui a donné naissance, il arrive une de ces deux séries de phénomènes : 1° ou bien l'irritation sympathique persiste et constitue une autre maladie; c'est ce qu'on a appelé *métastase;* 2° ou bien, à peine établie dans un autre organe, elle y est terminée par certains phénomènes dont cet organe devient le siége ; c'est ce qu'on a nommé *crises.* Mais le mode de terminaison de l'irritation primitive est toujours le même, il n'y a que les résultats de l'irritation secondaire qui varient par rapport à l'organe qu'elle affecte. Les organes sympathiquement irrités, dit M. Broussais, peuvent contracter l'irritation à un degré supérieur à celle de l'organe à l'influence duquel ils la doivent. Dans ce cas, la maladie change de place et de nom ; ce sont les métastases (1). — Si les irritations sympathiques que les principaux viscères déterminent dans les organes sécréteurs, exhalants, et à la périphérie, deviennent plus fortes que celles de ces viscères, ceux-

____

(1) Prop. xcii.

ci sont délivrés de la leur, et la maladie se termine par une prompte guérison; ce sont les crises (1).

Les *métastases* méritent donc tout aussi bien le nom de *crises* que les phénomènes qui ont reçu ce titre; et on doit ranger rigoureusement parmi ces dernières une éruption cutanée qui termine une gastro-entérite, une méninginite qui fait cesser une pleurésie, etc., tout aussi bien qu'un flux d'urine, une sueur abondante, qui mettent fin aux mêmes maladies. Cette manière de considérer les métastases et les crises se rapproche davantage de l'opinion des anciens, qui donnaient le nom de *crise, judicium,* à tout phénomène qui apportait un changement notable dans une maladie. Pour nous, toute irritation secondaire d'un organe qui en fait cesser une autre est une crise; nous ne voyons, encore une fois, aucune différence dans les divers phénomènes qui peuvent avoir ce résultat; ce sont toujours des irritations révulsives d'une autre irritation, seulement ces irritations présentent dans l'organe où elles ont leur siége des phénomènes divers. Tantôt, en effet, elles persistent, et l'on voit une seconde maladie; d'autres fois elles disparaissent si promptement, qu'elles ne sont souvent appréciables que par leurs effets. Ce dernier cas arrive lorsque l'irritation révulsive s'établit dans un organe qui peut être le siége d'une exhalation, d'une sécrétion. Alors, en effet, l'action de son système capillaire étant augmentée, la sécrétion ou l'exhalation

(1) Prop. xciv.

deviennent plus abondantes, et ne permettent pas l'accumulation des fluides et les phénomènes qui en sont la conséquence, comme la rougeur, la tuméfaction, etc. En un mot, la phlogose est empêchée; mais que l'irritation soit trop intense, ou qu'elle soit modifiée d'une manière particulière à nous inconnue, mais telle que, l'exhalation et la sécrétion n'ayant pas lieu, la fluxion ne soit pas détruite à mesure qu'il y a appel de fluides, alors on voit l'inflammation s'allumer. Ainsi, en prenant la peau pour exemple, au lieu d'une sueur, on voit souvent un érysipèle mettre fin à une phlegmasie viscérale. Dans les deux cas, c'est une irritation sympathique qui est devenue révulsive de celle qui lui a donné naissance. On dira que dans l'un il y a eu métastase, et dans l'autre flux critique; mais la nature du phénomène est toujours la même. Nous reviendrons bientôt sur cet objet, et nous parlerons de certains flux que l'on regarde comme critiques, et auxquels nous ne reconnaissons pas ce caractère.

L'art peut imiter la nature, et donner lieu exactement aux mêmes phénomènes que nous venons d'indiquer; c'est-à-dire, concentrer l'irritation dans un organe où elle parcourra ses phases, ou bien l'appeler dans une partie où elle se terminera rapidement. Ainsi l'inflammation d'un viscère pourra se terminer spontanément par un érysipèle ou une sueur; et un médecin pourra obtenir le même résultat en appliquant sur la peau un vésicatoire, ou en administrant des substances sudorifiques. Tous ces phénomènes sont identiques; qu'ils soient spontanés, qu'ils soient suscités par l'art, ils constituent toujours des révulsions.

La révulsion est donc l'augmentation spontanée ou artificielle de l'action organique d'un système, d'une portion de système, ou d'un organe faisant cesser celle qui existait dans d'autres parties.

Ce que nous avons dit précédemment diffère beaucoup de tout ce qui a été écrit sur le déplacement d'humeur dans les métastases, sur l'évacuation d'humeurs peccantes dans les crises; nous pensons que l'on a mal interprété les faits, que l'on a été trompé par de fausses apparences, parcequ'on ne connaissait ni l'irritation, ni les sympathies; mais cette proposition est trop importante pour que nous ne lui donnions pas quelques développements.

En les considérant dans leurs rapports avec les phénomènes des maladies, on voit que les flux qui ont reçu le nom de critiques présentent deux caractères bien différents. En effet, ils sont tantôt la cause, d'autres fois la conséquence de la terminaison de la maladie dans laquelle ils paraissent. Nous avons déjà établi la première proposition, en disant que l'irritation sympathique d'un organe sécréteur ou exhalant pouvait devenir plus forte que celle qui lui avait donné naissance, et faire cesser celle-ci, en suscitant en même temps une sécrétion ou une exhalation plus abondantes, et dont le produit diffère de l'état naturel, parceque les propriétés naturelles de l'organe sont modifiées. Dans ce cas, l'action de l'organe sécréteur est devenue révulsive de la phlegmasie qui constituait la maladie; mais le plus souvent les choses ne paraissent pas se passer ainsi. En effet, l'on sait que la conséquence d'une inflammation un peu vive est la suspension des sécrétions et des exhalations ; ces fonctions ne se rétablissent que lorsque la phlogose qui les avait suspendues cesse : elles le font brusquement dans beaucoup de cas, et avec une intensité qui est en raison directe de la suspension qu'elles ont éprouvée ; puis elles reviennent peu à peu à leur type naturel. Au lieu de s'opérer d'une manière brusque et énergique, ce rétablissement se fait quelquefois d'une manière graduelle et lente ; on dit alors que la solution de la maladie s'est opérée sans crises. Si on a bien observé dans ces cas la succession des phénomènes, on a vu les signes de la phlegmasie qui avait suspendu les sécrétions diminuer d'une manière notable avant le retour de celles-ci. Ce n'est pas alors l'action de l'organe sécréteur ou exhalant qui amène la fin de la phlegmasie, mais c'est celle-ci qui permet le rétablissement des sécrétions. Ainsi donc les flux appelés *critiques* sont tantôt cause, d'autres fois effet de la terminaison des phlegmasies, et il serait contraire à l'observation clinique d'adopter exclusivement une de ces deux opinions.

Cette manière de considérer les crises est bien différente de celle qui est généralement adoptée : dans celle-ci, en effet, outre que l'on ne regarde jamais les flux critiques comme la conséquence de la terminaison de la maladie, on n'accorde aucune influence sur celle-ci à l'action de l'organe sécréteur, l'élimination de certains principes morbifiques étant regardée comme la seule cause de la cessation des phénomènes maladifs. Nous ne prétendons pas qu'on ne doive tenir aucun compte de l'évacuation qui s'opère par les organes sécréteurs ou exhalants qui deviennent le siége de l'action révulsive; il est des cas où elle joue un rôle dans les phénomènes que l'on observe, mais il en est d'autres auxquels elle est totalement étrangère. Ainsi une pleurésie est guérie par une sueur abondante; il faut, dans ce phénomène critique, considérer deux choses : 1° l'exaltation des propriétés organiques de la peau, sans laquelle il ne peut y avoir d'augmentation d'action; 2° la spoliation de la masse des fluides par la sueur, qui agit comme l'eût fait une hémorrhagie. Mais qu'une gastro-entérite soit jugée par un abcès sous-cutané, tout physiologiste ne verra là que l'effet révulsif de la phlegmasie dont la formation du pus est le résultat.

Les partisans de l'opinion opposée à celle que nous soutenons objectent qu'on ne voit pas de phlegmasie dans la peau qui est le siége d'une évacuation critique qui met fin à une inflammation viscérale; non : mais l'exaltation des propriétés organiques d'une membrane aussi vaste que la peau ne suffit-elle pas pour opérer la révulsion de la phlogose d'un viscère? Or, cette exaltation est bien démontrée; car la fonction d'un organe ne peut pas acquérir plus d'énergie sans que les propriétés, qui président à cette action, n'en aient elles-mêmes acquis davantage (1). On de-

(1) On prétendra peut-être que si dans les phénomènes critiques tout se réduit à une irritation révulsive, on devrait voir une phlogose dans

mande encore pourquoi le produit des sécrétions critiques ne présente pas les mêmes propriétés physiques que dans l'état naturel, tandis qu'il devrait seulement être plus abondant ; mais le propre de l'irritation des organes sécréteurs n'est-il pas d'altérer le fluide qu'ils élaborent ? Ainsi dans l'ophthalmie les larmes irritent les joues et elles ne produisent pas cet effet dans l'état naturel ; le mucus nasal qui, dans le coryza, s'écoule sur la lèvre supérieure, la rubéfie et l'enflamme, etc. Si les évacuations critiques entraînent des humeurs viciées, comment le font-elles par tel organe plutôt que par tel autre ? On admet que c'est par une sensibilité particulière qui lui a été départie, que chaque organe sécréteur élabore le produit de son action : cette sensibilité varie donc à l'infini ; car celle qui préside à la sécrétion de l'urine ne fera pas sécréter à l'organe d'autres fluides que

les organes où elle survient ; mais il faut observer qu'il existe deux modes bien différents d'irritation des organes sécréteurs et exhalants : l'un dans lequel la surexcitation paraît bornée aux vaisseaux blancs, alors l'exhalation et la sécrétion sont accrues ; l'autre, où l'irritation affecte les vaisseaux rouges, et alors les symptômes de l'inflammation se manifestent, et la fonction de l'organe est suspendue : le premier paraît être un degré moins élevé de surexcitation que le second. Plusieurs faits justifient cette opinion : quand la peau est fortement stimulée pendant la plus grande intensité d'une phlegmasie, elle est sèche ; quand celle-ci décroît et suscite des sympathies moins actives, les sueurs surviennent. Pendant la première période du coryza et du catarrhe pulmonaire, où l'irritation est évidemment plus intense que dans la seconde, la sécrétion de la mucosité est suspendue, et elle devient abondante pendant la dernière. Le nitrate de potasse, à une dose modérée, produit une sécrétion d'urine plus abondante ; à une haute dose, cette substance cause une néphrite, et les urines sont supprimées.

celui-ci, et, pour éliminer des humeurs viciées, les reins devront avoir d'autres propriétés organiques. Or, comment celles qu'ils possèdent dans l'état naturel pourront-elles être modifiées de telle manière que leurs vaisseaux séparent du sang les principes qui l'altèrent ? comment ces principes viendront-ils se présenter précisément à un point de la peau qui aura été couvert d'un vésicatoire? quelle force peut les attirer là de préférence? Les partisans de l'humorisme ne prétendent pas que toutes les maladies soient produites par des humeurs viciées; ainsi ils nous accordent qu'un homme robuste, frappé de pleurésie parcequ'il a passé d'un lieu chaud dans un lieu froid, n'a pas d'humeurs peccantes: eh bien! cependant cet homme pourra aussi être guéri par une sueur. Il est donc évident que l'on ne doit tenir compte que de l'action révulsive de l'organe qui est le siége de la sécrétion, et que l'on ne doit voir dans celle-ci qu'une déperdition qu'éprouve l'économie; déperdition dont l'influence ne diffère en rien sur l'organe malade de celle d'une hémorrhagie, d'une saignée, etc. Enfin la preuve que les prétentions des humoristes sont vaines, c'est qu'on ne voit ces flux critiques que dans les irritations vasculaires: pourquoi n'en surviendrait-il pas dans les autres maladies? ou bien il n'y a donc que les inflammations qui puissent être produites par des humeurs peccantes. Mais c'est trop nous arrêter à des opinions qui ne méritent plus l'attention de la critique; que l'on ne nous reproche pas de leur en avoir trop accordé, et d'avoir fait revivre d'anciennes chimères pour avoir le plaisir de les combattre : il nous serait facile de prouver que ces opinions n'ont encore que trop de crédit chez beaucoup de médecins très distingués ; et, pour ne citer qu'un fait, nous rappellerons que, dans un ouvrage moderne, on définit la dérivation : « l'évacuation d'une humeur par un organe voisin de celui où elle a son siége. » (Dict. des scienc. médic.)

Les métastases n'ont pas été considérées d'une manière plus exacte ; c'est en vain qu'Hippocrate, dans cet aphorisme si remarquable et si connu, avait consigné toute la théorie des métastases et des autres phénomènes révulsifs : l'humorisme, qui, depuis Galien, a infecté les écoles, n'y vit que le transport d'un organe sur un autre, d'une humeur supposée par des vaisseaux supposés aussi. Cette opinion a été victorieusement réfutée dès que l'on a commencé à étudier les sympathies, et que l'on s'est efforcé de mettre des faits à la place des suppositions, ou au moins de dévoiler les suppositions lorsqu'on n'a pas pu les remplacer par des faits. Mais l'ontologie succéda à l'humorisme ; ceux qui rejetèrent le transport des humeurs, admirent celui de la maladie d'un point dans un autre ; ils crurent que, dans les métastases, l'affection d'un organe passait en nature à un autre : ainsi l'on disait, et l'on dit encore, une *phlegmasie viscérale peut être produite par la rétrocession de la goutte, d'une dartre*, etc. ; on croyait véritablement que la goutte, la dartre, dont on paraissait faire des *êtres*, abandonnaient une articulation, un point de la peau, pour se porter sur un viscère, et l'on ajoutait, il faut *rappeler la goutte, la dartre,* etc., et personne ne disait que l'irritation d'un organe pouvait faire cesser ou remplacer celle d'un autre. Ce n'est pas la goutte qui se porte sur l'estomac, la goutte n'est qu'une irritation articulaire qui peut être empêchée ou remplacée par une gastrite. On ne rappelle pas la goutte dans une articulation, mais l'on y reproduit l'irritation qui y existait précédemment. Quelques mots de M. Broussais suffisent à la réfutation de cette opinion des ontologistes : « Dire que la goutte s'est portée dans le cerveau, quand la manie survient à la suite d'une phlegmasie articulaire, c'est comme si l'on disait que la manie s'est portée dans le gros orteil, lorsque la goutte remplace un accès de délire. » (1)

Nous allons relater rapidement ce que l'observation clinique apprend sur les phénomènes principaux des métastases : 1° le plus souvent, un organe affecté de phlegmasie chronique reçoit sympathiquement, avec plus de facilité que tous les autres, par l'effet même de cette affection, l'influence exercée par un autre organe, qui devient accidentellement le siége d'une irritation, la concentre sur lui-même; et celle-ci est à peine établie qu'elle disparaît, parceque la première en a opéré la révulsion. La connaissance de ce fait est très important pour la thérapeutique, car elle change entièrement le choix des moyens propres à rétablir l'irritation dans le second organe, si cette conduite

____

(1) Prop. ccxl.

est nécessaire. Ainsi on voit une femme dont les règles sont supprimées présenter les symptômes d'une gastro-entérite chronique; l'on dit que cette maladie dépend de l'aménorrhée, et l'on applique des sangsues à la vulve, on administre des emménagogues, etc., dans l'intention de rappeler les règles. Cette opinion, et par conséquent cette conduite, sont fondées dans certains cas; mais il arrive aussi souvent, et on ne le remarque pas assez, que la gastro-entérite chronique préexistait, et que c'est elle qui a causé l'aménorrhée, en empêchant le travail qui doit exister dans les vaisseaux de l'utérus pour que l'évacuation menstruelle ait lieu. Les sangsues à la vulve et les emménagogues sont alors inutiles : il faut combattre la phlegmasie des voies digestives, et l'on verra les règles reparaître spontanément. C'est parceque ces distinctions des métastases ne sont pas établies, que l'on voit tant d'aménorrhées et beaucoup d'autres maladies chroniques résister opiniatrément à tous les moyens employés. 2° Dans d'autres cas la métastase s'opère sur un organe sain qui devient malade, parceque celui qui était enflammé l'a fait participer sympathiquement à son irritation, et que cette affection sympathique est devenue plus forte que celle qui lui a donné naissance, et a fait cesser celle-ci : ainsi, une gastro-entérite donne lieu à une irritation cérébrale sympathique; celle-ci devient très intense, et la phlegmasie de la membrane muqueuse digestive disparaît; c'est ce que l'on voit souvent dans l'état maladif appelé fièvre *ataxique*. Cet exemple ne sera pas une preuve pour les personnes qui n'ont pas sur les *fièvres essentielles* les mêmes opinions que nous; nous en présenterons donc un autre : tous les médecins qui ont décrit la pneumonie ont dit que le délire ou un état comateux peuvent en être la crise. Voilà l'historique des faits. Que signifie leur expression traduite en langage physiologique? que l'irritation cérébrale qui cause le délire, l'état comateux, peut devenir plus forte que celle qui lui a donné naissance, et faire cesser celle-ci. 3° Cette transmission peut être graduelle, comme dans les cas précédents, ou au contraire très brusque; c'est ce qu'on a appelé métastase par répercussion. Celle-ci n'arrive ordinairement que lorsqu'on a exercé une sédation puissante sur l'organe primitivement malade; l'irritation, dans ces cas, va se porter, dit-on, sur l'organe le plus faible; comme si la faiblesse d'une partie, c'est-à-dire le peu d'énergie de ses propriétés organiques, n'était pas au contraire une circonstance défavorable à l'établissement de l'irritation, qui n'est qu'une exagération de l'action de ces propriétés. Par une comparaison dénuée de tout fondement, on s'est fait de la force particulière de chaque organe la même idée que de la force générale : ainsi on a dit que les métastases se faisaient sur les organes les plus débilités, parceque apuaravant on avait dit qu'un individu faible était plus sujet aux maladies qu'un individu fort. Sans doute la chose est ainsi, parceque, chez celui dont la santé est chancelante, il y a déjà quelque organe malade, ou très disposé à l'être. Mais, que l'on cesse d'apprécier les forces dans le système musculaire seulement, et de juger de l'état des autres organes par celui qu'il présente, et l'on ne dira plus que c'est parcequ'un organe est faible qu'il devient plus facilement malade. Le vulgaire ne s'exprime pas autrement: il dit d'un individu qui est souvent enrhumé, ou dont les yeux sont sensibles et irritables, qu'il a la *poitrine faible*, les *yeux faibles*. Cette confusion est très préjudiciable à la connaissance de la véritable nature des maladies. Pourquoi un individu faible est-il plus souvent malade qu'un sujet fort? On nous répond que c'est parcequ'il peut moins lutter contre les influences maladives. Mais quelle est cette lutte? qui a jamais pu l'apprécier, la connaître? Qui peut soutenir que ce n'est pas là de l'ontologie? La physiologie, au contraire, nous résout la difficulté. Qu'appelle-t-on un individu faible? celui qui a le système musculaire peu développé, dans l'habitude vicieuse où l'on est de n'évaluer les forces que dans ce système. Mais alors d'autres systèmes, d'autres organes ont plus de prépondérance d'action, en raison même de cette faiblesse, et par conséquent plus de disposition aux maladies; car, plus l'action des propriétés d'un organe est énergique, plus facilement elle se porte au degré de la maladie.

Jusqu'ici nous n'avons parlé que des cas où une irritation survenue sympathiquement, ou sous l'influence d'autres causes, devient révulsive d'une irritation existant dans une autre partie de l'économie : nous devons mentionner maintenant un des points les plus remarquables et les plus importants de l'histoire des révulsions. L'irritation qui survient secondairement n'est pas toujours critique, quoiqu'elle soit plus forte que la première. Souvent on voit celle-ci disparaître, ou diminuer considérablement pendant quelque temps; mais elle reparaît bientôt avec toute son intensité, et l'autre cesse à son tour: on dit alors que *la crise a avorté*, que *l'effort critique ne s'est pas soutenu*. En soumettant ces faits à l'analyse physiologique, on voit que l'inflammation d'un organe a déterminé sympathiquement une phlegmasie dans un autre point, ou que celle-ci est survenue spontanément; que cette irritation secondaire est devenue révulsive de la première, puisque, existant à un haut degré, elle a déterminé à son tour des répétitions sympathiques; que celles-ci se sont opérées de préférence dans les organes primitivement malades, encore prédisposés à l'irritation, ou même encore irrités. « L'organe qui est devenu le siége d'une métastase, dit M. Broussais, excite alors des sympathies qui lui sont propres; et celles-ci peuvent à leur tour devenir prédominantes. » (1) Ainsi, dans une gastro-entérite, appelée *fièvre essentielle*, il survient une parotide; l'appareil des symptômes causés par la gastro-entérite est calmé ou tombe. Mais cette parotide entraîne un phlegmon dans la région sous-mastoïdienne, le côté correspondant de la face est frappé d'érysipèle, le cerveau d'irritation : oh! alors il est impossible que la maladie s'arrête là. Cette phlegmasie retentit dans la membrane muqueuse digestive, et tous les premiers

(1) Prop. xciii.

symptômes reparaissent. Autre exemple : dans le cours d'une gastro-entérite il survient un érysipèle, et la première n'est plus appréciable; l'érysipèle marche vers la résolution, alors la maladie est jugée, comme on le dit; mais l'inflammation cutanée au lieu de suivre cette marche bénigne augmente d'intensité, devient gangréneuse; la phlegmasie, comme dans le cas précédent, se répète dans les voies digestives, et la gastro-entérite reparaît avec toute sa force : les exanthèmes aigus présentent fort souvent cet enchaînement de phénomènes; la gastro-entérite qui les précède est calmée par l'éruption cutanée; si celle-ci est accompagnée de beaucoup d'inflammation, on voit la phlegmasie des voies digestives reparaître avec une grande intensité. Voilà donc en quoi consistent les vraies et les fausses crises. La vraie crise est une irritation secondaire qui devient révulsive, et qui se termine bientôt elle-même : la fausse crise est cette irritation devenue d'abord révulsive, mais entraînant après quelque temps des sympathies et ramenant les premiers symptômes. Nous ferons des applications de ces principes à l'emploi des révulsifs cutanés.

Après avoir parlé des révulsions qui s'exercent d'un organe sur un autre, d'une manière brusque, sous l'influence de stimulations vives, nous devons traiter de celles qui s'opèrent lentement sur un grand nombre d'organes à la fois, qui sont le résultat d'une action lente, long-temps continuée, par laquelle ce système ou l'appareil qui en est le siége prend plus d'énergie, devient prédominant dans l'économie, et diminue proportionnellement l'activité d'un autre système.

Tous les physiologistes ont observé que la prépondérance de tel ou tel système dans l'économie apportait de très grandes différences dans la manière d'être physique et morale des divers individus qui en étaient doués. La division des tempéraments a été fondée sur cette observation, et l'on a vu que le plus grand nombre des maladies présentées par un sujet doué de tel ou tel tempérament tenaient au trouble des fonctions du système dont la prédominance constituait celui-ci, et qu'en donnant plus de forces à un autre, on rétablissait l'équilibre, et on diminuait la susceptibilité maladive du premier. Ces remarques sont de la plus grande exactitude; elles peuvent être la source d'une foule de considérations de physiologie pathologique qui n'en ont pas encore été déduites. Cette diminution de l'action d'un système tout entier par le plus grand développement d'un autre est un véritable phénomène de révulsion : ces faits rentrent entièrement dans la définition que nous avons donnée de celle-ci; ils appartiennent donc essentiellement à notre sujet. Nous ne prétendons pas tracer un tableau complet des effets de la prédominance relative d'un des principaux systèmes organiques, nous voulons seulement indiquer rapidement l'influence qu'elle exerce dans les divers phénomènes des maladies. Nous étendrons ces observations aux systèmes sanguin, musculaire, nerveux et lymphatique.

Nous avons déjà dit que le développement très

marqué d'un appareil ou d'un système existait toujours aux dépens des autres, qui ont d'autant moins d'énergie que le premier en a davantage. Les faits se présentent en foule pour établir la vérité de cette assertion: Nous savons que plus l'action organique d'une partie est énergique, plus elle est susceptible de s'accroître encore; aussi voyons-nous les phénomènes sympathiques d'une phlegmasie retentir spécialement dans les organes dont le développement est le plus marqué : de là la source des différences des symptômes généraux de l'inflammation du même viscère chez les divers individus. Qu'une gastro-entérite survienne chez un sujet dont le système sanguin est très développé, on verra pour symptômes l'exaltation d'action de ce système; que ce sujet soit nerveux, la maladie sera caractérisée par le délire, les spasmes; les convulsions et une foule d'autres phénomènes tenant à l'irritation sympathique du système nerveux. Que chez un autre individu les vaisseaux blancs aient une grande énergie, on observera des sécrétions muqueuses, etc. Ces exemples, qu'il serait facile de multiplier, prouvent que le système ou l'appareil prédominant dans l'économie sont ceux qui sont le plus souvent malades. Alors presque toujours les autres parties ont moins de force; il est facile de le démontrer. Les sujets dont le système sanguin est très développé, dont les muscles sont très prononcés, sont étrangers aux convulsions, à l'hypochondrie et aux autres névroses; les viscères, chez eux, sont moins irritables : voilà pourquoi on dit que les individus

forts sont moins souvent malades que les sujets faibles.
Nous avons déjà fait observer que cette force n'est
relative qu'au système musculaire, et que les autres
organes, étant proportionnellement plus faibles, ont
par conséquent moins de disposition aux affections
inflammatoires. Dans beaucoup de circonstances, on
voit un transport alternatif des forces du système
musculaire sur d'autres parties. Que, par un genre
de vie sédentaire, un sujet dont le système musculaire
est prédominant s'affaiblisse, qu'il se livre en même
temps aux travaux du cabinet, etc., on verra alors la
susceptibilité nerveuse se développer, et ce sujet
pourra être affecté de toutes les maladies qui dépendent de l'excès d'action de l'appareil sensitif; mais
dans ce cas, comme dans ceux bien plus nombreux
où la prédominance du système nerveux est primitive,
constitutionnelle, on peut faire cesser cette prépondérance en la faisant acquérir à l'appareil musculaire
et au système sanguin, dont le développement est lié
à celui des muscles. Ainsi, que l'on recommande à
un sujet, dont le système nerveux est très irritable,
un exercice musculaire habituel, dont on augmentera
graduellement la durée et les efforts; qu'on lui in-
terdise en même temps le travail de cabinet, les plaisirs de l'amour et l'influence de tous les autres modificateurs excitants du système nerveux; qu'il fasse
usage d'aliments simples, possédant de grandes propriétés nutritives; qu'il en augmente la quantité à mesure que ses forces musculaires se développent; et, au
bout d'un temps plus ou moins long, on verra cesser

l'exaltation d'action du système nerveux, en même temps que l'individu sera devenu plus apte au mouvement, que ses formes extérieures auront acquis plus de développement, et qu'il lui sera devenu possible de se livrer à des efforts musculaires énergiques et long-temps continués. Il n'est pas utile de relever cette opinion vulgaire, que les moyens que nous venons de signaler fortifient le système nerveux : l'abus de l'analogie, l'idée qu'un organe est d'autant plus souvent malade qu'il a moins de force ont dû faire naître cette erreur. Du reste, quoique mal interprétés, ces faits n'en étaient pas moins connus, et l'observation la moins attentive des phénomènes des maladies suffisait pour les dévoiler. Depuis long-temps aussi on a tiré parti de leur connaissance pour le traitement de ces dernières; et l'on sait quels succès beaucoup de médecins ont obtenus dans la curation des maladies nerveuses, en conseillant l'emploi des moyens qui pouvaient donner plus d'énergie au système musculaire, à des femmes du monde épuisées par la mollesse, à des gens de lettres en proie à la foule de maux qui viennent empoisonner les douceurs de l'étude. On sait que Tronchin ne donnait aux petites-maîtresses vaporeuses que des pilules de mie de pain dorées ; mais, en revanche, il leur interdissait leurs carrosses, il leur commandait de longues promenades, et il leur faisait frotter leurs appartements. Il est rare que les irritations nerveuses résistent à cette révulsion opérée sur le système musculaire. Nous ferons encore remarquer que beaucoup de substances antispasmodiques, comme

les eaux aromatiques, les teintures alcooliques, stimulent l'appareil circulatoire, et calment rapidement
les irritations nerveuses.

Dans les maladies aiguës, dans les inflammations
viscérales, cette énergie inverse des forces du système
musculaire et des autres organes est bien plus marquée,
et le transport des forces d'un appareil sur un autre
beaucoup plus brusque. Dans presque toutes les
phlegmasies des viscères, et surtout dans celles de la
membrane muqueuse des voies digestives, il y a diminution des forces musculaires, et celle-ci est en
raison directe de l'intensité des premières. On a désigné ces degrés différents sous divers noms, *fractura,
prostratio, sideratio virium.* Cette altération des
forces musculaires était le phénomène qui frappait le
plus les pathologistes. Par un abus singulier de l'analogie, on jugeait d'après elles de l'état des organes intérieurs; et, au mépris des autres symptômes et des
résultats de l'ouverture des cadavres, elles étaient,
pour ainsi dire, le seul point qui fixât l'attention des
médecins. C'est parceque Brown n'évaluait les forces
qu'à l'extérieur qu'il attribuait presque toutes les maladies à la faiblesse, et qu'il leur opposait les toniques.
Mais, nous le répétons, la diminution des forces
musculaires n'est que le résultat de cette loi que nous
avons précédemment exposée : lorsque les forces sont
prédominantes dans un système, elles sont en moins
dans un ou plusieurs autres. Aussi, lorsque l'inflammation des voies digestives est portée au plus haut degré, la prostration des forces musculaires est extrême,

et ce phénomène est tellement remarquable que, fixant à lui seul l'attention, la détournant de l'examen des autres organes, il a paru constituer la nature propre de la maladie, et un nosographe célèbre a cru devoir établir sur cet effet symptomatique le caractère et les indications curatives de l'état maladif qui le produit.

Examinons maintenant le rapport mutuel des forces des systèmes lymphatique et vasculaire rouge; il nous présente, dans une foule de cas, le même antagonisme : très souvent l'équilibre ne peut être rompu à l'avantage de l'un deux que l'autre ne soit affaibli. Ainsi, chez les sujets dont le système sanguin est très énergique, on ne remarque pas de maladies du système lymphatique; et réciproquement chez les individus affectés de scrophules, on ne voit pas ordinairement un grand développement du système circulatoire rouge, ni par conséquent de maladies tenant à l'exaltation de son action (1); mais nous émettons ici une opinion qui peut être l'objet des contestations les plus vives; nous signalons l'antagonisme des forces des systèmes sanguin et lymphatique dans les scrophules; c'est, par conséquent, attribuer ceux-ci à une exaltation de l'action organique des vaisseaux blancs. Avant

(1) Malgré les restrictions que nous mettons dans l'exposé de cette proposition, on pourra penser que nous admettons que cet antagonisme est constant. Nous déclarons donc que nous ne prétendons pas que chez les scrophuleux, il n'existe jamais un développement marqué du système sanguin; nous l'avons vu coïncider avec l'affection scrophuleuse portée au plus haut degré : le premier cas, beaucoup plus fréquent, appartient à notre sujet ; le second lui est étranger, nous n'en parlerons pas.

de passer outre, nous devons relater en quelques mots les faits sur lesquels cette opinion est basée.

Tous les médecins ont dit que le grand développement du système lymphatique était une prédisposition formelle aux scrophules; que cette prépondérance était même déjà un pas de fait vers la maladie : tout le monde convient aussi que, plus un organe ou un système organique a de développement, plus son action est énergique; et personne ne peut nier que toutes les maladies qu'entraîne cette énergie d'action ne soient des irritations, ou, en d'autres termes, une exaltation maladive de cette vitalité existant déjà à un degré élevé. Cela posé, comment concevoir que, si le grand développement du système lymphatique prédispose aux scrophules, bien plus, les rende presque inévitables, comment concevoir que cette affection puisse être le résultat de la débilité du système des vaisseaux blancs? La principale source d'erreur sur la nature des scrophules est dans l'influence observée des causes débilitantes sur leur production, et des causes excitantes sur leur guérison; mais nous expliquerons bientôt l'apparente contradiction de ces faits en parlant de la prépondérance inverse du système lymphatique et sanguin dans les cas où ils ont été observés. Les pathologistes reconnaissent comme identiques l'engorgement des ganglions lymphatiques sous-cutanés, et celui des organes de même nature renfermés dans la duplicature du péritoine qui forme le mésentère, affection qu'ils appellent *carreau*. Or, nous savons, et ce fait est irrécusable, il repose sur l'anatomie pathologique ; nous savons que le gonflement des ganglions mésentériques est le résultat de l'inflammation de la membrane muqueuse intestinale. En effet, quand on examine le cadavre d'un individu atteint depuis quelque temps d'entérite, chez qui les ganglions du mésentère sont engorgés, on voit un rapport parfait d'affection entre les différents points de la membrane muqueuse malade et les ganglions correspondants. Ceux qui reçoivent les vaisseaux lymphatiques qui s'ouvrent sur une partie de la muqueuse, dont la couleur rouge annonce une phlegmasie existant depuis peu de temps, sont tuméfiés seulement ; si on les incise, on y voit des capillaires rouges, mais on n'y rencontre pas de désorganisation ; en un mot, leur affection paraît récente. Les ganglions, au contraire, correspondant à des parties de la membrane muqueuse, dont la couleur est noirâtre, trace, comme on le sait, d'une phlegmasie qui a existé long-temps, ne sont plus rouges à leur intérieur ; ils sont plus durs, et leur centre présente ce produit de désorganisation connu sous le nom de *matière tuberculeuse.* Enfin, ceux qui reçoivent leurs vaisseaux des parties de la muqueuse qui offre des traces d'une altération plus ancienne encore, qui sont ulcérées, désorganisées, sont eux-mêmes ramollis, suppurés. On peut suivre, dans ces cas. les progrès de l'irritation, et apprécier la nature des engorgements lymphatiques. Si l'affection de ceux du mésentère est le résultat d'une irritation, comment concevoir qu'une affection, parfaitement semblable des autres parties du système lymphatique, puisse être d'une nature entièrement opposée? S'il n'était pas possible de récuser les preuves tirées des effets du traitement d'une maladie pour établir sa nature, nous citerions encore une foule de guérisons d'engorgements scrophuleux, obtenues par l'application de sangsues sur la peau qui les recouvrait, et nous y trouverions un argument de plus en faveur de l'opinion que nous soutenons. Nous ne nous arrêterons pas à l'examen de la théorie long-temps admise, dans laquelle les scrophules étaient attribués à l'épaississement de la lymphe; l'humorisme le plus aveugle a pu seul enfanter cette étrange opinion, abandonnée, du reste, par la plupart des médecins, et qui n'appartient plus aujourd'hui qu'au langage du vulgaire.

Ces considérations, auxquelles il serait facile d'en ajouter beaucoup d'autres, suffisent pour établir que les scrophules ne sont que le résultat de l'excès d'action des vaisseaux blancs. Voyons maintenant le rapport qui existe entre les forces de ce système et de celui à sang rouge; nous y trouverons encore des preuves en faveur de l'opinion émise sur la nature des engorgements blancs. La plupart des causes productrices des scrophules (irritations du système lymphatique) sont des influences débilitantes du système sanguin et du système musculaire : ainsi le séjour dans les lieux bas et humides, peu éclairés, le repos du corps, les affections morales tristes, une nourriture insalubre, peu abondante, composée de substances peu riches en principes réparateurs, débilitent bien évidemment le système sanguin; et comme, dans tous les cas où un système organique est affaibli, l'énergie d'un autre augmente, le système lymphatique, s'il est déjà sensiblement prédominant, comme dans la constitution organique appelée *tempérament lymphatique*, deviendra plus prépondérant encore; enfin, l'exaltation de son action pourra arriver au degré de l'irritation. C'est ainsi que les causes débilitantes produisent les scrophules; elles affaiblissent le système sanguin, elles rompent l'équilibre, et permettent au système lymphatique d'acquérir plus de développement et d'action. Les causes qui guérissent les scrophules, dans le cas que nous signalons, sont, au contraire, celles qui augmentent l'action du système sanguin. Ainsi, lorsqu'on prescrit à un scrophuleux le séjour dans des lieux secs, élevés, bien éclairés; un exercice actif en plein air, sous l'influence stimulante des rayons solaires; une nourriture succulente; l'usage des vins généreux, des plantes crucifères; les affections gaies; l'abstinence des plaisirs de l'amour et des jouissances solitaires, que fait-on autre chose que le soumettre à l'influence de causes qui excitent son système sanguin, qui le rendent plus énergique, qui diminuent par conséquent l'exaltation d'action du système lymphatique? Il est donc bien inexact de dire que les débilitants produisent les scrophules, et que les toniques les guérissent; car on donne par là à entendre que les modificateurs qui produisent ces effets agissent directement sur les vaisseaux blancs, ou qu'ils produisent une débilitation ou une excitation générales; on devrait bannir ces expressions du langage de la médecine physiologique, et dire : l'affaiblissement du système sanguin donne lieu souvent aux scrophules, et, dans ce cas, son excitation les guérit. Nous ajouterons encore à ce qui précède deux remarques dignes d'attention. Tous les praticiens ont observé qu'un grand nombre d'affections scrophuleuses guérissaient spontanément à l'époque de la puberté : or chacun sait que, dans cette période de la vie, le système sanguin prend presque toujours plus d'énergie, et qu'il devient prédominant : cette prépondérance est donc révulsive de l'irritation des vaisseaux blancs; ils ont tous remarqué aussi que souvent une *fièvre* guérissait les scrophules. Or quels sont les phénomènes qui constituent la *fièvre?* une phlegmasie viscérale donnant lieu à une grande exaltation d'action des organes de la circulation.

Après cet exposé des principaux phénomènes des révulsions, j'ai consacré la seconde partie de ma thèse à rechercher les applications que l'on pouvait faire de leur connaissance au traitement de ces maladies; je renvoie ces considérations à la thérapeutique générale des irritations, à laquelle elles appartiennent.

CHAPITRE IV.

DES IRRITATIONS INTERMITTENTES.

Jusqu'à l'époque des travaux de M. Broussais, les médecins avaient toujours regardé le type continu comme le seul que les irritations pussent affecter, malgré le grand nombre d'irritations intermittentes qu'ils recueillaient tous les jours; ayant déjà démontré que les *fièvres essentielles* étaient les symptômes d'une inflammation locale, l'auteur de l'*examen* proclama que l'irritation pouvait être intermittente dans tous les appareils et dans tous les tissus.

M. Mongellaz a donné de grands développements à cette proposition; il a tracé une histoire générale (1) des différentes formes de l'irritation intermittente, et il a recueilli dans les auteurs un nombre considérable d'observations qui prouvent l'existence de chacune d'elles. Il consigna d'abord les résultats de ses premiers travaux dans sa dissertation inaugurale (2) dont nous allons présenter ici une analyse, à laquelle nous ajouterons quelques développements puisés la plupart dans le second ouvrage de ce médecin.

Les irritations que les systèmes musculaire et nerveux peuvent éprouver sous le type continu dans les

(1) Essai sur les irritations intermittentes, ou Nouvelle théorie des maladies périodiques, 2 vol., Paris, 1820, n° 214.

(2) Essai sur les irritations intermittentes, Paris, 1820. n° 214.

différents organes dont ces systèmes générateurs font partie, peuvent se présenter sous le type intermittent; c'est-à-dire, que l'inflammation, les hémorrhagies, les sub-inflammations et les irritations nerveuses peuvent se manifester à certaines époques régulières plus ou moins rapprochées pendant un temps ordinairement très limité. On a lieu de s'étonner que l'objection principale des adversaires de la doctrine physiologique ait consisté à répéter jusqu'à satiété qu'ils ne pouvaient pas concevoir l'intermittence d'une inflammation. Conçoivent-ils davantage le plus grand nombre des phénomènes de la santé et des maladies? et depuis quand l'impossibilité d'expliquer un phénomène donne-t-elle le droit d'arguer contre son existence? Du reste, selon l'observation de M. Mongellaz, l'intermittence n'est pas quelque chose d'extraordinaire qui ne se rencontre que dans les maladies, car on l'observe généralement dans l'action des organes pendant la santé, comme le prouve celle du cerveau et des organes des sens; celle du cœur et des autres muscles, etc. Nous remarquerons aussi que rien n'est plus rare qu'une irritation parfaitement continue; ne sait-on pas que toutes les irritations pyrétiques présentent une exacerbation qui revient chaque jour et à peu près aux mêmes époques? Ne sait-on pas aussi qu'il n'existe point, de l'aveu des auteurs, de *fièvre continente*, c'est-à-dire d'une intensité parfaitement égale à toutes ses époques; que celles qui sont continues par excellence, offrent toujours des exacerbations le soir; et si toutes les *fièvres* ne dépendent que d'une irritation locale, comme nous le verrons dans la suite, n'est-ce pas reconnaître les exacerbations et les rémissions de l'irritation? Si celles-ci et celles-là sont plus marquées, qu'un frisson signale le retour des premières, on dit qu'il y a *rémittence ;* or quelle autre différence y a-t-il de celle-ci à l'intermittence que celle du moins au plus? Du reste, il ne s'agit plus de constater l'existence des irritations intermittentes, elle est surabondamment démontrée, et il suffira, pour s'en convaincre, de lire le grand nombre d'observations que M. Mongellaz a accumulées dans son ouvrage. On y trouve : 1° parmi les inflammations externes et internes périodiques, des coryzas, des otites, des phleg-mons, des érysipèles, des phlegmasies éruptives, des rhumatismes, des arthritis, des encéphalites, des apo-plexies, des pneumonies, des catarrhes, des croups, des gastro-entérites, des hépatites, des néphrites, des choléra-morbus, des péritonites, des dysenteries, des métrites, etc. 2° Parmi les irritations intermit-tentes hémorrhagiques, des épistaxis, des hémoptysies, des ménorrhagies, des hématémèses, etc. 3° Parmi les irritations nerveuses, des odontalgies, des otalgies, des névralgies sus-orbitaires, fémoro-poplitées, etc., des épilepsies, des catalepsies, des danses de Saint-Guy, des asthmes essentiels, certaines coliques, etc. 4° Enfin, parmi les irritations des vaisseaux blancs, qui ont affecté le type intermittent, on voit des gon-flements des ganglions lymphatiques du cou et de l'aine, des sueurs, des anasarques, des salivations, des diabétès, etc.

De toutes les irritations, la forme inflammatoire est celle qui se présente le plus souvent avec le type intermittent, et il suffit pour le prouver de rappeler que, parmi les affections périodiques, *les fièvres*, c'est-à-dire les symptômes d'une phlegmasie quelconque, sont les plus fréquentes.

Les irritations intermittentes peuvent s'accompagner ou non de phénomènes sympathiques, ou, en d'autre termes, être fébriles ou apyrétiques. Dans le premier cas, les auteurs ont donné à la maladie le nom de *fièvre intermittente*. Si les symptômes dépendaient de la lésion d'un organe intérieur, dont ils ne connaissaient pas les phlegmasies, c'était une *fièvre intermittente simple*; s'ils étaient produits par l'inflammation d'un organe dont les maladies leur étaient connues, c'était une *fièvre intermittente pernicieuse*, qui recevait les noms d'*apoplectique, pleurétique, hépatique, dysentérique*, etc., suivant la partie lésée. Si l'irritation fébrile intermittente avait son siége à l'intérieur, c'était une *fièvre intermittente locale*. Enfin, dans tous les cas où l'irritation périodique était apyrétique, la maladie recevait le nom de *fièvre larvée* ou *masquée*; ce qui signifiait, selon les auteurs, une fièvre intermittente sans fièvre, une fièvre cachée sous la forme d'une hémorrhagie, d'une névrose, d'une phlegmasie intermittentes.

Comment a-t-on pu voir une fièvre là où il n'existe aucun des phénomènes qui constituent cet état? Il serait difficile de concevoir que l'aveuglement ait été poussé aussi loin, si l'on ne connaissait le culte religieux que l'on avait voué à l'antiquité, et la facilité avec laquelle une opinion vraie ou fausse était admise, par cela seul qu'elle avait été avancée par quelque nom célèbre, et qu'elle avait reçu la sanction du temps. Ainsi, on avait admis d'abord l'intermittence des *fièvres*, et l'on n'avait pas dit que les phlegmasies et les névroses peuvent aussi être périodiques ; de sorte que, toutes les fois que l'on rencontra les symptômes d'une irritation intermittente que l'on ne pouvait pas méconnaître, dans la persuasion où l'on était que les irritations ne pouvaient pas revêtir ce type, on prétendit, pour concilier les faits avec la théorie, que c'était une fièvre qui prenait la forme, le masque d'une hémorrhagie, d'une inflammation, d'une névrose, parceque la fièvre seule pouvait être intermittente, comme si l'on avait su ce que c'était qu'une fièvre, et qu'il eût été plus facile de concevoir l'intermittence de celle-ci que celle d'une inflammation.

Aujourd'hui il n'est plus permis de se mettre en opposition avec les faits les plus évidents, quelles que soient les conclusions que l'on en doive tirer, et quelque tranchée que soit la différence qui existera entre elles et les opinions émises précédemment. Lors donc que nous voyons les symptômes qui caractérisent une inflammation, une névrose, etc., on est forcé d'avouer son existence, sans chercher à y reconnaître autre chose que ce que l'on voit. Nous ne parlerons pas des irritations périodiques extérieures ; on peut les constater *de visu*, et personne ne peut désormais les méconnaître, car il suffira, sans doute, d'avoir dévoilé leur erreur à ceux qui admettaient des *fièvres larvées,* pour qu'ils l'abjurent aussitôt. On peut démontrer aussi rigoureusement l'existence des irritations intermittentes intérieures, et pour cela il nous suffira de jeter un coup d'œil sur les *fièvres pernicieuses.* Prenons pour exemple la *fièvre pleuropneumonique ;* il est incontestable que ses symptômes, tels que la dyspnée, la toux avec expectoration sanguinolente, la douleur de côté, la chaleur de la peau, et la fréquence du pouls, sont ceux d'une pleuro-pneumonie. Or, si ces symptômes, après s'être présentés pendant plusieurs heures, disparaissent complètement, pour revenir après un certain temps et se dissiper encore, on a affaire à une pleuropneumonie intermittente ; et on ne peut pas le nier, sans renoncer à tout ce que l'induction peut nous apprendre. Ajoutons à ce qui précède que, dans les terminaisons malheureuses, ce diagnostic sera encore confirmé par les traces de l'inflammation de la plèvre et du poumon, que l'on rencontrera sur le cadavre. Mais, diront les ontologistes, ce n'était point une inflammation, ce n'était qu'une *congestion :* eh bien ! nous le leur accordons, mais qu'ils supportent à leur tour les conséquences de leur hypothèse. Une *congestion* est toujours une modification de l'action organique de la partie qui l'éprouve. Or cette modification est intermittente ; pourquoi l'inflammation, qui est une autre modification de l'action organique, ne serait-elle pas intermittente aussi ?

Les phénomènes fébriles intermittents, de même que les continus, produits par une phlegmasie dont les phénomènes locaux sont peu apparents, ont été regardés comme essentiels, parceque l'on ne connaissait pas la lésion locale à laquelle on devait les rattacher. Mais l'analogie, l'examen des causes, l'analyse des symptômes, certaines terminaisons de ces maladies, l'opinion de la plupart des auteurs sur leur siége, ne permettent pas de douter de leur non-essentialité. Examinons avec M. Mongellaz les conclusions que l'on peut tirer de ces diverses circonstances.

1° L'analogie : si les fièvres continues sont, comme on le démontrera plus tard, les symptômes d'une inflammation; si les phénomènes des fièvres intermittentes simples sont exactement les mêmes, à la périodicité près, que ceux des précédentes, et s'ils sont identiques avec ceux de toutes les phlegmasies généralement connues, on sera forcé de conclure que les *fièvres intermittentes* sont aussi les symptômes d'une irritation intermittente que l'on méconnaît, parceque l'on ne peut pas constater la rougeur, la chaleur et les autres phénomènes locaux : et du reste, l'existence bien démontrée des irritations intermittentes extérieures permet de concevoir la périodicité de l'irritation qui donne lieu à la fièvre intermittente ordinaire.

2° L'examen des causes : on voit dans la plupart des auteurs que des fièvres continues ont dégénéré en fièvres intermittentes, et l'on sait que toutes les causes qu'ils ont assignées aux premières sont des influences stimulantes; et dans les cas où la fièvre s'est présentée primitivement sous le type intermittent, on voit qu'elle a été produite par les mêmes causes ou par des influences spéciales qui agissent de la même manière, c'est-à-dire en irritant.

3° L'analyse des symptômes: il est évident, comme nous venons de le dire, que toujours les symptômes pyrétiques continus ou intermittents sont identiques avec les phénomènes sympathiques de toutes les phlegmasies; et, dans l'histoire de la gastro-entérite, nous verrons que les symptômes des fièvres intermittentes ordinaires sont toujours ceux de cette affection, qu'elle soit primitive ou sympathique.

4° Le *déplacement* ou la transmutation de la fièvre en des phlegmasies externes: ce qui signifie que l'on a vu le développement de ces dernières arrêter les phlegmasies intermittentes. Or de quelle autre affection que d'une irritation, une autre irritation pourrait-elle être révulsive?

5° L'accord du plus grand nombre des auteurs sur le siége de cette fièvre précisément dans les organes où l'on trouve des lésions après la mort.

6° Les traces de phlegmasie trouvées dans les viscères digestifs et leurs annexes chez les individus qui ont succombé aux fièvres intermittentes ordinaires. M. Mongellaz observe avec raison que si l'on ne peut pas dire que l'autopsie a fait toujours rencontrer des lésions organiques sensibles, il est certain au moins qu'après ces maladies, comme après les fièvres continues, on les a vues dans l'immense majorité des cas: or nous savons que quelquefois les inflammations les mieux constatées pendant la vie n'ont pas laissé de traces après la mort. Du reste, l'anatomie pathologique n'est pas encore riche d'un grand nombre de faits sur ce sujet, et M. Alibert en a indiqué judicieusement les motifs. « On n'a pu, dit-il (1), procéder jusqu'à ce jour qu'à un très petit nombre d'ouvertures cadavériques chez les individus frappés des symptômes propres aux fièvres intermittentes pernicieuses, par deux raisons principales : la première qu'on peut alléguer est que ces affections, quelque redoutables qu'elles soient, se terminent néanmoins d'une manière favorable, lorsqu'elles sont régulièrement traitées par un médecin instruit ; la seconde, c'est que, quand le malade succombe par l'inexpérience de l'homme de l'art, ce dernier n'est guère porté à s'appliquer à ce genre de recherches. » Ce que M. Alibert dit ici des fièvres pernicieuses est encore bien plus applicable aux fièvres intermittentes ordinaires. Quoi qu'il en soit, la non-essentialité de ces dernières sera démontrée avec beaucoup plus de détails lorsqu'on traitera de la gastro-entérite intermittente qui les constitue. On s'occupera alors de l'étude des phénomènes qu'elles présentent, et du traitement qu'elles exigent ; il s'agit seulement ici de mettre hors de doute l'intermittence des irritations.

Les effets du quinquina contre les affections intermittentes ont fourni une objection à ceux qui nient qu'elles sont des irritations : ils ne conçoivent pas, disent-ils, que, si leur nature est telle, elles puissent

(1) Traité des fièvres pernicieuses intermittentes, page 171.

être guéries par des toniques; mais, lorsque deux faits sont également bien démontrés, ils sont tous deux admissibles, lors même qu'ils semblent impliquer contradiction ; et du reste celle-ci peut fort bien n'être qu'apparente; il peut exister entre ces deux séries de faits une vérité intermédiaire qui nous échappe; nous ne savons pas en effet comment le quinquina guérit les maladies intermittentes. Observons encore que cette substance, administrée pendant les accès d'une irritation, ajoute toujours à son intensité, que ce n'est que pendant l'apyrexie qu'on la donne avec succès; d'où il résulte qu'elle ne guérit pas, à proprement parler, l'irritation, mais que seulement elle prévient le retour de ses accès.

Nous avons dit précédemment que l'intermittence ne nous paraissait avoir rien de plus extraordinaire que la continuité, que même elle était plus générale que celle-ci dans les phénomènes de la vie; cependant on a attaché beaucoup d'importance à s'en rendre raison, et chacun s'est évertué à expliquer sa cause. L'opinion la plus remarquable émise à ce sujet appartient à M. Roche, qui l'a développée dans l'analyse qu'il a faite de l'ouvrage de M. Mongellaz (1). Ce médecin s'applique à démontrer, 1° que ce sont presque toujours des causes intermittentes dans leur action qui préparent les irritations qui affectent ce type; 2° que ce sont presque toujours des causes intermittentes qui les font naître;

___

(1) Annales de la médecine physiologique, t. I, p. 116.

3° que tantôt l'influence de l'habitude, tantôt la continuité d'action des causes, et souvent ces deux actions réunies les entretiennent. Laissons-le développer lui-même ces trois propositions.

« Les irritations intermittentes, disons-nous, reconnaissent toujours, pour causes prédisposantes, des causes intermittentes elles-mêmes. En effet, le printemps et l'automne sont les époques de l'année pendant lesquelles se développent plus ordinairement ces affections ; celles même qui sont produites par les miasmes marécageux naissent presque toujours dans cette dernière saison. Or le caractère commun à ces deux saisons, c'est de présenter une différence considérable entre la température du jour et celle de la nuit, et souvent, en peu d'heures, trois ou quatre variations sensibles dans la température et l'état hygrométrique de l'air. Quels peuvent donc être sur le corps humain les effets de ces fréquentes vicissitudes atmosphériques, de ces alternatives rapides et répétées de froidure et de chaleur, de sécheresse et d'humidité ? C'est évidemment d'y entretenir une alternative d'action et de réaction, dont il ne tardera pas à contracter l'habitude. Ainsi, une impression de froid vient frapper la peau, elle se crispe et pâlit; un instant après la chaleur l'atteint à son tour, cette membrane s'épanouit et se colore. Ne sont-ce pas là les rudiments, si je puis m'exprimer ainsi, des premiers phénomènes d'un accès de fièvre intermittente ? La nuit met un terme à ces impressions ; mais le lendemain, et les jours suivants, elles se renouvellent, et sont nécessairement suivies des mêmes effets : et c'est ainsi que s'établit naturellement l'intermittence. Or, que chez un individu ainsi modifié plusieurs jours de suite, prédisposé de la sorte à contracter l'irritation sous forme intermittente, un stimulus vienne à agir sur un organe quelconque, on conçoit déjà sans peine que la souffrance de cet organe puisse prendre le caractère d'intermittence, surtout si la fonction dont cet organe est chargé dans l'état de santé est elle-même soumise à la loi de périodicité. C'est ainsi que l'on doit concevoir, ce me semble, la production des fièvres intermittentes sporadiques.

» Mais cette théorie va devenir d'une évidence plus frappante, si nous passons à l'étude de l'étiologie des fièvres intermittentes des marais. Nous venons de voir l'intermittence des causes prédisposantes introduire dans l'économie une véritable habitude d'irritation et de calme alternatifs, qui se conserve dans la manifestation des phénomènes morbides. Nous allons voir maintenant le stimulus qui produit la maladie agir lui-même d'une manière périodique ; il nous paraîtra tout naturel dès lors qu'à un agent irritant, dont l'action est intermittente, succède une irritation qui le soit également.

» Tous les médecins savent qu'il est beaucoup plus dangereux de se promener auprès d'un marais, à la chute du serein, qu'à toute autre heure du jour. Tous savent que l'on peut traverser impunément les marais Pontins, par exemple, dans le courant de la journée, tandis qu'on ne s'y arrête jamais sans danger après six heures du soir. Il suffirait donc déjà de ces faits pour établir que l'action des miasmes est nulle, ou presque nulle, pendant une partie de la journée, tandis qu'elle s'exerce avec toute sa force à une heure toujours à peu près la même, ou, en d'autres termes, que cette action est périodique. Mais comme on ne saurait s'entourer de trop de preuves lorsqu'on avance des opinions nouvelles, nous allons nous livrer à l'analyse attentive de ces mêmes faits.

» Produits de la putréfaction des débris d'animaux et de végétaux morts dans les marais, les miasmes se dégagent principalement, et en plus grande quantité, aux heures de la plus forte chaleur du jour. D'une part, le calorique hâte leur développement; de l'autre, il augmente l'évaporation de l'eau qui en est le véhicule, ainsi qu'il résulte des expériences concluantes de M. Rigaud de Lisle. Rien de tout cela ne saurait être un sujet de contestation. Ces agents délétères sont donc emportés par l'eau, réduite en vapeur, et mêlés avec elle à la couche d'air la plus voisine. Mais cette couche d'air s'échauffe bientôt, devient plus légère que celles qui sont au-dessus, s'élève, par conséquent, et fait place à une seconde, qui se sature comme elle de la vapeur infectée. Celle-ci se dilate et s'élève à son tour, est remplacée par une troisième, et ainsi de suite, tant que le soleil communique à la terre plus de calorique qu'elle n'en perd par le rayonnement. Mais aussitôt que cet astre s'est abaissé au-dessous de l'horizon, la terre rayonne vers l'espace, qui ne lui renvoie rien si le ciel est sans nuages; elle se refroidit donc peu à peu, et abaisse, par conséquent, la température des couches d'air qui en sont le plus rapprochées. Il en résulte que ces couches d'air se condensent; et comme elles sont saturées de la vapeur tenant en dissolution les miasmes, puisqu'elles sont ou viennent d'être en contact avec la surface humide du marais, elles en déposent de suite une quantité proportionnelle au volume dont elles ont diminué. Plus le refroidissement de la terre augmente, plus l'air se refroidit aussi et diminue de volume, plus en même temps il y a de vapeur condensée et mise en liberté, et plus grande est la quantité de miasmes déposés dans un temps et sur une surface donnés. Or il nous est facile de concevoir, d'après cela, pourquoi l'influence des miasmes marécageux est nulle, ou à peu près, au moment de leur plus fort dégagement, et si énergique à la chute du jour? Dans le premier cas ils sont raréfiés; l'air est trop échauffé pour que la vapeur qui les dissout puisse se condenser et les déposer sur aucun corps; et, en outre, ils sont rapidement entraînés à une certaine hauteur dans l'atmosphère. Dans le second cas, au contraire, ils sont rassemblés, en grande quantité, sous le plus petit volume possible, et continuellement déposés sur toutes nos surfaces de rapport: la peau, les voies pulmonaires et les voies digestives; de sorte que, dans une circonstance, tout s'oppose à ce qu'ils puissent exercer aucune action; et dans l'autre tout favorise leur influence délétère. Ainsi se trouve expliquée l'intermittence d'action de ces agents ; et nous prions de remarquer que l'explication en devient elle-même une preuve.

» Si je ne m'abuse, nos deux premières propositions sont démontrées : ce sont toujours des causes intermittentes qui prédisposent aux irritations périodiques, presque toujours des causes intermittentes qui les font naître. Il ne nous reste plus qu'à prouver la troisième, et répondre à quelques objections, pour compléter la solution du problème de l'intermittence des irritations.

» Les accès se répètent, avons-nous dit, tantôt par l'influence de l'habitude, tantôt parceque les causes se renouvellent, et souvent par ces deux actions réunies. Peu de mots suffiront, j'espère, pour en donner la preuve.

» Aucun médecin ne nie la puissance de l'habitude dans la reproduction des accès de fièvre intermittente ; mais tous la restreignent aux cas où la maladie est déjà ancienne. Cependant il est évident, d'après tout ce qui précède, que l'habitude existe souvent déjà lorsque le premier accès se manifeste ; ce n'est même que par elle que l'on peut se rendre compte raisonnablement de l'apparition d'un second et d'un troisième accès, quand le malade a été soustrait à l'action des causes immédiatement après le premier. Ainsi, par exemple, on campe un régiment sur le bord d'un étang, ou dans le voisinage d'un marais : beaucoup de soldats sont bientôt atteints de fièvre intermittente ; on les dirige sur un hôpital voisin, et la moitié guérit en route, tandis que l'autre moitié conserve la fièvre.... Comment expliquer chez ces derniers la répétition des accès en l'absence des causes, autrement que par l'influence de l'habitude? Dira-t-on que les miasmes marécageux possèdent une propriété spécifique en vertu de laquelle ils donnent naissance à des maladies à accès, comme les virus de la petite vérole, de la syphilis, de la rage, etc, développent ces maladies? Mais les effluves des marais ne sont pas les seules causes des irritations intermittentes; il faudra donc dès lors accorder la même propriété aux autres agents qui peuvent les produire: or, par cela même, la prétendue spécificité disparaît... En fait, d'ailleurs, cette spécificité n'existe pas, car les émanations marécageuses produisent assez souvent des maladies continues.... C'est donc évidemment en vertu de cette tendance de tous nos tissus à répéter certains actes, par cela seul qu'ils les ont déjà exécutés plusieurs fois; tendance reconnue par tous les physiologistes, et qui devient même la source de la précision qu'acquièrent tous les actes de notre économie: c'est, disons-nous, par l'effet de cette tendance qui, mise en action, prend le nom d'*habitude*, que des accès de fièvre se renouvellent, quoique la cause qui a fait naître les premiers ait cessé d'agir. Cette habitude est souvent déjà établie lorsque le premier accès se déclare, parceque l'action des causes s'est déjà exercée plusieurs fois avant de produire un effet morbide, et que chaque fois elle a été suivie de réaction.

» Mais les accès sont quelquefois indépendants les

uns des autres, et ne se répètent que parceque les causes se renouvellent. Dans l'exemple que nous avons choisi, il est évident qu'il en est ainsi chez les hommes qui guérissent par le seul fait de leur éloignement du marais. Chaque accès est bien alors le résultat d'une nouvelle impression des miasmes, puisqu'il cesse de s'en manifester quand cette impression cesse de se répéter; ce qui revient à dire que l'habitude n'est pas encore établie. Il en est de même quand les accès offrent entre eux un intervalle de dix, quinze, vingt, trente jours, et plus; ce sont autant d'affections séparées, dont chacune porte avec elle toutes ses conditions d'existence.

» Enfin, les accès sont souvent entretenus tout à la fois par l'influence de l'habitude et par la continuité d'action des miasmes: c'est ce qui a lieu chez les malades qui continuent à habiter dans le foyer d'infection. »

Quelque satisfaisantes que soient ces explications ingénieuses de M. Roche, il faut avouer que, parmi les causes qui produisent les maladies périodiques, il en est encore qui se dérobent à sa théorie. Mais peut-être l'exception n'est elle qu'apparente, car il peut se faire qu'elles soient accompagnées d'autres influences qui ont échappé à l'observation des médecins. Quoi qu'il en soit, espérons que le talent de M. Roche fera pour elles ce que déjà il a fait pour les autres.

CHAPITRE V.

TRAITEMENT DES IRRITATIONS.

Il est facile de prévoir que la réforme introduite par M. Broussais dans la théorie des maladies a dû apporter de grands changements dans leur traitement. Les nouvelles notions qu'il a données sur leur nature ont fait apercevoir d'autres indications curatives, et ont même souvent modifié les moyens à l'aide desquels on les remplit. Ce n'est que dans l'histoire du traitement des phlegmasies des principaux organes que la vérité de cette proposition pourra être mise dans tout son jour; ici nous devons seulement présenter les principes qu'il a établis sur la thérapeutique générale des irritations.

En rappelant l'autocratie de la nature au respect des médecins, et en s'élevant avec raison contre l'activité perturbatrice que le brownisme avait accréditée, la *Nosographie philosophique* jeta les praticiens dans un excès opposé, en leur faisant, pour ainsi dire, une loi de se borner, dans le traitement des maladies aiguës, à prescrire des soins hygiéniques, et à éloigner toutes les influences qui pouvaient s'opposer à l'intervention d'une *crise salutaire;* aussi voyait-on employer les moyens les moins énergiques, et encore avec la plus grande réserve contre les phlegmasies les plus intenses. Si des irritations révulsives survenant spontanément n'arrêtaient pas leur marche, elles devenaient souvent funestes; ou bien, si le traitement diminuait leur intensité, elles passaient fréquemment à l'état chronique. Le véritable caractère de la maladie cessait alors d'être connu : celle-ci recevait un autre nom. On ne voyait plus qu'une *lésion organique* dont l'incurabilité était d'avance admise, et on croyait avoir tout fait pour le malade après avoir administré des stimulants pour soutenir ses forces et entraver les progrès de la consomption.

Dans ses écrits et dans ses leçons le professeur du Val-de-Grâce combat souvent cette méthode, dont il ne pouvait signaler les dangers avec trop de soin. Sans doute que, dans les temps où la nature et le siége du plus grand nombre des maladies étaient ignorés, et où le mode d'action des agents thérapeutiques avait été encore peu étudié, l'expectation était préférable à l'emploi empirique des moyens perturbateurs et des substances médicamenteuses, dont on n'avait pas suffisamment encore apprécié l'influence dans les différentes maladies; mais aujourd'hui un trop grand nombre de ces secrets nous sont dévoilés, pour que nous ne devions pas nous imposer le devoir rigoureux de mettre en usage toutes les ressources que nous possédons pour arrêter la marche des maladies, et éviter les conséquences funestes qu'elles peuvent entraîner. Il est remarquable que les *expectantistes,* malgré leur respect inviolable pour Hippocrate, s'écartent beaucoup de leur modèle, et sont loin de s'astreindre à la méthode du père de la médecine. Ils re-

noncent en effet à l'expectation, dès que les phlegmasies s'accompagnent de la débilité musculaire et de
l'irritation du système nerveux (adynamie et ataxie),
et ils recourent alors en toute hâte aux stimulants
les plus énergiques et à tous les moyens les plus évidemment perturbateurs. On les voit aussi administrer
l'émétique au début de presque toutes les maladies,
sous le prétexte de débarrasser l'estomac des liquides qui pourraient exercer sur lui une influence
fâcheuse; et ce n'est qu'après l'emploi des vomitifs
qu'ils se bornent avec sécurité aux soins de la diététique. Mais nous leur demanderons si l'innocuité de
l'émétique est telle que l'on puisse ranger son administration dans les principes de l'expectantisme. On
voit donc que, chez les médecins de notre époque,
cette méthode ne proscrit, pour ainsi dire, que les
moyens antiphlogistiques actifs; d'où l'on est en droit
de conclure que si, dans l'enfance de l'art, l'ignorance
où l'on était plongé sur la nature des maladies et
l'action des médicaments dut faire naître l'expectation, elle ne fut remise en vigueur dans ces derniers
temps que par la crainte des symptômes d'adynamie
et d'ataxie dont on attribuait le développement à l'emploi des antiphlogistiques, que la confiance dans les
crises faisait d'ailleurs juger peu nécessaire. Mais
pourquoi attendre des efforts de la nature un succès
douteux, quand l'emploi des moyens qui peuvent le
produire est sans danger? Les crises n'ont pas lieu
dans toutes les maladies; quand elles surviennent,
elles ne sont pas toujours salutaires, et quelquefois

même elles sont funestes, comme dans les cas où l'irritation révulsive qui les constitue s'établit dans un organe plus important que celui qui était primitivement affecté; et alors, comme le remarque M. Broussais (1), n'est-il pas utile de les prévenir et imprudent de les attendre? Enfin, nous avons vu que les phénomènes appelés critiques étaient plus souvent l'effet que la cause de la cessation des maladies dans lesquels ils se montrent.

Les nombreuses recherches de M. Broussais sur les phlegmasies chroniques l'ont convaincu que le plus grand nombre des inflammations n'arrivaient à cet état que parcequ'elles avaient été mal traitées à leur origine, et que l'art de prévenir les désorganisations des tissus n'était autre que celui d'arrêter les irritations aiguës, que l'on doit combattre avec d'autant plus d'activité qu'elles peuvent entraîner plus de danger. On ne doit abandonner à elles-mêmes que celles qui affectent des tissus peu importants, et celles qui sont légères; mais lorsqu'elles ont leur siége dans les viscères, quelque peu d'intensité qu'elles aient, on doit les combattre dès leur début; car trop souvent il arrive qu'abandonnées à elles-mêmes, elles prennent un degré de gravité contre lequel toutes les ressources de l'art peuvent devenir impuissantes. On peut encore rester dans l'expectation au début des maladies, quand leurs symptômes ne sont pas assez prononcés pour faire connaître leur siége et leur nature, et que l'état du malade n'inspire aucune crainte.

(1) Examen, prop. cccxii.

Il ne suffisait pas d'avoir imposé aux médecins la loi de combattre dès leur début la plupart des irritations, M. Broussais a donné à ce précepte une extension qui ajoute encore à son importance. Il veut que l'on ne s'arrête que lorsque l'irritation a cédé, ou que l'on est certain qu'elle va bientôt le faire. S'il est des médecins que le danger des inflammations des viscères ne frappe pas, et qui ne leur opposent que des moyens impuissants, il en est un plus grand nombre qui combattent il est vrai avec activité les irritations à leur début, mais qui croient avoir assez fait lorsqu'ils en ont modéré la violence, et qui abandonnent à la nature le soin d'achever la cure. Si quelquefois leur confiance dans les forces médicatrices n'est pas trompée, dans combien de cas n'est-elle pas devenue funeste aux malades ; on sait avec quelle facilité les irritations, calmées d'abord, reprennent, au bout de quelque temps de rémission, leur premier état d'acuité. Alors l'époque de l'invasion est plus éloignée, le malade a moins de forces, et la crainte de l'affaiblir davantage fait triompher la tendance à l'expectation. Si, dans beaucoup de cas, l'irritation n'éprouve pas de *récrudescence*, dans un grand nombre aussi elle reste au degré où le médecin l'a fait descendre ; elle devient chronique, et alors le traitement, avec plus de difficulté, offre beaucoup moins de chances de succès. On doit donc combattre avec opiniâtreté toutes les irritations graves, jusqu'à leur disparition, en proportionnant habilement à leur intensité décroissante l'énergie des moyens qu'on leur oppose. Ceux qui ont suivi la pratique de M. Broussais ont pu s'assurer des heureux résultats de cette méthode. Nous verrons plus loin que la convalescence des malades qui y ont été soumis est beaucoup plus courte que celle des individus qui, ayant été traités avec moins d'activité, ont conservé plus long-temps leur maladie.

Nous savons que l'irritation, parvenue à un certain degré d'intensité, se borne rarement à son siége primitif, puisque les sympathies s'étendent ordinairement à d'autres organes. Ces irritations secondaires cessent, quand elles sont légères, avec celle qui les a suscitées et qui les entretient, et il suffit, dans ce cas, de combattre celle-ci pour voir les autres disparaître ; mais nous avons fait remarquer aussi que fréquemment elles deviennent indépendantes de celle qui leur a donné naissance, qu'elles persistent après sa disparition, et que quelquefois même elles la reproduisent par les sympathies qu'elles suscitent à leur tour. Elles doivent alors fixer particulièrement l'attention du médecin, qui doit les combattre avec autant d'activité et de persévérance que si elles étaient primitives. Quand l'irritation sympathique, devenue plus intense que la première affection, paraît en opérer la révulsion, elle doit être respectée si elle est survenue dans un organe où elle n'est pas plus fâcheuse que dans le premier ; mais dans ces circonstances même elle doit être modérée par les moyens appropriés, si elle prend une intensité telle que l'on puisse craindre le retour de l'affection dont elle était devenue révulsive. Il est superflu de dire que, toutes les fois que cette révulsion s'opère sur les viscères, il faut la combattre avec énergie, en s'attachant surtout à reproduire l'irritation extérieure qui a disparu.

Les moyens que l'on oppose aux irritations diffèrent beaucoup par leur nature et leur mode d'action. On doit les rapporter à trois ordres qui constituent autant de méthodes antiphlogistiques : 1° les débilitants ; 2° les irritants révulsifs ; 3° les stimulants appliqués sur le siége même de l'irritation. Les premiers agissent en diminuant directement, dans la partie malade, l'énergie de l'excitation : ce sont les véritables contre-stimulants ; les seconds, en produisant dans un autre point une irritation qui fait cesser celle à laquelle on l'oppose. Le mode d'action des dernières est peu connu, et ne peut que difficilement être apprécié. Enfin on doit joindre à ces moyens les agents qui jouissent de propriétés spécifiques contre certaines irritations, ou du moins dont l'efficacité est presque constante, et dont le mode d'action est inappréciable. Jetons un coup-d'œil sur les moyens que chacune de ces méthodes emploie, et signalons les principales circonstances qui déterminent le choix de l'une d'entre elles dans le traitement des différentes formes d'irritation.

ARTICLE PREMIER.

Débilitants.

Les débilitants sont des moyens qui dépouillent l'économie des principes de la nutrition, ou qui exercent sur les tissus une influence opposée à celle des stimulants; tels sont la diète, la saignée générale et la saignée locale, l'injection des boissons chargées d'un principe mucilagineux, l'application extérieure des liquides de même nature et du froid ; enfin le repos plus ou moins parfait des organes ; car, encore bien que la suspension de la fonction d'une partie n'empêche pas son action organique, on ne peut nier que celle-ci soit plus forte quand la première s'exerce. La douleur que provoque l'exercice d'une partie irritée, la diminution de nutrition qu'éprouvent les organes condamnés à l'inaction, et son augmentation dans des circonstances opposées ; enfin l'irritation que produit souvent l'exercice exagéré d'un organe, le démontrent évidemment, et doivent faire regarder le repos comme un moyen sédatif qui a de grands avantages.

Le plus puissant des moyens antiphlogistiques est sans contredit la saignée. M. Broussais a donné des préceptes remarquables sur l'application de ce moyen au traitement des phlegmasies, et principalement sur la préférence à donner, selon les circonstances, aux saignées générales ou aux saignées locales. Beaucoup de médecins conservent encore de l'incertitude sur cet objet, d'autres en méconnaissent l'importance ; car on en voit un grand nombre employer presque exclusivement la saignée générale ou la saignée locale. Pour juger cette question, il faut d'abord étudier les différences bien tranchées que présentent les effets de chacune d'elles ; nous reproduirons donc ici les considérations qui ont été présentées sur ce sujet dans plu-

sieurs dissertations inaugurales. Dans le grand nombre de celles que l'on possède sur la saignée, la plupart offrent peu d'intérêt; nous n'avons remarqué que
celles de MM. Flahaut et Labauche, qui ont décrit
avec exactitude les effets des saignées locales et générales sur l'économie, en laissant toutefois encore à
désirer des préceptes mieux précisés sur l'emploi de
chacune d'elles dans le traitement des phlegmasies.
Nous devons principalement nous attacher ici à rechercher l'influence que la saignée capillaire exerce
sur l'économie; mais nous rapporterons auparavant
ce que M. Flahaut (1) a dit des effets de la saignée
générale.

La diminution soudaine de la masse totale du sang,
opérée par la phlébotomie ou l'artériotomie, produit
une déplétion plus ou moins grande de tout le système, et exerce une débilitation plus ou moins marquée sur la plupart des organes, en diminuant la quantité de sang qui est portée à chacun d'eux, et la force
avec laquelle il y est projeté; car il y a nécessairement
égalité entre la quantité de sang que le cœur reçoit
et celle qu'il projette, et cet organe se contracte
avec d'autant plus d'énergie, que le système circulatoire est plus plein. Ainsi la saignée générale, par
cela seul qu'elle diminue la masse totale du sang,
diminue aussi l'activité de la circulation, et l'excitation de la plupart des organes, parcequ'ils reçoivent
moins de sang, et que ce liquide les pénètre avec une

______

(1) Considérations générales sur l'emploi de la saignée dans les maladies, Paris, 1820, n° 130.

force d'impulsion moindre; et il est si vrai que la diminution de la masse totale du sang influence l'organe enflammé, que la dyspnée dans la pneumonie diminue d'une manière très marquée pendant une saignée abondante. Ces effets sont d'autant plus marqués, que la veine sur laquelle on pratique la saignée est plus volumineuse, et qu'on l'ouvre plus largement. Voilà pourquoi, dans les inflammations aiguës des organes parenchymateux, on prescrit de faire la saignée sur un gros vaisseau par une large ouverture. Un autre effet de la saignée générale est de rendre plus active la circulation dans la veine qui est ouverte et dans les vaisseaux les plus voisins qui communiquent avec elle. Une veine ouverte est donc traversée dans un temps donné par une plus grande quantité de sang que si elle était intacte. Ce fait est trop évident pour qu'il soit nécessaire de le démontrer. Cette veine est alors plus accessible à celui que fournit le système capillaire correspondant. Les parties voisines, dont le sang est reçu par le vaisseau ouvert, doivent donc éprouver un véritable dégorgement; mais si le sang sort avec plus de facilité de ces parties, il est incontestable qu'il y afflue aussi en plus grande quantité, puisque son cours est plus rapide; si donc, en même temps que la masse totale du sang est diminuée dans une partie, l'afflux de ce liquide y est favorisé, ce sera nécessairement au détriment des autres : c'est ainsi que l'on conçoit le dégorgement soudain de la tête par une saignée du pied. La quantité de sang que le cerveau reçoit est quelquefois alors si faible, que l'on voit la syncope en résulter. Les anciens ont désigné cet effet de la saignée sous le nom de *dérivation*. On sait à combien de controverses il a donné lieu : les uns l'ont nié tout-à-fait, d'autres en ont exagéré l'importance. Quoi qu'il en soit, nous pensons, avec M. Flahaut, qu'on ne peut pas le contester; car les faits et les raisonnements s'accordent pour en prouver la réalité; mais nous reconnaissons que cet effet dérivatif de la saignée n'est qu'instantané, qu'il n'existe que pendant le temps de l'écoulement du sang, ou peut-être pendant quelques moments encore après qu'il a cessé. Mais l'effet est produit déjà pour l'organe enflammé; il recevait naguère plus de sang que les autres organes; la partie sur laquelle la saignée est pratiquée en reçoit actuellement plus que lui, et cette interruption, dans l'activité de la congestion dont il était le siége, permettra souvent à l'équilibre de se rétablir.

Puisque la saignée favorise l'afflux du sang dans la partie où elle est pratiquée, que doit-on penser des effets de la saignée que les auteurs ont conseillé de pratiquer en certains cas au voisinage de l'organe enflammé, et qu'ils ont appelée révulsive? Il serait à désirer que M. Flahaut se fût servi des données qu'il vient d'établir lui-même, pour résoudre cette question. Pour nous, nous pensons que l'admission d'une saignée dérivative et d'une saignée révulsive implique contradiction, et que si la dérivation peut être produite par l'écoulement du sang, la révulsion ne peut pas en être aussi l'effet. Bien plus, il nous semble que, puisque la saignée favorise l'afflux de ce liquide dans les parties voisines, loin de déterminer un effet révulsif, quand on la pratique à peu de distance de l'organe enflammé, on augmente la congestion, surtout si le système capillaire de cette partie aboutit à la veine ouverte; ainsi, lorsque l'on ouvre la veine jugulaire sous-cutanée, pour dégorger le cerveau par l'intermède des communications qui existent entre elle et la veine jugulaire profonde, il est évident que si le sang revient avec plus de vitesse du cerveau, il doit y arriver aussi avec plus de rapidité, puisque l'on diminue dans son tissu la résistance progressive que le sang artériel éprouve dans son cours; de cette manière, on contre-balance la diminution avantageuse de la force impulsive du cœur, opérée par la soustraction du sang : la théorie indique donc qu'il ne faut pas ouvrir les veines qui rapportent le sang de l'organe enflammé, puisque l'on active par là la circulation dans son tissu. Mais l'expérience est-elle d'accord avec elle? Il faudrait un grand nombre de faits pour répondre à cette question, qu'il est important de décider; car, en admettant la saignée révulsive, on opposera à un phlegmon de la main ou de l'avant-bras l'ouverture des veines de ce côté; tandis que, si l'on ne consulte que le raisonnement, on saignera sur un autre membre. Mais nous répétons encore que, si l'effet dérivatif de la saignée existe, il est impossible qu'elle soit révulsive, et réciproquement. En vain on objecterait l'autorité des auteurs qui ont préconisé la saignée révulsive. On connaît l'influence qu'exerce une idée préconisée sur la pratique; et chacun sait que les mauvais résultats de celle-ci ne font pas toujours douter de sa régularité. Et du reste, nous pouvons aussi faire remarquer que beaucoup de médecins ont assuré que la saignée pratiquée dans le voisinage des parties enflammées a souvent augmenté leur engorgement. Ce que nous disons ici de la phlébotomie ne paraît pas s'appliquer à l'artériotomie; en effet, lorsqu'on ouvre, par exemple, l'artère temporale, il est évident que le sang se portera en plus grande quantité dans l'artère carotide externe que dans l'interne; puisque la force impulsive de la colonne de sang rencontre moins de résistance dans la première que dans la seconde. Une plus grande quantité de sang traversera, il est vrai, l'artère carotide primitive; mais cette circonstance ne peut pas détruire l'effet de l'ouverture pratiquée sur une des branches de la carotide externe.

En résumé, les effets de la saignée générale sont la diminution de la masse du sang, celle de la force impulsive du cœur, l'afflux momentané d'une plus grande quantité de sang dans le voisinage de la partie par laquelle il s'écoule, et par suite l'affaiblissement du système vasculaire, et principalement des organes très riches en vaisseaux sanguins. Ces différents effets sont d'autant plus marqués que la soustraction du sang est plus brusque et plus abondante.

M. Labauche (1) a bien décrit les effets de la sai-

____

(1) Essai sur l'emploi des saignées locales, Paris, 1822, n° 214.

gnée capillaire, et a fait ressortir les différences qui existent entre eux et ceux des saignées générales. Il signale d'abord la douleur plus ou moins vive qui accompagne toujours la division du tissu de la peau opérée par la piqûre des sangsues ou par le tranchant du scarificateur; l'irritation qui lui succède, et la fluxion déterminée dans la partie de cette membrane qui l'éprouve. Il suffit d'examiner ce qui se passe dans toute saignée locale, pour s'assurer qu'elle présente toujours ces effets à un degré variable, selon la nature des moyens employés pour la pratiquer; nous verrons que c'est à eux qu'elle est redevable de la différence de ses résultats d'avec ceux des saignées générales. Un autre effet produit en même temps que le premier est l'issue d'une plus ou moins grande quantité de sang, dont l'écoulement agit d'une manière inverse à l'irritation dont il détruit l'influence, en faisant disparaître la congestion en même temps qu'elle se forme. C'est la coïncidence de l'écoulement du sang et de l'irritation locale qui constitue le caractère de la saignée locale, qui la distingue de la saignée générale et de l'irritation révulsive, et qui la fait participer, pour les effets, de celle-ci et de celle-là (1).

Les résultats de la saignée capillaire sont modifiés par le rapport qui existe entre les deux séries de phénomènes qui l'accompagnent. Si l'écoulement de sang est peu abondant, l'irritation est plus vive, et quelquefois elle l'est assez pour accroître celle que

(1) Voyez plus loin, à l'article de la méthode révulsive, les développements donnés à cette opinion.

l'on combat. Dans le cas contraire, les phénomènes de l'irritation de la peau sont peu sensibles, et les effets de la saignée locale participent davantage de ceux de la saignée générale. Voilà pourquoi les petites applications de sangsues opposées aux inflammations aiguës ajoutent souvent à leur intensité. On pourra donc, en faisant prédominer l'action déplétive ou irritante de la saignée locale, en la dirigeant avec sagacité, remplir les différentes indications que présentent les divers degrés de l'irritation que l'on combat. Si elle exige une médication plutôt révulsive que débilitante, on pratiquera la saignée par les moyens qui produisent le plus d'irritation, et l'on arrêtera l'écoulement du sang au bout de peu de temps, et réciproquement. Ainsi, on préférera les ventouses scarifiées aux sangsues, lorsque, pouvant agir sur une surface étendue, on aura intérêt à produire une irritation vive dans un des points des téguments, et à ne soustraire qu'une petite quantité de sang. On aura, au contraire, recours aux sangsues quand il faudra allier une irritation modérée à une déplétion sanguine capable de l'égaler, ou même de la surpasser; parcequ'il est nécessaire qu'une assez grande quantité de sang soit soustraite, et parcequ'une irritation de la peau, même faible, pourrait tourner au profit de celle que l'on combat.

L'inflammation déterminée dans la partie de la peau qui est le siége de la saignée locale est ordinairement modérée, et se dissipe au bout de deux ou trois jours; mais quelquefois elle est plus intense, elle persiste, et entraîne la suppuration. « J'ai eu plusieurs fois occasion, dit M. Labauche, d'observer cet effet à la suite d'applications réitérées de sangsues. La suppuration qui s'est emparée des piqûres m'a paru tantôt aggraver l'état du malade, d'autres fois concourir à la terminaison favorable de diverses phlegmasies, surtout de celles qui avaient leur siége dans les viscères ; de sorte qu'il est peut-être difficile de prévoir les cas où elle peut être utile ou dangereuse. » Il nous semble qu'à l'aide de la connaissance des lois des sympathies, M. Labauche pouvait lever cette difficulté. En effet, dans tous les cas où l'inflammation que l'on combat est aiguë, dans ceux, en un mot, où l'emploi des révulsifs serait dangereux, la saignée capillaire, accompagnée et suivie d'une vive irritation de la peau, aura des conséquences aussi fâcheuses ; c'est-à-dire qu'au lieu d'être révulsive, elle exaspérera, par son influence sympathique sur l'organe malade, l'inflammation à laquelle on l'oppose. Au contraire, dans les cas où celle-ci est légère, chronique, une vive irritation cutanée pourra en opérer la révulsion.

Si l'on examine maintenant l'influence que la saignée capillaire exerce sur l'économie, on verra qu'elle se borne presque toujours aux parties sous-jacentes à la région de la peau sur laquelle on l'opère. L'irritation de cette membrane, la congestion qui s'y fait, et l'écoulement de sang qui l'accompagne, doivent modifier l'action organique des parties voisines qui ont avec elle des relations vasculaires et nerveuses ou des connexions sympathiques : et cette modification consiste presque toujours dans la diminution ou la cessation de l'inflammation qu'elles éprouvent. Ce n'est pas seulement dans les tissus continus à la peau, et ayant avec elle des communications vasculaires et nerveuses multipliées, que ces effets s'observent : ils surviennent encore dans les parties plus profondes, dans celles qui semblent isolées, qui n'entretiennent pas de connexions directes avec la peau : tels sont le cerveau, la membrane muqueuse gastro-pulmonaire, le foie, etc. Il faut donc reconnaître que les sympathies jouent le principal rôle dans la production des effets des saignées locales ; et il est impossible de partager l'opinion de M. Labauche, qui prétend qu'ils sont plus marqués dans les inflammations des tissus qui ont avec la peau de nombreuses communications vasculaires et nerveuses, ou bien on ignorerait la facilité et la rapidité avec laquelle une application de sangsues à l'épigastre, sur le sternum, au cou, etc., enlèvent une gastrite, un catarrhe pulmonaire, une arachnoïdite.

Quand la soustraction du sang opérée par la saignée locale est très abondante, ses effets ne se font pas seulement sentir dans les organes correspondant au point de la peau sur lequel on l'opère, ils s'étendent à toute l'économie, ils se rapprochent alors de ceux de la phlébotomie ; ils sont toujours en rapport avec la quantité de sang qui s'est écoulé, et ils contribuent souvent à rendre la saignée locale très efficace dans le traitement des phlegmasies qui sont arrivées à un haut degré d'intensité. Il est même des cas où celle-ci n'est pas diminuée, tant que les effets généraux de la saignée, qui supposent toujours une déplétion locale considérable, ne se sont pas manifestés, et dans lesquels on n'aurait obtenu aucun résultat avantageux, et où l'on aurait peut-être même aggravé la maladie, si l'on s'était borné à produire une petite évacuation de sang. La saignée locale abondante peut donc souvent remplacer la saignée générale, dont on est quelquefois obligé de faire précéder l'application des sangsues, comme nous le verrons bientôt.

Ce qui précède suffit pour faire apprécier la grande différence qui existe entre le mode d'action de la saignée générale et celui de la saignée locale. Il est impossible de substituer la première à celle-ci, parceque la saignée capillaire agissant spécialement sur la partie où elle est faite, n'ayant qu'une influence peu marquée sur la circulation générale, tandis que la phlébotomie produit une action précisément inverse, ses effets ne se font ressentir dans l'organe enflammé que par les changements qu'elle apporte dans toute l'économie. L'une n'agit sur les tissus irrités que par la déperdition sanguine qu'elle entraîne ; l'autre, au contraire, outre cette action, exerce évidemment une révulsion sur la partie où on la pratique, à cause de l'irritation de la peau dont elle s'accompagne. M. Labauche avance avec raison qu'il faudrait souvent répéter la saignée générale jusqu'à l'épuisement entier du malade pour arriver par son moyen aux mêmes résultats que par la saignée capillaire ; et outre qu'il est une foule de circonstances où l'on ne pourrait pas sans témérité tirer une grande quantité de sang, on n'apporterait souvent pas le moindre changement dans l'organe enflammé. « Dans une foule d'engorgements locaux, dit Bichat, ne croyez pas diminuer la quantité de sang dans une partie du système capillaire en diminuant la masse des fluides dans les gros troncs ; il y aurait un quart moins de sang qu'il y en a dans l'économie, que, si une partie est irritée, il y en aura autant dans cette partie. »

Pour préciser avec exactitude les cas où la saignée locale doit obtenir la préférence sur la phlébotomie, et réciproquement, M. Labauche pouvait établir en principe que les inflammations des tissus membraneux ne cèdent que très difficilement et très rarement aux saignées générales, pratiquées même avec profusion, et qu'elles ont par conséquent 'le grand inconvénient d'affaiblir beaucoup les malades, et pour ainsi dire en pure perte, tandis qu'on leur oppose avec le plus grand succès la saignée capillaire. Ceci nous explique la diversité des opinions admises sur les avantages de la saignée dans le traitement de beaucoup d'inflammations, et dans celui des *fièvres essentielles*. Si l'on réfléchit que ces dernières sont toujours produites par l'inflammation de la membrane muqueuse gastro-intestinale, on concevra que les saignées générales, les seules qu'on leur opposât autrefois, devaient affaiblir le malade sans enlever la phlegmasie, dans le plus grand nombre des cas. M. Broussais fait observer que c'est pour le même motif que l'on remarque si souvent les mauvais effets des saignées dans les maladies où la sécrétion bilieuse est exagérée, et qu'on les a bannies de leur traitement. On ne savait pas que l'irritation du foie qui existe alors est sous la dépendance de la gastro-duodenite, qui cède difficilement aux saignées générales (1).

Les inflammations des membranes nécessitent cependant quelquefois la phlébotomie: c'est dans les cas où il existe une prédominance du système sanguin, et où les phénomènes sympathiques sont marqués principalement par l'exaltation d'action de ce système. On observe alors, si l'irritation est vive, une turgescence sanguine générale, la face est injectée, la peau colorée, le pouls est plein, dur et fréquent. On doit opposer à ces symptômes une ou plusieurs saignées générales ; mais elles ne dispensent pas de recourir à la saignée locale, qui, dans ces circonstances même, suffit quelquefois quand elle entraîne une grande déperdition de sang. Dans les irritations aiguës des organes très riches en capillaires sanguins (tissus parenchymateux), les saignées générales sont au contraire beaucoup plus efficaces que les autres ; elles ont l'avantage de soustraire rapidement au système vasculaire une grande quantité de sang, et d'étendre leur influence jusqu'à l'organe malade lui-même; effet que serait loin de produire l'écoulement lent et peu abondant des saignées locales, qui peuvent cependant être employées aussi avec succès dans le traitement des inflammations des tissus parenchymateux, lorsqu'elles ont été précédées des saignées générales, que le ma-

(1) Examen, page 305.

lade commence à s'affaiblir, et que l'irritation n'est plus assez intense pour provoquer des sympathies.

On a encore recours à la saignée capillaire toutes les fois que l'on ne veut produire qu'une petite évacuation sanguine. C'est le moyen le plus convenable de combattre les inflammations quelles qu'elles soient chez les enfants, les vieillards, les femmes faibles, les individus qui sont depuis long-temps malades, les convalescents. C'est principalement dans le traitement des phlegmasies chroniques qu'elle présente un grand avantage. On peut appliquer des sangsues en petit nombre aussi souvent qu'on le désire, et on peut aussi agir souvent sur l'organe irrité sans débiliter le malade, tandis que la saignée générale produirait ce dernier résultat sans fournir le premier.

La saignée locale est très efficace dans le traitement des inflammations extérieures, et presque toujours on peut, dans ces cas, se borner à son emploi. Il faut la pratiquer le plus près possible du point enflammé. Cependant, si celui-ci l'est à un haut degré, il faut craindre que l'irritation que produit l'action des sangsues ne s'étende jusqu'à lui. A plus forte raison ne doit-on jamais les appliquer sur les parties enflammées elles-mêmes, car presque toujours on accroîtrait le mal par cette méthode. On doit encore avoir cette crainte lorsque l'organe enflammé est situé immédiatement au-dessous de la peau, et que l'inflammation est vive ; il est préférable alors de pratiquer la saignée au voisinage de la partie enflammée, que sur le lieu malade lui-même, et il faut procurer une évacuation sanguine abondante, pour prévenir les effets de l'irritation de la peau. Il n'est pas rare, comme l'observe M. Labauche, de voir des phlegmasies légères devenir très graves, parcequ'on n'a pas suivi cette méthode ; et l'observation rapportée par Pline, d'un personnage consulaire qui mourut à la suite d'accidents inflammatoires qui succédèrent à l'application de sangsues sur un genou enflammé, en est sans doute un exemple.

La répétition des saignées générales et locales, et la quantité de sang que l'on soustrait par chacune d'elles, doivent être déterminées par l'intensité de la phlegmasie et les forces du malade. Tant que les symptômes locaux et généraux de celle-là sont très intenses, on doit persister dans l'emploi de la saignée, sans avoir égard à la quantité de sang que le malade a déjà perdu ; quelle que soit la faiblesse de sa constitution, on doit y avoir recours : seulement on la pratiquera alors avec plus de modération, et l'on se bornera à la saignée capillaire. Mais il existe à l'emploi des évacuations sanguines une contradiction formelle qu'il est important de noter, et sur laquelle M. Broussais attire souvent, dans sa pratique, l'attention de ses élèves. Nous voulons parler de l'état d'épuisement, de prostration, qui se manifeste dans le dernier degré, des phlegmasies aiguës. La perte de sang la plus faible est alors funeste, et plusieurs fois nous avons vu dans ces cas le malade expirer peu d'instants après la chute des sangsues, que l'on n'avait pas craint d'appliquer lorsque la perte du sentiment et du mouvement, la lividité de la peau et la petitesse du pouls annonçaient que l'action vitale était enrayée, pour ainsi dire, par la phlegmasie. On doit donc toujours alors se garder de recourir aux évacuations sanguines, et se borner à l'emploi des sédatifs, des émollients et des révulsifs. Autant il serait fâcheux de s'écarter de ce précepte, autant il y aurait de danger à lui donner une trop grande extension en l'appliquant à des circonstances qu'il n'embrasse pas, en s'en laissant imposer par de fausses apparences. On sait, en effet, que chez les individus qui ont encore toutes leurs forces les phlegmasies s'accompagnent quelquefois, dès leur début, d'une prostration musculaire extrême, et de la perte presque totale des fonctions sensoriales. L'expérience démontre tous les jours que si, dans ce cas, on pratique une saignée, on voit aussitôt le pouls se développer, l'action du cerveau et des autres fonctions du système nerveux se rétablir, les sympathies se développer avec la plus grande activité : de sorte que l'on est bientôt obligé de répéter la saignée. Il est donc de la plus grande importance de distinguer l'un de l'autre ces deux états : et on le sentira facilement, en réfléchissant que ce n'est que dans la prostration qui se montre à la fin des phlegmasies, lorsqu'elles arrivent à leur plus haut degré et qu'elles existent depuis plusieurs jours, que les évacuations sanguines peuvent être dangereuses ; tandis qu'au contraire elles sont impérieusement commandées par l'état d'oppression des forces qui accompagne quelquefois les inflammations à leur début, lorsqu'elles sont violentes ou qu'elles affectent une très large surface.

Tous les agents débilitants que nous avons indiqués plus haut concourent ordinairement au traitement des irritations sanguines aiguës, c'est-à-dire de celles qui entretiennent des sympathies. Quand celles-ci sont éteintes, et que les symptômes locaux ont aussi perdu de leur intensité, on se borne ordinairement aux saignées capillaires, aux adoucissants, et à une diète plus ou moins sévère. Lorsque les phlegmasies ont passé à l'état chronique, on allie le plus souvent la méthode révulsive aux débilitants. Ces derniers forment encore la partie principale du traitement des sub-inflammations; effectivement, on les prévient en empêchant les irritations sanguines de devenir chroniques, et c'est encore par les moyens que l'on oppose à ces dernières qu'on les combat quand elles sont établies. Ce qui a été exposé précédemment sur le traitement des affections cancéreuses peut servir de modèle à celui de toutes les sub-inflammations.

Les irritations nerveuses réclament souvent, comme les sur-excitations sanguines, l'emploi exclusif des moyens débilitants, puisque, le plus souvent, elles ne sont que le résultat d'une phlegmasie chronique; nous verrons plus loin jusqu'à quel point on peut user, dans le traitement des névroses, des stimulants à titre d'antispasmodiques. Passons à l'examen de la méthode révulsive.

ARTICLE II.

Révulsifs.

On donne le nom de *révulsifs* aux agents stimulants, quand, par l'irritation qu'ils produisent dans une partie, ils font cesser celle qui existe dans une autre, phénomène qui constitue la *révulsion.* Ce moyen de thérapeutique est employé depuis long-temps d'une manière empirique; mais son application méthodique ne pouvait être déterminée que par la connaissance du mode d'action particulier aux différents systèmes organiques, et celle des sympathies qui les unissent.

Doit-on distinguer la révulsion de la dérivation? On sait que les anciens donnaient ce dernier nom à la stimulation qu'ils exerçaient dans une partie, non pour faire cesser l'irritation d'une autre, mais pour accroître l'excitation de la première, qui ne jouissait pas d'une assez grande vitalité pour l'exercice normal de ses fonctions. Ainsi, attribuant le plus souvent l'aménorrhée, par exemple, à l'état de langueur de l'utérus, ils administraient les emménagogues, c'est-à-dire des substances qui ont la propriété de le stimuler; ils appliquaient des irritants à l'hypogastre, à la partie supérieure et interne des cuisses; et s'ils parvenaient à rappeler le flux menstruel, ils attribuaient ce succès aux moyens qu'ils avaient employés pour rendre à l'utérus l'énergie qui lui manquait, et ils disaient avoir opéré une *dérivation.* Mais il est évident que, dans ce cas comme dans tous ceux du même ordre, il faut s'assurer, non seulement de l'état de l'organe dont on veut changer le mode d'action, mais aussi de célui des autres parties de l'organisme. Ainsi, pour continuer l'exemple que nous avons choisi, l'aménorrhée dépend le plus souvent de l'irritation d'un autre organe qui empêche l'action de l'utérus, dont elle est, pour ainsi dire, révulsive; et alors si on stimule ce viscère, et que l'on parvienne à faire cesser la première irritation, il est évident que l'on opère une révulsion et non pas une dérivation. Or, ce cas est très fréquent, et les médecins, étrangers à la connaissance des sympathies, ont dû le méconnaître. Mais si la suppression de l'écoulement périodique est produite, non pas par la débilité consécutive à la sur-excitation d'un organe, mais par l'asthénie primitive de l'utérus, en lui donnant, par ces stimulants, une énergie plus grande, on produit véritablement une *dérivation* dans le sens que les auteurs ont entendu.

Aussi fécond en résultats heureux que l'emploi des débilitants, celui des révulsifs reçoit, sans contredit, des applications plus étendues : il concourt souvent, avec les premiers, au traitement des irritations, et il devient la ressource presque exclusive du praticien quand les autres ont échoué; mais autant les stimulants révulsifs sont utiles quand on connaît les véritables indications de leur emploi, autant ils sont funestes quand ils sont intempestivement appliqués. Dans la seconde partie de ma dissertation sur la révulsion, j'ai essayé d'établir les principes qui doivent diriger la conduite du praticien dans leur emploi. Je vais reproduire ici les propositions que j'ai présentées alors à ce sujet.

1. On ne doit jamais employer les révulsifs tant que la phlegmasie que l'on veut combattre est accompagnée de fièvre; car alors elle est trop intense pour que l'irritation artificielle puisse l'enlever, et les sympathies sont trop actives pour que celle-ci ne tourne pas tout entière au profit de l'organe déjà irrité, parcequ'il est alors très susceptible de recevoir un surcroît d'excitation. Du reste, dans cet état, la phlogose, établie à titre de révulsif, ne manquerait pas de susciter des phénomènes sympathiques, et l'on accablerait le malade sous le poids de la stimulation.

On voit souvent encore appliquer un vésicatoire sur le thorax dès le début d'une pleurésie ou d'une pneumonie, aussitôt que l'on a fait une saignée, quelquefois même avant d'y avoir eu recours. Cette pratique, nous osons le dire, est incendiaire : on donne par là de nouvelles forces à la stimulation générale. En effet, l'application d'un vésicatoire produit presque toujours une excitation dans tout l'organisme; excitation qui est spécialement ressentie par l'organe malade. Il faut donc, par les antiphlogistiques, abattre l'appareil inflammatoire; et, lorsque la maladie aura été limitée à l'organe enflammé, c'est-à-dire que l'on aura fait cesser les sympathies, on recourra à la révulsion, si l'on craint le passage de la phlegmasie à l'état chronique. D'ailleurs, pour que les révulsifs agissent, ne faut-il pas que l'irritation qu'ils produisent soit supérieure à celle que l'on veut combattre? Quels succès peut-on donc espérer en appliquant des irritants sur la poitrine d'un homme dont les poumons sont le siége d'une inflammation aiguë?

II. Dans toutes ou presque toutes les phlegmasies pyrexiques, il faut d'abord récourir aux débilitants, aux antiphlogistiques proprement dits, détruire l'appareil général d'excitation, ou, en d'autres termes, les phénomènes sympathiques; et, lorsque l'inflammation de l'organe, source de toutes ces irradiations, est calmée, si l'on voit qu'elle tende à passer à l'état chronique, si une prompte résolution n'est pas probable, on doit lui opposer les révulsifs pour achever de la détruire.

III. Les irritants révulsifs doivent donc être bannis du traitement des inflammations aiguës; il en est cependant où leur emploi est indispensable.

Ainsi, dans les irritations les plus aiguës de l'encéphale ou des méninges, le danger étant pressant, les débilitants, employés seuls, peu efficaces, on leur associe les révulsifs puissants sur la peau; et cette conduite est encore autorisée par le défaut de réaction des irritations de la peau sur l'encéphale, surtout si des sédatifs sont en même temps appliqués sur la tête. Il n'en est pas de même de la révulsion établie sur la membrane muqueuse digestive, dont les affections se répètent avec la plus grande facilité dans le cerveau : aussi ne doit-on se permettre que l'irritation du gros intestin ; les substances qui le stimulent doivent par conséquent être ingérées en lavement.

Il est encore d'autres cas d'emploi des révulsifs dans les phlegmasies aiguës, notamment celui où le sujet est faible et les congestions très rapides. L'organe enflammé concentre sur lui-même toutes les forces, d'autant plus que le sujet est plus faible : le pouls est alors petit, serré, concentré. Une saignée pratiquée dans cette circonstance pourrait produire la mort en très peu de temps ; on n'en a que trop d'exemples. Il faut alors rétabli r, autant que possible, l'équilibre, et, pour cela, recourir à des révulsifs dont l'action soit très rapide et s'exerce sur une large surface de la peau. Par ce moyen, on voit bientôt la chaleur et la coloration de celle-ci reparaître, le pouls prendre de la force et du développement ; alors on a recours sans danger aux antiphlogistiques, indispensables pour faire cesser une phlegmasie violente comme celle que nous signalons.

IV. Lorsque les phlegmasies réclament les révulsifs, il faut associer à ceux-ci les antiphlogistiques et les sédatifs sur l'organe irrité : on le soustraira ainsi aux effets de la réaction.

Ainsi, quand on oppose les révulsifs à une phlegmasie aiguë de l'encéphale ou des méninges, on doit, en même temps que les jambes sont couvertes de sinapismes, appliquer sur la tête de la glace ou un mélange réfrigérant, et des sangsues dans la région sous-mastoïdienne. Si l'action des sinapismes donne lieu à une excitation générale, on n'a point à craindre en agissant ainsi qu'elle tourne au profit de l'irritation encéphalique.

V. La plupart des inflammations chroniques sont attaquées avec le plus grand avantage par les révulsifs; mais, avant d'y recourir, il faut faire cesser les sympathies qu'elles suscitent dans beaucoup de cas : il faut les rendre parfaitement apyrexiques.

Nous répétons cette proposition parceque beaucoup de médecins, qui n'ont pas recours à la révultion dans l'état aigu des phlegmasies, l'emploient dans toutes les nuances de leur état chronique, qu'il y ait de la fièvre ou non ; il leur suffit que l'affection soit ancienne pour qu'ils pensent leur conduite autorisée. Ainsi, dans les pneumonies ou les catarrhes pulmonaires chroniques, accompagnés de fièvre, on voit appliquer des vésicatoires sur la poitrine, sans autre soin préalable ; l'ancienneté de la maladie, la faiblesse du sujet, éloigne l'idée des effusions sanguines. Mais, les accidents que nous avons plusieurs fois signalés ne manquent pas d'arriver, dans le plus grand nombre des cas ; et l'on doit mettre cette conduite au nombre des causes qui rendent si souvent peu efficaces, ou même nuisibles, les révulsifs dans le traitement de maladies où ils auraient les plus grands avantages s'ils étaient employés méthodiquement. Lors donc, pour continuer cet exemple, qu'une phlegmasie chronique des organes respiratoires, est accompagnée de fièvre, avant d'appliquer des vésicatoires sur le thorax, il faut poser des sangsues sous les clavicules, sans s'effrayer ni de l'ancienneté de la maladie ni de la faiblesse du sujet. Après l'écoulement du sang, l'excitation générale n'existera plus ou sera bien diminuée; les symptômes locaux même seront calmés: alors la révulsion aura les effets les plus utiles.

VI. Quand la disparition d'une irritation qu'il est important de rétablir a été causée par la phlegmasie d'un autre organe, on ne parviendra point à la faire reparaître par les irritants révulsifs, si en même temps on ne combat celle-ci par les antiphlogistiques.

On voit souvent, chez les individus qui portent depuis long-temps des ulcères aux jambes, ces ulcères se dessécher, leur suppuration disparaître, après un excès de table dans lequel l'estomac a été vivement irrité, ou après l'administration intempestive de purgatifs drastiques: on voit alors survenir tous les signes d'une inflammation de l'estomac, qui ne disparaissent qu'après le rétablissement du travail dont la surface ulcérée était le siége. Tous les auteurs ont senti la nécessité d'irriter celle-ci, et tous en ont donné le conseil, dans les cas de cette espèce. Nous avons eu souvent occasion de voir suivre ce précepte; nous avons vu appliquer des épispastiques sur l'ulcère, les signes de la gastrite n'en pas moins persister, la suppuration du premier ne se rétablissant pas. Dans des cas semblables, où l'on a joint aux irritants révulsifs le traitement de l'inflammation des voies digestives, on a vu celle-ci cesser, et l'ulcère revenir rapidement à son premier état.

VII. Plus le malade est robuste, plus l'organe affecté joue un rôle important dans l'économie, plus son irritation est vive, plus aussi la révulsion est difficile. On doit donc, dans ces cas, insister sur les débilitants avant de recourir aux révulsifs.

Ainsi, il est évident qu'il sera bien plus difficile d'opérer la révulsion de l'inflammation du poumon que celle de la membrane muqueuse bronchique, et qu'il faudra faire précéder d'un plus grand nombre de saignées l'emploi des révulsifs, pour que ceux-ci puissent enlever la phlegmasie d'un organe éminemment riche en vaisseaux sanguins, que dans les cas où l'on a seulement à combattre les restes de l'inflammation d'une membrane.

VIII. Non seulement les phlegmasies intenses ne doivent pas être attaquées par les révulsifs, mais il en est de même de celles qui sont très étendues, qui occupent de larges surfaces, parcequ'il serait impossible que l'irritation artificielle l'emportât sur la première, ou bien elle serait si intense qu'elle constituerait elle-même une maladie grave.

Quand il n'existerait pas d'autres contre-indications à l'emploi des révulsifs dans le traitement de la péritonite, par exemple, quels succès pourrait-on attendre de la phlogose de deux ou trois vésicatoires, opposée à la phlegmasie d'une membrane aussi vaste que le péritoine?

IX. On ne doit jamais employer les révulsifs chez les sujets tellement sensibles, irritables, qu'ils en éprouveraient des phénomènes sympathiques, de la fièvre ; car alors toute la stimulation retentirait dans l'organe malade, dont l'inflammation deviendrait plus intense.

Cette disposition ne peut guère être connue que par expérience, car il est difficile de déterminer *à priori* si la constitution d'un sujet permet ou non l'emploi des révulsifs. Si, dans le cas que nous signalons, on y a eu recours, et qu'il soit survenu une excitation générale, il faut se hâter de calmer l'irritation révulsive, et de combattre par les antiphlogistiques l'exacerbation qu'a éprouvée l'affection que l'on traitait.

X. Toutes les fois que des irritants, appliqués dans le but d'opérer une révulsion, ont causé l'exacerbation de la phlegmasie à laquelle on les opposait, il faut, non seulement calmer l'inflammation locale qu'ils ont produite, mais il faut encore attaquer de nouveau, par les antiphlogistiques, les phlegmasies que l'on a exaspérées.

En général, lorsqu'un sujet a quelque organe important très sensible, l'emploi des révulsifs est dangereux, et l'on doit recourir à d'autres méthodes thérapeutiques, car l'irritation pourra retentir dans cet organe.

XI. Nous avons déjà dit, et on ne saurait trop le répéter, que ce sont les organes les plus sensibles qui reçoivent les effets sympathiques de l'irritation de quelque partie que ce soit ; il faut donc bien étudier les idiosyncrasies, afin de ne pas s'exposer à rendre le siége de la révulsion un organe ou un système organique dont l'affection serait très fâcheuse; effet qui serait presque inévitable, encore bien que l'on n'eût pas appliqué les irritants sur ces parties, qui pourraient recevoir sympathiquement l'irritation que l'on eût voulu établir dans un autre organe.

Cette crainte n'est pas théorique, elle est justifiée par l'expérience; une foule de faits attestent que, dans beaucoup de cas, des irritants d'une partie, en faisant disparaître l'inflammation d'une autre, n'établissent pas le siége de la révulsion sur la première, mais sur un autre organe qui sympathise avec elle. C'est ainsi que M. le professeur Richerand rapporte avoir vu souvent une pleurésie et un épanchement de pus survenir dans la poitrine après la suppression d'ulcères aux jambes, causée par un excès de table.

XII. Il faut être très circonspect dans l'emploi des révulsifs sur un organe dont les irritations sont fâcheuses, prennent facilement beaucoup de gravité, et ont une grande tendance à se communiquer aux autres parties, à cause des sympathies étroites qu'il entretient avec elles.

Nous voulons signaler spécialement ici la membrane muqueuse digestive, qui reçoit si facilement les influences sympathiques exercées par les autres organes, et qui leur transmet si rapidement les affections qu'elle éprouve. Sans doute, sans cette dernière circonstance, les révulsions exercées sur elle seraient, dans le plus grand nombre des cas, plus utiles que celles que l'on établit sur la peau. Il est très facile de l'irriter; elle offre à la stimulation une large surface, que la même substance irritante peut exciter dans peu de temps : mais il est si difficile de maintenir cette phlogose dans des bornes telles qu'elle ne devienne pas fâcheuse, et par ses phénomènes dans le tissu qu'elle affecte, et pas les sympathies qui en sont la conséquence dès qu'elle a acquis une certaine intensité, qu'on ne peut pas être trop circonspect dans l'application des révulsifs sur cette membrane. On ne peut la rendre le siége de la révulsion avec avantage, et sans danger, que lorsqu'on connaît bien la gastro-entérite.

XIII. L'irritation établie à titre de révulsif doit toujours être assez intense pour enlever celle à laquelle on l'oppose, sans quoi elle tourne au profit de celle-ci.

Ce précepte est fondé sur cette loi de physiologie pathologique, tant de fois répétée : l'action la plus forte empêche la plus faible. Il est donc deux motifs de ne pas employer les révulsifs quand une phlegmasie est dans son état d'acuité : 1° parcequ'elle est trop forte pour qu'une irritation artificielle puisse en opérer la révulsion; 2° parcequ'il existe un appareil général d'excitation, auquel la seconde irritation ajoutera de nouveaux principes, d'où il s'ensuivra nécessairement une exacerbation de la phlegmasie que l'on veut combattre, puisque plus une partie est irritée, plus elle est susceptible de recevoir un surcroît d'irritation.

XIV. S'il est nécessaire, pour que la révulsion s'opère, que l'irritation artificielle soit plus intense que celle à laquelle on l'oppose, elle ne doit pas cependant avoir une trop grande violence; car, réagissant à son tour, elle suscitera des phénomènes sympathiques qui pourront constituer une seconde maladie.

Lors donc que l'on voit survenir un phlegmon, une parotide qui diminuent l'intensité des symptômes de la première affection, on doit les respecter; mais si l'on voit ceux-ci s'accroître parceque l'inflammation révulsive a trop de force, il faut, par les antiphlogistiques, modérer la violence de celle-ci, ou bien la maladie prend plus d'intensité.

XV. Les révulsifs doivent être appliqués sur une partie dont les connexions sympathiques avec l'organe irrité sont telles, que l'action de celui-ci et de celle-là sont toujours en raison inverse l'une de l'autre.

La peau et les poumons étant réciproquement dans ce rapport d'action, l'emploi des irritants cutanés, dans le traitement des phlegmasies des organes de la respiration, est vraiment le triomphe de la révulsion. C'est, en effet, dans ces maladies qu'elle reçoit ses plus nombreuses et ses plus utiles applications. Pour prévoir l'efficacité des révulsifs dans leur traitement, il suffit de se rappeler que l'action de la peau et celle de la membrane muqueuse pulmonaire sont en raison inverse l'une de l'autre. On sait que lorsque la perspiration cutanée est empêchée par l'influence du froid, celle du poumon augmente; et cette augmentation ne pouvant pas se faire sans que ses propriétés organiques ne deviennent plus énergiques, on conçoit comment le refroidissement de la peau cause le catarrhe pulmonaire : réciproquement, la chaleur, augmentant l'énergie d'action de la peau, diminue celle de la muqueuse pulmonaire. Voilà pourquoi les inflammations de cette dernière sont plus fréquentes dans les temps et les pays froids que dans des circonstances opposées; pourquoi l'on voit tant de phthisies pulmonaires (pneumonies chroniques) dans les contrées froides et humides, etc. L'expérience générale a confirmé aussi les heureux résultats de l'irritation de la peau, méthodiquement employée dans le traitement des inflammations du poumon et de ses annexes. Combien de pneumonies, de pleurésies, de bronchites, passent à l'état chronique et amènent la phthisie pulmonaire, qui n'eussent pas eu ce funeste résultat, si on leur avait habilement opposé la méthode révulsive avant que la désorganisation fût survenue!

XVI. On ne doit jamais appliquer de révulsifs sur une partie dont les affections vont toujours retentir dans l'organe dont on veut combattre l'irritation, parceque l'on ajouterait à celle-ci.

Nous citerons un exemple remarquable du cas que nous signalons ici. Les connexions sympathiques les plus étroites unissent la peau et la membrane muqueuse digestive; mais ces sympathies, bien différentes de celles qui existent entre la peau et la membrane muqueuse pulmonaire, sont telles, que l'une participe constamment aux affections de l'autre; une irritation un peu intense de la peau se répète toujours dans les voies digestives. Cette assertion repose sur une foule de faits; il nous suffira de citer la fréquence des irritations gastro-intestinales dans les temps et les pays chauds où la peau est sans cesse stimulée, et la concomitance de la gastro-entérite dans toutes les phlegmasies cutanées aiguës. La seule connaissance de ces faits suffirait pour faire prévoir que les révulsifs ne peuvent avoir qu'un effet nuisible dans le traitement des phlegmasies gastro-intestinales; mais cette crainte est confirmée par l'expérience. Tous les médecins qui ont étudié la gastro-entérite ont vu, dans cette maladie, les vésicatoires ajouter presque toujours à l'intensité de ses symptômes; on en a recueilli de nombreux exemples au Val-de-Grâce; aussi M. Broussais y a renoncé dans le traitement des *fièvres essentielles* à quelque état qu'elles soient arrivées. « Les vésicatoires, dit l'auteur de l'*Examen*, augmentent souvent les gastro-entérites, parceque l'inflammation qu'ils produisent ajoute à celle de la muqueuse digestive au lieu d'en opérer la révulsion : ils ne rendent donc pas les services qu'on en attend dans le degré de ces maladies que l'on désigne par les mots de *fièvre adynamique.* » (Prop. 288). On doit respecter, sans doute, les irritations révulsives qui s'établissent spontanément dans le cours d'une gastro-entérite; mais seulement lorsqu'elles diminuent l'intensité de ses symptômes. Dans tous les cas, au contraire, où elles ajoutent à leur force, on doit les combattre elles-mêmes par les antiphlogistiques.

Dans les cas où la gastro-entérite est le résultat de la disparition d'une phlegmasie de la peau ou des organes sous-jacents, il faut employer les révulsifs pour rappeler celle-ci; mais il faut en même temps recourir à l'application des sangsues à l'épigastre, et à l'administration des adoucissants. On peut encore opposer les révulsifs cutanés à l'irritation hémorrhagique de la muqueuse digestive, lorsque les antiphlogistiques ont échoué. « Les hémorrhagies intestina'es, dit le professeur du Val-de-Grâce, veulent un vésicatoire sur l'abdomen, parceque ces hémorrhagies produisent une anémie des viscères qui empêche le vésicatoire d'être nuisible. » (Prop. 341.)

XVII. Des deux propositions précédentes, il résulte que l'on a donné un précepte trop exclusif, et par cela même nuisible, en établissant que, pour combattre l'inflammation d'un organe, il faut appliquer des révulsifs sur une partie sympathisant avec lui. Il fallait préciser le mode de sympathies, puisque les révulsifs ne sont utiles que dans les circonstances où la relation est telle, que les affections des deux organes sont dans un rapport inverse.

XVIII. Lorsqu'une irritation intérieure en a fait disparaître une extérieure; c'est sur le siége de la dernière qu'il faut appliquer les révulsifs.

On a donc encore émis un précepte trop exclusif, en établissant que, dans les phlegmasies viscérales, les révulsifs devaient être appliqués *loco dolenti*. On réussira beaucoup mieux à faire reparaître une irritation herpétique, en plaçant le vésicatoire sur le lieu qu'elle occupait précédemment, qu'en l'appliquant sur le point de la peau correspondant à la partie douloureuse.

XIX. Les moyens révulsifs ne doivent pas être distingués seulement sous le rapport de l'intensité différente de l'inflammation qu'ils produisent, mais aussi sous celui de la nature de leur action. Sous ce dernier point de vue, on doit les diviser en deux classes : ceux qui irritent seulement, et ceux qui procurent en même temps une déplétion sanguine dans la partie. Ces derniers sont les ventouses scarifiées et les sangsues.

Les moyens révulsifs de la seconde classe ont une action bien différente de ceux de la première : ils ne donnent presque jamais lieu à des réactions, à cause de la saignée locale qu'ils produisent; aussi obtient-on un effet contraire quand on les emploie avec trop de timidité. Ils conviennent seuls dans tous les cas où les autres ne sont pas applicables, c'est-à-dire quand on craint une influence sympathique sur l'organe malade. Chaque sangsue représente une petite ventouse scarifiée; aussi ne doit-on pas hésiter à ranger ces animaux dans les moyens révulsifs. Pour être convaincu qu'elles ne peuvent agir que de cette manière, il suffit de se rappeler les heureux effets qu'elles procurent dans les gastro-entérites, appliquées à l'épigastre. Produisent-elles ce résultat en diminuant la masse du sang? Les saignées générales devraient alors le causer bien plus facilement encore, et il est loin d'en être ainsi. Agissent-elles en empêchant l'afflux du sang à l'estomac, en influençant directement son système capillaire ? Mais il n'y a pas de communication vasculaire bien démontrée entre l'estomac et la peau de l'épigastre ; car on ne peut pas regarder comme telle les vaisseaux d'un tissu cellulaire rare et délié qui font communiquer le péritoine avec les aréoles cellulaires du derme d'une part, et de l'autre avec les tuniques de l'estomac. Il faut donc voir ici une action révulsive, mais bien différente, à cause de la déplétion sanguine simultanée, de celle d'un vésicatoire qui, appliqué à l'épigastre, dans une gastro-entérite, donnerait lieu aux accidents les plus formidables.

Remarquons, en effet, que l'irritation cutanée que produit le scarificateur, ou la piqûre des sangsues, est incessamment contrebalancée par la saignée capillaire qui l'accompagne, et que, si elle est assez vive pour faire cesser l'irritation à laquelle on l'oppose, elle ne peut l'être assez pour provoquer des sympathies qui retentiraient dans les parties les plus sensibles, et, par conséquent, dans celle dont on combat l'irritation ; effet que produit presque toujours le vésicatoire opposé aux irritations aiguës. Ajoutons encore une preuve en faveur de cette opinion : on sait que l'application d'un petit nombre de sangsues opposée à une pleurésie, une angine ou une gastrite aiguës, ajoute souvent à leur intensité. Comment ce résultat pourrait-il avoir lieu, si ce n'est par l'influence sympathique que provoque l'irritation cutanée qu'un écoulement trop faible du sang ne contrebalance pas assez ?

XX. Plus l'inflammation dont on veut opérer la révulsion est voisine de l'état d'acuité, plus les révulsifs doivent être appliqués loin de la partie qui en est le siége : on a moins à craindre par là les réactions sympathiques. Plus, au contraire, l'irritation est chronique, plus le point de révulsion doit être rapproché de son siége, à moins qu'il n'existe une autre partie liée avec celui-ci par des connexions anatomiques ou sympathiques assez étroites pour qu'elle doive être préférée. Ainsi, dans une ophtalmie chronique, les révulsifs auront plus d'effet, appliqués à la nuque, qu'à la région temporale.

XXI. Quand une phlegmasie est chronique, profonde, qu'elle affecte un organe riche en vaisseaux capillaires, l'irritation révulsive qu'on lui oppose doit être permanente, s'étendre à une certaine profondeur, et être entretenue pendant quelque temps après la guérison de la maladie.

Ainsi, on ne doit pas se contenter d'irriter le derme pour guérir un catarrhe pulmonaire ou une pneumonie chroniques; pour devenir révulsive, il faut que l'inflammation extérieure s'étende plus profondément, qu'elle pénètre jusqu'au tissu cellulaire sous-cutané. Aussi obtient-on des effets bien plus heureux de l'application des moxas, des sétons sur la poitrine, et leur emploi a guéri un grand nombre de pneumonies chroniques qui eussent, sans doute, amené la désorganisation.

XXII. Quand les révulsifs n'ont pas enlevé une phlegmasie chronique, mais n'ont pas ajouté à son intensité, on doit persister dans leur emploi, et les rendre plus énergiques.

Ce précepte nous semble de la plus haute importance. En général, on abandonne trop tôt les révulsifs quand ils ne produisent pas d'abord l'effet qu'on en attendait; et il est une foule de phlegmasies chroniques qui amènent la désorganisation des tissus qu'elles affectent, qui n'auraient souvent pas eu cette suite funeste, si on leur avait opposé les révulsifs d'une manière plus méthodique. Sans doute, il ne faut pas soumettre à des moyens de traitement douloureux des infortunés dont la perte est certaine; mais il est si difficile d'avoir cette certitude! Les signes même de la désorganisation ne doivent pas faire renoncer aux révulsifs; nous prendrons pour preuve la phthisie pulmonaire. Ne voit-on pas, après la fonte d'une masse tuberculeuse, la caverne qui en résulte se cicatriser quelquefois par l'organisation d'une fausse membrane à la surface de ses parois? (M. Laënnec) Si, dans ces cas, il ne survient pas de désorganisation dans d'autres parties du poumon, le malade guérit. Eh bien! ce n'est qu'en combattant la phlegmasie chronique qui produit la désorganisation que l'on pourra obtenir cet heureux résultat.

XXIII. Ce n'est pas seulement aux inflammations que l'on doit opposer la révulsion, mais aussi à un grand nombre de névroses et aux irritations hémorrhagiques.

XXIV. Les révulsifs ne s'opposent pas toujours à une maladie existant actuellement: on entretient aussi dans beaucoup de cas une inflammation à l'extérieur comme préservatrice chez des sujets très irritables.

Cette méthode prophylactique est très utile, et on n'en fait pas assez d'applications. Il est des individus d'une susceptibilité telle, qu'ils ne peuvent pas être soumis à la moindre influence excitante sans éprouver une irritation d'un organe quelconque, une ophtalmie, une angine, de la dyspnée, des douleurs de poitrine, etc. Si on entretient chez ces sujets un vésicatoire ou un cautère, ce point devient le rendez-vous, pour ainsi dire, de ces irritations fugitives que suscitent chez eux tous les modificateurs excitants; ainsi, après le coït, un excès de table, etc., le point d'irritation permanente devient plus rouge, douloureux, et leur santé n'est point troublée.

XXV. Quand, par une opération chirurgicale ou des moyens médicamenteux, on veut supprimer un foyer ancien de phlegmasie et de suppuration, on doit ouvrir, avant de tenter la cure, un ou plusieurs exutoirs pour prévenir les accidents qui pourraient être le résultat de la suppression d'une inflammation extérieure à laquelle l'économie était en quelque sorte habituée.

XXVI. Demander si on doit attendre les révulsions spontanées (crises et métastases), serait mettre en question s'il faut attendre la répétition de la phlegmasie dans d'autres organes, dans des visères dont les lésions sont très graves; s'il faut s'exposer au passage de la première à l'état chronique et à la désorganisation des tissus.

On est appelé auprès d'un malade pour le traiter, et non pour contempler les phénomènes de la nature, du moins dans les maladies graves; aussi, dans tous les cas où une phlegmasie peut entraîner des conséquences fâcheuses, il faut la combattre avec la plus grande activité; et, sans avoir égard à ce qui a été fait précédemment, ne s'arrêter que lorsqu'elle est terminée, ou que lorsqu'on est assuré que la résolution aura lieu; à moins que la faiblesse du malade soit telle qu'elle ne permette plus l'emploi des antiphlogistiques actifs. Dans les cas, au contraire, où l'inflammation affecte un organe peu important, et où elle est peu grave, on peut attendre les sueurs, la diarrhée, etc., et se contenter d'éloigner les causes d'irritation.

XXVII. Faut-il respecter les crises et les métastases? Oui, si elles doivent être utiles; non, si elles peuvent être dangereuses.

Il est impossible de répondre à cette question d'une manière générale; l'importance de l'organe siége de la révulsion spontanée, le degré de son irritation, la susceptibilité du malade, la facilité avec laquelle les symptômes s'exercent chez lui, régleront la conduite du médecin physiologiste.

ARTICLE III.

Stimulants.

La troisième classe des moyens antiphlogistiques comprend les stimulants autres que ceux dont on use dans l'intention de produire une révulsion. La doctrine physiologique a singulièrement restreint leur emploi dans le traitement des irritations. M. Broussais a combattu de la manière la plus victorieuse l'abus effrayant que l'on a fait de ces moyens jusqu'à ces derniers temps. Non seulement les connaissances nouvelles que la doctrine physiologique a fournies sur le plus grand nombre des maladies doivent proscrire cette pratique du traitement de presque toutes les irritations ; mais, pour apprécier ses effets à leur juste valeur, il suffit de vérifier les succès qu'on lui a attribués. En se livrant à cet examen, l'on est bientôt convaincu que, dans beaucoup de cas, les malades ont guéri malgré le traitement, après avoir lutté, comme on l'a dit souvent, contre le mal et le remède; que, dans d'autres, les moyens perturbateurs n'ont pas eu de résultats fâcheux, parcequ'ils ont excité une crise, c'est-à-dire qu'ils ont étendu leur influence à d'autres parties que celle que l'on a stimulée, et ont ainsi provoqué une irritation révulsive : « C'est ce qui explique , dit M. Broussais (1), pourquoi toutes les gastro-entérites surirritées ne sont pas mortelles. » En effet, quand ces maladies ont été traitées par les toniques, on observe presque constamment des phénomènes critiques, tandis qu'ils surviennent fort rarement quand on a employé le traitement antiphlogistique. Enfin, on remarquera que beaucoup de stimulants provoquent des évacuations qui produisent ordinairement un soulagement momentané; mais que , dans le plus grand nombre de cas, ils ne laissent pas moins persister l'irritation, et souvent même ajoutent à son intensité.

(1) Examen, prop. ccxciii.

C'est ainsi que l'on peut expliquer la vogue des diu-
rétiques, des sudorifiques, et surtout des purgatifs,
employés avec profusion dans le traitement des irritations du canal intestinal et des autres viscères abdominaux. Toutefois il est incontestable que les stimulants sont souvent des moyens fort précieux dans le
traitement des surexcitations; tels sont ceux que l'on
oppose aux irritations intermittentes dans les intervalles que leurs accès laissent entre eux aux sub-inflammations syphilitiques, herpétiques, psoriques, et
même à des irritations sanguines de la peau et des
membranes muqueuses. Comment expliquer la guérison d'une irritation par un stimulant qui n'étend
pas son action à d'autres parties que celle sur laquelle
on l'applique? Il nous paraît aussi impossible que superflu de le tenter : les faits existent; contentons-
nous de les constater, et de les faire tourner au profit
de la thérapeutique.

Éclairé par les principes de la doctrine physiologique, et s'appuyant de l'autorité d'un grand nombre
de praticiens célèbres, M. Vallée a démontré, dans
sa thèse (1), le danger de la méthode perturbatrice et
des diverses classes de toniques dans le plus grand
nombre des maladies. Les erreurs qu'il combat sont
encore trop accréditées, et sa thèse présente par elle-
même trop d'intérêt, pour ne pas mériter une analyse
étendue.

Afin d'examiner toutes les contre-indications qui se

(1) Aperçu des circonstances qui s'opposent à l'emploi des principales classes de médicaments, Paris, 1820, n° 219.

présentent dans l'emploi des différents moyens médicamenteux, M. Vallée a formé plusieurs groupes de ceux qui ont des propriétés analogues, et, parcourant ensuite le cadre nosographique, il recherche toutes les circonstances qui s'opposent à l'emploi de chaque classe de médicaments.

Toniques et stimulants. La pléthore est regardée par tous les praticiens comme une contre-indication formelle à l'emploi des toniques et des stimulants; on conçoit, en effet, combien ils favoriseraient les congestions dans les organes sur lesquels ils agiraient, puisqu'il existe alors dans toute l'économie une grande disposition aux irritations. Cette diathèse inflammatoire n'est pas toujours accompagnée de la pléthore, mais elle proscrit aussi formellement que celle - ci l'emploi des stimulants, sous l'influence desquels on verrait bientôt se manifester des phlegmasies ou des hémorrhagies. Lorsque celles-ci sont survenues, on doit proscrire, avec plus de soin encore, les toniques et les stimulants de toute espèce, excepté lorsqu'elles affectent le type intermittent, et dans quelques autres circonstances très limitées que l'on indiquera dans la suite. Si l'on voit quelquefois des inflammations commençantes disparaître à la suite d'une boisson stimulante, qui n'a pas été nuisible parcequ'elle a provoqué une évacuation critique, c'est-à-dire une action révulsive; si l'on a vu assez souvent des applications astringentes guérir à leur début une ophtalmie ou une blennorrhagie, par une nouvelle modification introduite dans l'action organique de la par-

tie, on ne doit regarder ces exemples que comme des
événements heureux qu'il n'est jamais permis d'espérer, et le vrai médecin ne suivra jamais une pratique hasardeuse, lorsqu'il possède des moyens dont
les effets sont plus certains. Les toniques ne sont
pas moins dangereux dans les inflammations des individus faibles que dans toute autre circonstance ;
on ne doit donc pas les administrer sous prétexte de
favoriser la réaction, ou bien ils ne feront presque
toujours qu'ajouter une énergie nouvelle à l'inflammation, ou ils étendront l'irritation à d'autres organes. Sydenham dénonça autrefois les mauvais effets
de la méthode stimulante dans la variole et les autres
phlegmasies éruptives ; et, malgré quelques observations d'exanthèmes rappelés et guéris par cette méthode, les médecins prudents ont suivi la pratique du
médecin anglais. Cependant il en est encore un grand
nombre qui ont recours aux toniques toutes les
fois qu'ils croient avoir à craindre l'adynamie. Ils
ignorent qu'ils ajoutent ainsi au danger des phlegmasies internes qui produisent la prostration ou la disparition des exanthèmes. De toutes les phlegmasies,
il n'en est aucune assurément qui se refuse davantage
aux toniques et aux stimulants que celle de la membrane muqueuse gastro-intestinale; et c'est malheu-
reusement dans cette maladie qu'ils ont été le plus
prodigués, à cause de la débilité extérieure qui l'accompagne souvent, et de l'ignorance complète dans
laquelle on était plongé avant les travaux de M. Broussais sur l'origine des symptômes par lesquels elle se

manifeste. Cet objet sera traité avec tous les détails qu'il comporte dans l'histoire de la gastro-entérite; il suffit de signaler ici les circonstances qui doivent avertir le médecin de résister à l'impulsion qui le porte à stimuler, quand cette inflammation s'unit à quelque indication des toniques. Il s'en abstiendra toutes les fois qu'il observera la rougeur du pourtour de la langue, la soif, la perte de l'appétit, la sécheresse et la chaleur de la peau, la fréquence du pouls. M. Vallée observe avec raison que ce sont là les symptômes de la gastro-entérite bien dessinée, et qu'il existe beaucoup d'autres nuances de cette maladie, qui, quoique se présentant avec des caractères moins tranchés, n'en repoussent pas moins l'emploi des stimulants. On ne saurait donc faire une étude trop approfondie de tous les degrés de cette inflammation, puisque l'état des voies digestives doit modifier à chaque instant la conduite du médecin. Il faut dire la même chose des diarrhées qui viennent compliquer fréquemment la dernière période des phlegmasies chroniques; comme elles ajoutent à la débilité, on voit la plupart des médecins administrer alors des toniques, tandis que ce n'est que par les adoucissants qu'ils pourront guérir l'inflammation du colon, qui donne lieu à cet accident. Il en est de même du choléra-morbus, qui est produit par une gastro-entérite jointe souvent à une irritation plus ou moins vive du foie. Il ne fait tant de ravages dans l'Inde et en Amérique que parceque l'on prodigue les stimulants les plus actifs à ceux qui en sont atteints; et il n'affecte un si grand nombre d'individus que parcequ'ils font tous usage des mêmes moyens, à titre de préservatifs, quand cette affection règne épidémiquement.

Les stimulants se sont introduits aussi dans le traitementdes inflammations des autres membranes muqueuses. On connaît l'usage que l'on a fait généralement des balsamiques, des scillitiques, du kermès, et autres *incisifs*, au déclin des catarrhes pulmonaires et des pneumonies, et dans l'état chronique de ces maladies. Quand ces substances ne produisent pas une révulsion sur l'estomac, elles ajoutent à l'inflammation des organes de la respiration, car on sait qu'elles ont la propriété de stimuler la membrane muqueuse bronchique. Quand elles guérissent, ce n'est encore une fois qu'en irritant l'estomac ; et il suffit pour en être convaincu de se rappeler que les médecins ont donné, dans les mêmes cas, l'ipécacuanha à petites doses, répétées chaque matin, de manière à ne produire que des nausées. On fait aussi un grand abus des balsamiques et des astringents dans les inflammations de la membrane muqueuse génito-urinaire. Ils sont souvent avantageux, il est vrai, quand elles sont chroniques depuis long-temps, que la chaleur, la rougeur et la douleur ont disparu, et qu'elles ne se manifestent plus que par l'augmentation de la sécrétion de la membrane ; mais alors ils doivent encore être employés avec la plus grande circonspection, principalement chez les femmes, dans le traitement du catarrhe vaginal. On ne saurait trop blâmer les praticiens qui traitent les cystites et les uréthrites les plus aiguës par les stimulants, parcequ'ils réussissent dans l'état chronique de ces affections. Combien de cancers du col, de l'utérus, de suppression de règles, d'ophtalmies funestes, de rétrécissements de l'urèthre, de subinflammations des testicules, de cystites chroniques, sont le résultat de l'emploi des astringents dans le traitement des inflammations de la muqueuse génito-urinaire !

Les toniques donnés généralement dans les inflammations chroniques des membranes séreuses et des organes parenchymateux ne font que prolonger et augmenter l'intensité des pleurésies, des péritonites, des pneumonies et des hépatites chroniques. C'est à leur abus que l'on doit la plupart des désorganisations amenées par ces phlegmasies, et ce sont encore autant les stimulants que les sympathies provoquées par celle-ci qui produisent la gastro-entérite qui vient compliquer ces affections et accélérer la ruine des malades. On peut en dire autant des inflammations chroniques des muscles et du système fibro-séreux des articulations. Si les sudorifiques sont quelquefois utiles dans les rhumatismes chroniques, ils ajoutent presque toujours à leur intensité quand ils sont aigus; et si l'on veut alors provoquer une révulsion sur la peau, ce n'est que par les substances que les auteurs ont appelées sudorifiques froids, c'est-à-dire les boissons aqueuses ou acidules chaudes. Quelle que soit la période de l'inflammation des articulations, et la constitution des individus qui en sont affectés, les toniques doivent toujours être proscrits du traitement de cette phlegmasie, puisque, comme on le verra plus tard, elle est souvent sympathique d'une gastro-entérite aiguë ou chronique; et que, dans le cas où elle est primitive, l'inflammation de la membrane muqueuse digestive qui vient souvent la compliquer ramène ses accès plus fréquemment et les rend plus intenses.

Les hémorrhagies sont une des maladies dans lesquelles on a le plus abusé des toniques. Toutes les fois qu'elles s'accompagnaient de faiblesse et qu'elles n'étaient pas précédées du *molimen*, on leur opposait les médicaments de cette classe, pour remédier au relâchement, à la débilité dont on prétendait qu'elles étaient l'effet. Mais ce n'est qu'en changeant en inflammation l'irritation hémorrhagique que l'on arrête l'écoulement du sang. On substitue donc une affection plus grave à celle qui existait. De là, les gastrites, les pneumonies chroniques, et les métrites, que l'on observe si fréquemment lorsqu'on a opposé les stimulants aux hémorrhagies, aux hématémèses et aux ménorrhagies. On ne doit donc jamais avoir recours aux toniques astringents, quand l'hémorrhagie a lieu par un organe dont les inflammations sont fâcheuses. On doit toujours alors se borner aux saignées, aux adoucissants et à la diète, et recourir aux révulsifs si ces moyens ont échoué, et que la faiblesse du malade ne permette plus d'en user.

On a démontré précédemment, avec assez de détail, que les dégénérations organiques n'étaient que des résultats de l'inflammation chronique; et on a cité trop d'exemples de guérisons par la méthode anti-

phlogistique, pour qu'il soit utile de s'arrêter à démontrer qu'on aggrave ces affections en leur oppo-
sant, comme on le fait si souvent, les toniques de
toute espèce.

La doctrine physiologique bannit ces moyens du
traitement du scorbut même, dans lequel on les
administre avec profusion. Nous ne parlons pas seulement du scorbut fébrile, c'est-à-dire de celui qui
s'accompagne d'une inflammation viscérale ; la contradiction est ici trop formelle pour que l'homme le
moins versé dans la physiologie ne sache pas l'apprécier. Mais cette proscription s'étend aussi au scorbut
froid. M. Broussais a démontré que cette maladie n'é-
tait pas le résultat de la faiblesse, mais bien une
altération de la sanguification et de la nutrition, qui
se développent sous des influences tout autres que les
débilitantes, et que ce n'était que par un air pur, sec
et chaud, par un régime végétal et par les acides
végétaux, que l'on pouvait y remédier sans danger.
Toute cette foule de stimulants, de substances âcres,
prodigués sous le nom d'antiscorbutiques, ne sont
propres qu'à développer l'inflammation des viscères,
à laquelle ces malades sont plus prédisposés que les
autres individus. Si on se permet quelques toniques
légers, du vin vieux par exemple, ce ne doit être que
dans les cas où les digestions languissent, se font mal,
et où le défaut d'action de l'estomac dépend bien véritablement de son asthénie.

M. Vallée fait observer que les névroses sont les
maladies où l'administration des stimulants et des to-

niques qu'on leur oppose, sous le nom d'antispasmodiques, a le moins d'inconvénients ; nous devons
toutefois dénoncer encore les dangers de cette pratique dans un grand nombre de ces affections. Remarquons, en effet, que l'irritation purement nerveuse n'est presque jamais que passagère : alors on
lui oppose les stimulants ; mais lorsque l'irritation
affecte pendant quelque temps les capillaires nerveux
d'une membrane muqueuse, elle est presque toujours
partagée par les vaisseaux sanguins. Observons encore que ces phénomènes appelés nerveux qui se
manifestent dans d'autres parties que celles où ils ont
leur source ne sont que les résultats des sympathies
provoquées par une inflammation chronique chez
un individu dont le système nerveux est prédominant,
et conséquemment plus irritable que tous les autres.
M. Broussais a démontré que presque toutes les prétendues névroses digestives, les dyspepsies, les gas-
trodinies, les vomissements *spasmodiques*, l'hypochondrie, etc., n'étaient que des nuances de la gastrite
chronique, qu'elles étaient même quelquefois provoquées par les désorganisations amenées par celle-ci.
Que l'on juge alors des effets sur l'estomac de tous
les toniques que l'on prodigue dans ces cas. Nous en
dirons autant des névroses de la génération. L'hystérie, et les autres accidents nerveux auxquels tant de
femmes sont sujettes, sont presque toujours les résultats d'une irritation chronique de l'utérus, accompagnée très souvent de celle de l'estomac; aussi
observe-t-on toujours que ces femmes n'éprouvent

de soulagement que de l'usage d'un régime adoucissant, des bains, de l'exercice habituel des jouissances
vénériennes, ou au contraire de l'abstinence du coït,
suivant que la maladie est produite par la privation
ou l'abus des plaisirs de l'amour. Et tout le monde
peut observer que les stimulants prodigués à ces malades, à titre d'antispasmodiques, ne font que dété-
riorer leur constitution, aggraver et éterniser leur
maladie. Les travaux récents de l'anatomie pathologique ont beaucoup restreint le nombre des névroses
de la respiration et de la circulation; toutefois il est
certains troubles de ces deux fonctions qui sont véritablement le résultat d'une irritation nerveuse; dans
ces cas, on doit recourir aux antispasmodiques;
mais dans cette circonstance, comme dans toutes les
autres, on doit toujours tenir un compte scrupuleux
de l'état de l'estomac; car telle substance qui serait
antispasmodique si cet organe était sain, produirait
un effet contraire s'il était irrité, parceque l'accroissement de son irritation développerait des sympathies
qui seraient ressenties par les organes dont on voulait
modifier l'action. La vérité de cette proposition sera
bientôt démontrée dans un article consacré à l'examen
des propriétés de la digitale. Il est superflu de signaler
les dangers des stimulants dans les névroses de la
locomotion, puisqu'elles sont les symptômes d'une
irritation du centre sensitif et de ses enveloppes.

Avant de suivre M. Vallée dans l'examen d'une
autre classe de médicaments, nous devons dire quelques mots d'une théorie aussi bizarre qu'erronée qui

est en vogue depuis quelques années en Italie, et qui s'est même répandue parmi quelques médecins qui admettent avec bien plus de facilité les opinions les plus absurdes, nées au-delà des Alpes, du Rhin ou de la Tamise, que les vérités découvertes par leurs concitoyens.

Lorsque Brown attribua les phénomènes par lesquels la vie se manifeste à l'action des stimulants sur les tissus organisés, il prétendit qu'il n'existait pas d'agents débilitants, et que ceux qui étaient regardés comme tels, n'étaient que des stimulants dont l'action moins énergique déterminait une excitation trop faible. En conservant la plupart des dogmes fondamentaux du brownisme, Rasori et ses disciples ont admis, au contraire, l'existence d'agents qui exercent sur les tissus une action opposée à celle des stimulants, qui détruit par conséquent les effets produits par ceux-ci, et qui elle-même peut donner lieu à des maladies qui ne peuvent être guéries que par les excitants. De là l'origine du *contre-stimulisme*. Les browniens d'Italie regardent comme *contre-stimulants*, non seulement le froid, la saignée et les mucilagineux, mais aussi les purgatifs, les émétiques, la digitale, tous les amers, la plupart des médicaments minéraux, parmi lesquels ils ne comptent presque pas de stimulants. Il faut être bien peu avancé dans l'étude de la physiologie pathologique pour voir des contre-stimulants dans les préparations d'antimoine, l'aloès, etc., parceque l'irritation qu'ils ont provoquée dans le canal intestinal aura guéri une pleurésie. « Les médecins italiens, dit M. Broussais (1), n'ont donc jamais observé des vomissements incoercibles et des superpurgations, qui ne sont que des phlegmasies muqueuses gastro-intestinales, à la suite des émétiques et des drastiques ? » L'auteur de l'examen s'étonne, avec raison, que l'on ait pu attribuer ces effets aux contrestimulants, et il demande s'ils sont différents de ceux que produisent les autres stimulants, et s'il n'y a pas une identité parfaite entre les traces que laissent sur les cadavres les prétendus contre-stimulants, et celles des maladies dont le caractère inflammatoire est bien avoué (2). «Si quelquefois, dit M. Broussais, les *contre-stimulateurs* ont vu guérir les maladies d'irritation auxquelles ils appliquent des excitants décorés du titre de contre-stimulants, c'est, ou qu'ils en paralysaient l'effet perturbateur par de copieuses saignées, par le régime et par l'abondance des liquides aqueux et mucilagineux auxquels il les avaient associés, ou parcequ'il survenait une évacuation révulsive. » Il est donc évident que les substances rangées parmi les contre-stimulants par les Italiens, ne sont la plupart que des excitants qui diminuent l'irritation d'une autre partie que celle où ils sont appliqués, en déterminant dans celle-ci une action révulsive, et que les contre-stimulants, proprement dits, ne sont que les agents dont nous avons parlé précédemment sous le titre de débilitants.

Les fâcheux résultats du défaut absolu d'applica-

(1) Examen, tome I, page 165.
(2) *Ibid.*, tome I, page 167.

tion de la physiologie à la pathologie, sont surtout remarquables dans cette théorie des browniens d'Italie. Est-il nécessaire de faire remarquer qu'ils ont encore été conduits à cette erreur par l'habitude d'étudier l'économie en masse, comme un tout homogène, sinon par la structure, du moins par les phénomènes? Parceque l'usage de l'émétique ou des purgatifs en irritant le canal intestinal fait cesser une ophthalmie, un érysipèle, ce sont des contre-stimulants! A ce titre, les cantharides, le moxa, le cautère incandescent sont aussi des contre-stimulants. N'est-il pas évident, que la contre-stimulation n'est ici qu'indirecte, n'est que la conséquence, le contre-coup de l'irritation produite par ces agents dans la partie sur laquelle ils ont été appliqués?

Narcotiques. M. Vallée examine, comme il l'a fait pour les toniques, les circonstances qui contre-indiquent l'emploi de ces médicaments, parmi lesquels il choisit l'opium pour type. Quoiqu'en général on n'abuse pas des médicaments de cette classe comme de ceux de la précédente, il n'est pas moins important de signaler les circonstances où leur emploi peut être dangereux.

La disposition aux congestions cérébrales, qui accompagne très souvent la pléthore, suffit pour bannir l'opium du traitement des affections auxquelles se joindrait cet état de l'économie. On devra aussi, pour le même motif, être très circonspect dans son emploi chez les enfants et les vieillards, puisqu'il existe une grande disposition aux congestions cérébrales à ces deux époques de la vie. L'insomnie est une des circonstances qui engagent le plus le médecin à recourir à ce médicament; cependant son emploi peut avoir souvent dans ee cas des conséquences fâcheuses. Toutes les fois que cet accident dépend d'une vive excitation du cerveau, il est évident que l'opium ne fera qu'ajouter à celle-ci; si l'insomnie est le résultat de la stimulation produite sur le cerveau par un organe enflammé, les meilleurs calmants seront alors les antiphlogistiques. Ce que nous disons de l'insomnie est applicable à la douleur qui dépend d'une inflammation; il est absurde d'essayer alors de la calmer par les narcotiques; on ne pourra y réussir que par les moyens propres à éteindre la phlegmasie qui la produit. Si l'on parvient dans ces cas à faire taire la douleur, ce n'est qu'en jetant le malade dans un état de stupeur qui enraye toutes les fonctions en émoussant la sensibilité, et qui, rendant plus obscurs les phénomènes sympathiques, ne permet plus de juger de l'état de la phlegmasie. Observons en outre que la congestion cérébrale qu'il détermine peut avoir par elle-même les conséquences les plus graves. Dans le cas contraire, où la douleur est le résultat d'une irritation purement nerveuse, on lui opposera avec succès et sans danger les narcotiques. Tous les médecins s'accordent à proscrire l'opium du traitement de toutes les phlegmasies aiguës. Il est bien remarquable, en effet, qu'il ajoute à la stimulation générale, en même temps qu'il émousse la sensibilité cérébrale, en déterminant une congestion fâcheuse dans l'encéphale. Remarquons aussi que l'opium déposé dans un estomac enflammé le stimule très vivement, à tel point que nous avons vu plusieurs fois la langue se sécher et devenir fuligineuse après l'administration de ce médicament dans des gastro-entérites. Peut-être pourrait-on l'employer avec avantage au début de quelques inflammations externes ; du moins nous avons fait plusieurs fois avorter des blennorrhagies en introduisant jusque dans la fosse naviculaire, à l'époque où l'ardeur éprouvée pendant l'émission de l'urine annonçait le développement de l'urétrite, un cylindre d'opium brut auquel on donnait cette forme après l'avoir fait ramollir dans l'eau. Nous étendrons la proscription de l'opium, que le plus grand nombre des médecins ont banni du traitement des inflammations aiguës, à celui des inflammations chroniques. Si quelquefois, dans cet état comme dans le premier, il a procuré de bons effets, ce n'est que par la propriété qu'il a de produire la sueur ; et c'est sans doute à cette action révulsive que l'on doit attribuer les guérisons de *fièvres bilieuses* obtenues à l'aide du laudanum par M. le docteur Husson, qui les a rapportées dans l'Annuaire médico-chirurgical des hôpitaux de Paris. Mais, dans l'incertitude d'obtenir cette action révulsive, on doit s'abstenir, dans les phlegmasies, des narcotiques comme des toniques, puisqu'ils peuvent ajouter à l'intensité de l'inflammation. Il est cependant un cas qui doit faire déroger à ce principe : M. Broussais a constaté en effet, que l'opium produisait des résultats avantageux dans les colites chroniques, lorsqu'il n'y a plus ni douleur, ni fièvre, ni ténesme, et quand les déjections ne sont plus ni sanguinolentes, ni très abondantes.

Les narcotiques doivent donc être restreints au traitement des irritations purement nerveuses. On peut encore y recourir avec circonspection pour calmer les douleurs qui accompagnent certaines désorganisations ; enfin, la chirurgie en retire aussi de grands avantages pour borner les progrès de plusieurs ulcérations, et spécialement de celles qui sont entretenues par l'affection syphilitique.

Vomitifs. On a fait un si grand abus de ce genre de médicaments, qu'il est fort peu de maladies au traitement desquelles il n'ait été appliqué ; c'est-à-dire qu'il n'est guère de désordre que n'ait produit la fureur de cette méthode, qui, à diverses époques, s'est emparée de la médecine pratique. Les succès dont elle a été suivie dans les climats froids, et chez des peuples peu irritables, et l'humorisme, qui a aveuglé les médecins pendant tant de siècles, l'ont accréditée dans des contrées et chez des hommes qui n'étaient plus dans les mêmes conditions. En vain la fréquence de ses funestes effets et l'étendue de ses ravages réclamait contre cette pratique ; en vain un grand nombre de médecins, parmi lesquels on remarque principalement Hoffmann et de Haën, révoltés de ses funestes conséquences, l'attaquèrent avec véhémence : la routine et l'esprit de système l'emportèrent. Le préjugé a résisté à l'évidence des faits et aux raisonnements les plus accablants ; et l'on aura encore long-temps à gémir de l'opiniâtreté de certains hommes, aux yeux de qui l'ancienneté d'une méthode est un titre d'infaillibilité. Toutefois l'humanité a déjà ressenti les bienfaits de l'opposition vigoureuse que M. Broussais a élevée contre cette pratique; et, dans le grand nombre de services qu'il a rendus, celui-ci sera signalé comme un des plus importants.

M. Vallée a présenté toutes les contre-indications que le tempérament, le sexe, et la nature des maladies apportent à l'emploi des vomitifs. Quoique l'on doive dans la suite parler avec détail des dangers des vomitifs dans la gastro-entérite, nous n'en devons pas moins rapporter ici ce que ce médecin a écrit sur les contre-indications de cette méthode, puisqu'on l'a appliquée à toutes les maladies.

Le tempérament sanguin et la pléthore repoussent les vomitifs à cause de l'influence du vomissement et de l'irritation de l'estomac sur la production de l'apoplexie; il en est de même de la première enfance et de la vieillesse. Stoll s'abstenait du vomitif chez les vieillards, par la crainte des congestions cérébrales. Le tempérament nerveux est aussi une contre-indication formelle à l'emploi de ces moyens, à cause de la grande irritabilité des individus qui en sont doués. Il n'est pas rare de voir l'émétique produire chez eux des spasmes, des convulsions, et d'autres névroses encore. Il suffit de savoir que la constitution bilieuse dépend d'une grande irritabilité du foie jointe à un état semblable de l'estomac et du duodenum, pour proscrire l'émétique du traitement des maladies des individus qui la présentent. Il est remarquable que c'est dans ce cas que les médecins, trompés par de fausses apparences, l'ont le plus préconisé. Pourquoi n'ont-ils pas traité le ptyalisme par les sialagogues ? Pour être conséquents, ils devaient le faire ; ils n'auraient pas été plus absurdes dans un cas que dans l'autre : il est vrai qu'ils ne savaient pas que la bile vomie ne préexistait pas à l'administration de l'émétique. Les individus d'une constitution lymphatique, molle, chargée d'obésité, doués d'une sensibilité obtuse, sont ceux chez lesquels l'emploi de l'émétique produit le moins de résultats fâcheux. Cette circonstance n'est pas suffisante pour engager à y avoir recours. Les vomitifs ne guérissent les inflammations qu'en produisant une révulsion : or, comme l'estomac en est presque toujours le siége, et que, chez les individus lymphatiques, les gastrites sont plus fâcheuses que chez les autres, à cause de la facilité avec laquelle elles passent à l'état chronique, on devra traiter leurs inflammations par d'autres moyens, et, si l'on veut recourir à la révulsion, il faudra l'établir sur des organes moins importants. La débilité s'oppose aussi à l'emploi des vomitifs. Chez les individus faibles, les organes sont ordinairement très irritables, et l'état de violence dans lequel le vomissement met l'économie produirait presque infailliblement une congestion sur quelqu'un d'entre eux. On devra être plus circonspect encore dans l'emploi de l'émétique chez les femmes que chez les hommes, à cause de la susceptibilité plus grande des premières et de leur

aptitude plus marquée aux accidents nerveux. On
doit l'interdire rigoureusement pendant l'écoulement
menstruel, dans la crainte de donner lieu à la ménorrhagie, ou, au contraire, à la suppression des règles.
La plupart des médecins l'ont prohibé aussi pendant
la gestation, parcequ'il expose les femmes à des
pertes et à l'avortement. L'écoulement des lochies est
une contre-indication formelle à l'emploi des vomitifs, non seulement à cause du danger de leur suppression, mais parceque tous les viscères abdominaux sont alors dans un état d'irritabilité extrême, et
que la stimulation des voies digestives et les efforts
du vomissement pourraient donner lieu à des phlegmasies graves.

M. Vallée fait remarquer qu'il est peu d'inflammations qui ne repoussent l'usage des vomitifs, principalement quand elles sont assez intenses pour provoquer des sympathies qui sont ressenties par les
viscères et principalement par l'estomac. Cependant
comme cet organe présente des signes d'irritation dès
le début de presque toutes les phlegmasies, on croit
voir l'indication de donner des vomitifs, parcequ'ils sont attribués à l'état saburral : ainsi, au début
des phlegmasies cutanées, on administre l'émétique;
et, d'après l'idée d'un principe morbifique à expulser,
et la propriété diaphorétique reconnue à ce médicament, on se propose, par ce moyen, de favoriser
l'éruption, et le même principe s'étend aux cas de
disparition de l'exanthème. Mais nous savons maintenant que les phlegmasies éruptives sont préparées

par une gastro-entérite, que c'est par celle-ci que la maladie débute, que l'éruption est toujours proportionnée à son intensité, qu'elle ne disparaît que par l'exacerbation de la gastro-entérite qui en opère la révulsion (1). N'est-il pas évident alors qu'administrer l'émétique au début de la variole, c'est s'efforcer de rendre confluente l'éruption, et qu'en le donnant pour rappeler celle-ci, on ajoute à l'intensité de la gastro-entérite, cause de tous les accidents. L'érysipèle symptomatique d'un embarras gastrique paraît faire exception en faveur des vomitifs, dit M. Vallée. Nous ne partageons pas cette opinion; car c'est accorder qu'il est préférable de traiter le premier degré de la gastro-entérite par les vomitifs que par la diète et les adoucissants. On verra plus tard quelle méthode a le plus d'avantages, et surtout le moins d'inconvénients.

A la tête des phlegmasies des membranes muqueuses, il semblerait, pour ainsi dire, puéril, ainsi que l'observe M. Vallée, de placer la gastrite, comme contre-indiquant formellement les vomitifs, si l'on ne connaissait l'abus effrayant que l'on en a fait, et que trop de médecins en font encore dans les *embarras gastriques* et les *fièvres*, qui ne sont que des gastro-entérites, qui étaient exaspérées par là au point de revêtir ce caractère adynamique, contre lequel venait échouer le formidable appareil de toniques qu'on lui opposait. Cet objet sera examiné avec détail dans un autre lieu; contentons-nous d'établir ici un principe

(1) Examen, Propos. cxlii.

général qui ne doit souffrir aucune exception : toutes les fois que les signes de la gastrite existent, on doit repousser l'idée de donner des vomitifs, en dépit de tous les signes indicateurs de la surcharge bilieuse ou saburrale des premières voies. M. Vallée fait remarquer que l'inflammation des autres portions du canal digestif ne paraît guère moins ennemie de l'émétique, parcequ'elle existe rarement sans que l'estomac y participe plus ou moins, et que l'effet révulsif qu'il a quelquefois produit dans la dysenterie, présente trop de chances défavorables pour qu'un médecin prudent ait recours à une pratique aussi hasardeuse. Il en est de même de l'angine; si elle existe seule, il serait erroné de tenter la révulsion sur l'estomac, quand on peut la faire rapidement cesser par une application de sangsues. Si elle est compliquée de l'irritation de ce viscère, on les guérira toutes deux par les antiphlogistiques; et on ne peut pas accorder la même innocuité à l'émétique, qui, du reste, lorsqu'il réussit, ne produit pas des effets aussi merveilleux que semblent le croire ses prôneurs. Les phlegmasies des membranes séreuses sont si douloureuses, s'accompagnent d'une anxiété si grande, et réveillent tant de sympathies, qu'elles doivent toujours exclure l'emploi des vomitifs. L'emploi qu'en faisait Stoll, dans les pleurésies et les autres phlegmasies des viscères thoraciques, était fondé sur l'influence qu'il attribuait à la bile sur la production de ces maladies. Cette étrange opinion est aujourd'hui trop surannée pour mériter l'attention de la critique, et l'on peut affirmer que, sous un autre ciel, et chez des individus plus irritables, il n'eût pas obtenu les nombreux succès qui, dans d'autres climats, ont été la cause de bien des ravages. Du reste, toute la question nous semble se réduire aux réflexions suivantes : l'émétique opposé aux phlegmasies ne peut les guérir que par la révulsion qu'il produit sur la muqueuse digestive ou sur la peau, ou bien par l'évacuation de la bile qui serait la cause de la maladie. Nous le répétons, cette dernière opinion ne sera plus soutenue par aucun médecin, et si des praticiens, d'ailleurs recommandables, suivent cette pratique, ce n'est pas parcequ'ils font jouer ce rôle à la bile, mais parcequ'ils sont prévenus en faveur des bons effets de l'émétique, qu'ils se sont laissé tromper par les succès de Stoll; et il est si vrai qu'ils s'en rapportent plus à l'autorité des auteurs qu'aux résultats de leur propre expérience, que si les vomitifs donnent lieu à des accidents, ils sont loin de les attribuer à ces médicaments. Ajoutons encore que la bile vomie n'a été sécrétée en plus grande quantité que sous l'influence de la stimulation produite dans la muqueuse gastrique par l'émétique, de même que l'introduction des sialagogues dans la bouche y fait affluer la salive. Quand les vomitifs produisent des effets heureux dans les phlegmasies, ce n'est donc qu'en déterminant des révulsions. Or, la méthode révulsive est très dangereuse dans les inflammations aiguës, et il n'est pas un praticien raisonnable qui ose y recourir dans cet état des phlegmasies. On ne doit donc pas opposer les vomitifs à une pleurésie aiguë, d'autant moins que l'on tend à rendre le siége de la révulsion un organe qui n'est déjà que trop irrité, et dont les inflammations sont graves. D'un autre côté, si la maladie devient chronique, et qu'on veuille lui opposer les révulsifs, il est incontestable qu'ils ne produiront nulle part d'effets aussi avantageux qu'appliqués sur la peau, et que là ils seront sans danger. Si l'on ajoute que les symptômes bilieux sont le résultat de l'irritation plus ou moins vive du foie, jointe à celle de l'estomac et du duodenum, on concevra tout le danger de l'émétique dans les maladies dites *bilieuses*.

On voit donc, en résumé, que les vomitifs doivent être bornés, dans le traitement des phlegmasies, aux cas extrêmement rares où l'on doit choisir l'estomac pour siége de la révulsion. Ce que nous disons ici de la pleurésie, nous l'appliquons à toutes les autres inflammations.

M. Broussais proscrit les vomitifs du traitement de la péritonite, à quelque degré qu'elle existe ; on voit dans plusieurs observations qu'il rapporte qu'ils ont suffi pour donner lieu à cette maladie. Selon lui, les efforts convulsifs des muscles abdominaux, et la compression qui en résulte pour les viscères du même nom peuvent produire cette phlegmasie, quand il existe déjà quelque circonstance prédisposante, et *à fortiori* l'exaspérer quand elle est développée. Quelque imposante que soit l'autorité de Desault, la ménynginite sera l'objet d'une réserve non moins rigoureuse; l'influence de l'irritation de la membrane muqueuse digestive sur la production des plegmasies encéphaliques est trop connue aujourd'hui pour que l'on se permette de recourir aux vomitifs, quand on possède d'autres moyens de révulsion tout aussi puissants. L'hépatite étant toujours liée à une gastro duodénite, sera exaspérée par les vomitifs; Stoll lui-même les défend quand elle est aiguë : on doit aussi les bannir du traitement de l'état chronique, pour les mêmes motifs. Ils seraient aussi nuisibles dans la néphrite et la métrite, à cause de leurs connexions avec l'estomac, et de la violence que les organes enflammés éprouveraient pendant les efforts du vomissement. Nous ne reviendrons pas sur la pneumonie; ce que l'on a dit de la prétendue pleurésie bilieuse lui est en tout applicable. Le caractère de mobilité des inflammations articulaires, leur coexistence si fréquente avec la gastro-entérite, soit aiguë, soit chronique, font assez sentir les dangers de l'emploi des vomitifs dans leur traitement.

Ils doivent être bannis de celui de toutes les hémorrhagies; outre qu'ils favorisent et qu'ils augmentent la congestion, ils ont ici un autre effet fâcheux, celui d'augmenter directement l'écoulement du sang, par les efforts qu'ils suscitent. On a déjà signalé plus haut les dangers de l'émétique pendant le temps de l'écoulement des règles; il est donc évident qu'il serait nuisible dans les ménorrhagies, et plusieurs médecins, du reste, ont observé leurs funestes effets dans ce cas. Cullen l'a vu aggraver les hémoptysies, et tous les thérapeutistes ont signalé ses dangers chez les individus prédisposés à cette hémorrhagie.

L'emploi des vomitifs dans l'apoplexie a été le sujet d'une foule de controverses. Les fauteurs de cette méthode ont prétendu qu'ils étaient avantageux, en produisant une secousse favorable qui réveillait l'action du cerveau, en rétablissant l'équilibre de la vitalité, et en déterminant la diaphorèse. Leurs adversaires ont répondu que, dans le vomissement, le sang était chassé avec violence vers le cerveau, que cet acte, suffisant pour déterminer une congestion cérébrale, doit l'augmenter quand elle existe. Les médecins physiologistes ajoutent que, par la diminution de l'influx cérébral, le vomissement étant devenu difficile dans l'apoplexie, on ne peut le susciter que par des doses énormes d'émétique qui stimulent très vivement l'estomac; que l'irritation de ce viscère est une des causes les plus fréquentes de cette maladie, que par conséquent les vomitifs ne peuvent qu'ajouter au danger. M. Vallée n'a pas osé se prononcer sur cette question; sa solution nous paraît cependant facile. En effet, on ne pourra donner l'émétique sans inconvénient qu'à des individus pâles, lymphatiques, peu disposés aux congestions sanguines, après que l'on aura eu recours aux saignées; on n'est pas certain, du reste, de déterminer une révulsion, tandis qu'il est facile de la produire sur la peau, et que cette méthode est exempte de tout danger.

Les palpitations, les convulsions, et toutes les autres

névroses, et encore plus celles de l'estomac, sont des contre-indications formelles à l'emploi des vomitifs. Les auteurs ont ajouté avec raison à celles-ci les anévrismes du cœur et des gros vaisseaux, les hernies irréductibles, et celles qui sont étranglées; on y pourrait peut-être joindre celles qui sont réduites, car on sait que plus d'une fois le brayer s'est rompu pendant les efforts du vomissement et que la hernie s'est étranglée par cet accident.

Purgatifs. L'humorisme a plus abusé encore de cette classe de médicaments que des vomitifs, et l'on peut leur appliquer la plupart des principes qui ont été établis pour l'emploi de ceux-ci. Comme eux, ils agissent sur la membrane muqueuse digestive, qu'ils irritent; mais ils produisent, en outre, une évacuation de liquide qui est assez considérable pour que l'on en doive tenir compte. Une autre différence qui existe entre leur action et celle des premiers dépend de ce que ceux-ci stimulent presque exclusivement l'estomac, tandis que les purgatifs agissent principalement sur les intestins, et beaucoup plus sur le colon que sur les intestins grêles. Les purgatifs doivent aussi être distingués entre eux sous le rapport du degré de leur action. Les uns, en effet, ne produisent qu'une irritation légère, qui paraît bornée aux vaisseaux blancs chargés de l'exhalation; d'autres, au contraire, produisent une vive irritation, portée souvent jusqu'à la phlogose; les premiers sont appelés communément *laxatifs* ou *cathartiques*, et les derniers *drastiques.* On s'accorde généralement à défendre

les purgatifs chez les individus très faibles et ceux
qui ont une grande susceptibilité nerveuse, et ceux
qui présentent une exubérance générale de la vitalité et une aptitude marquée au développement des
phlegmasies. Ici, comme pour les vomitifs, le sexe
mérite une attention particulière; la sensibilité, généralement plus grande chez les femmes, doit rendre
les médecins très réservés dans l'emploi des purgatifs un peu énergiques. On doit toujours s'en abstenir
pendant la période menstruelle; ils pourraient produire
dans cette fonction les mêmes troubles que les vomitifs. On doit observer la même réserve pendant la
gestation, encore bien qu'Hippocrate permette de
purger depuis le quatrième mois jusqu'au septième.
On connaît trop d'exemples d'avortements provoqués
par les purgatifs les plus doux, pour devoir agir avec
la plus grande retenue, principalement chez les
femmes qui ont déjà avorté. On doit les proscrire
avec sévérité pendant l'écoulement des lochies, par
la crainte des métastases qui s'opéreront, spécialement
sur les viscères abdominaux, à l'inflammation desquels les nouvelles accouchées ne sont que trop dis-
posées. On doit encore user d'une grande prudence
dans l'emploi et surtout dans le choix des purgatifs
pendant le temps de la lactation; outre que le lait
peut acquérir des qualités purgatives, il est évident
que la nourrice est exposée à des métastases qui peuvent avoir les conséquences les plus graves.

Hippocrate défendait lui-même les purgatifs dans
les différentes périodes des maladies aiguës; ce pré-

17

cepte du père de la médecine a été assez généralement respecté. C'est dans les maladies chroniques, qui sont restées couvertes du voile le plus épais jusqu'à ces derniers temps, que l'on en a fait le plus d'abus. Bien plus, les vomitifs et les purgatifs devinrent la pratique familière et banale du plus grand nombre des médecins ; depuis long-temps elle est devenue la médecine du vulgaire, que l'on voit se purger et s'émétiser pour l'indisposition la plus légère ; et même dans l'état le plus parfait de santé, sous prétexte de prévenir les maladies ; c'est ainsi que l'on suscitait et que l'on entretenait ces phlegmasies chroniques des organes digestifs, qui faisaient un si grand nombre des victimes. Examinons, avec M. Vallée, les avantages et les inconvénients que procurent les purgatifs dans les différentes irritations.

On sait à quels accidens ils peuvent donner lieu dans les phlegmasies cutanées, et les métastases funestes qui en peuvent être la conséquence ; le danger existe même vers le déclin des maladies éruptives. Hallé a cité l'exemple d'un enfant qui, ayant été purgé pendant la desquamation de la rougeole, fut pris de croup et périt. De toutes les phlegmasies, aucune, assurément, ne repousse davantage ces médicaments que la gastrite et l'entérite à quelque degré qu'elles existent, puisque l'on placerait le stimulant sur le siége même du mal. Après ce qui a été dit de l'emploi des vomitifs dans la même maladie, il serait superflu de s'arrêter à démontrer l'exactitude de cette proposition. Les purgatifs seraient dangereux dans l'état aigu des inflammations de la membrane muqueuse génito-urinaire ; ils les accroî- traient dans la plupart des cas, ils ne peuvent con- venir que dans l'état chronique de ces phlegmasies.

La péritonite repousse autant les purgatifs que la gastro-entérite, principalement dans l'état aigu. Outre que l'augmentation du mouvement péristaltique que ces médicaments déterminent dans les intestins irri- terait la membrane séreuse, déjà enflammée, il existe entre elle et la membrane muqueuse intesti- nale une union trop intime pour que l'on puisse irriter celle-ci sans danger pour la première. M. Brous- sais défend même, dans cette maladie, les lavements émollients, qui, en distendant les intestins, doivent comprimer le péritoine. On ne peut recourir aux purgatifs que dans l'état chronique de la péritonite, quand on veut débarrasser le canal intestinal des ma- tières dures qui le fatiguent, ou quand on veut opérer une légère révulsion, en augmentant la sécrétion muqueuse ; mais l'on ne doit se permettre, dans ces cas, que les laxatifs huileux ou mucoso-sucrés. Hippo- crate a indiqué le danger des purgatifs dans la pleu- résie. Ils sont nuisibles dans toutes les phlegmasies aiguës et chroniques de la poitrine ; Hoffmann les condamne même dans le catarrhe. Ils ne le sont pas moins dans l'hépatite aiguë et chronique, puisqu'ils tendent toujours à stimuler le foie, en irritant le canal intestinal, et qu'ils augmentent ainsi la sécré- tion de la bile. Il faut remarquer que, dans l'hépatite et la péritonite chroniques, les purgatifs produisent presque toujours du soulagement, à cause de l'irritation révulsive qu'ils déterminent sur le canal intestinal, et de l'évacuation qu'ils procurent. Aussi, c'est dans ces deux maladies, traitées sous le nom d'*obstructions*, qu'on en a le plus abusé. M. Broussais a remarqué que ce soulagement n'était jamais que momentané, parcequ'il existe, entre le canal intestinal et ses annexes, un rapport d'action trop intime pour que son irritation puisse opérer la révulsion de l'inflammation de ces derniers : en faisant un usage habituel des purgatifs dans ces maladies, on ajoute donc à l'hépatite et à la péritonite chroniques une gastro-entérite qui doit nécessairement les exaspérer, et qui hâte les progrès de la désorganisation.

Les purgatifs ont les mêmes inconvénients que l'émétique, et pour les mêmes motifs, dans le rhumatisme et la goutte. Ils ne peuvent produire que des effets fâcheux dans les hémorrhagies : en effet, il est évident qu'ils seraient pernicieux dans une hématémèse, et qu'ils accroîtraient les flux hémorrhoïdaux, l'hématurie, et la ménorrhagie, puisqu'ils peuvent même produire ces maladies. On les défend aussi dans l'hémoptysie comme dans toutes les autres irritations des organes de la respiration. Ils ne seraient pas moins fâcheux dans les névroses de la digestion puisque celles-ci sont presque toujours les symptômes d'une gastro-entérite chronique; et cependant l'usage des purgatifs est un des goûts dominants des hypochondriaques, qui trouvent trop de médecins disposés à les satisfaire. Enfin, les purgatifs seraient pernicieux dans les différentes maladies organiques, puisqu'ils ne feraient qu'exaspérer la gastro-entérite, qui ne manque jamais de survenir dans ces affections.

Frappé de l'importance des résultats que l'analyse des tissus avait produits, l'illustre auteur de l'Anatomie générale annonça que la matière médicale était entièrement à refaire; que, pour l'asseoir sur des bases solides, il ne fallait plus, comme on l'avait fait jusqu'alors, rechercher le mode d'action des différents médicaments dans chaque maladie, mais étudier celui qu'elles exercent directement ou sympathiquement sur les divers tissus organiques, en ayant soin de reconnaître les modifications que ses effets éprouvent des connexions sympathiques qui unissent entre eux tous les organes. Quand on aura procédé pendant quelque temps à l'étude de la matière médicale suivant ces principes, on verra disparaître l'incertitude et la diversité d'opinions qui existent sur les propriétés du plus grand nombre des médicaments, parcequ'on a voulu les rechercher d'une manière purement empirique. La thèse de M. Gérard (1), qui a reproduit les opinions de M. Broussais sur l'action de la digitale, va nous donner un modèle de l'application de la méthode physiologique de Bichat à l'étude de la matière médicale, et nous fournir la preuve de la certitude et de l'importance de ses résultats.

Ingérée dans l'estomac à forte dose, la digitale est un poison violent, dont les effets sont connus depuis long-

____

(1) Recherches sur les effets de la digitale pourprée, Paris, 1819, n° 131.

temps, ayant été constatés par beaucoup de médecins, et dans ces derniers temps encore par M. Orfila. Les symptômes auxquels donne lieu cet empoisonnement sont la céphalalgie, la tendance au sommeil, qui finit par devenir insurmontable, les titubations, les vertiges, les illusions d'optique, la dilatation des pupilles, les nausées, les vomissements, les déjections alvines, les hoquets, l'accélération du pouls, une angoisse inexprimable, des sueurs froides, des convulsions, et la mort.

M. Gérard, voulant constater les effets de la digitale sur la circulation, fit sur lui-même l'expérience suivante. Après avoir examiné pendant plusieurs jours l'état de son pouls, qui offrait habituellement quatre-vingts à quatre-vingt-cinq pulsations par minute, il prit un jour un demi-grain d'extrait aqueux de digitale : le soir il n'y avait que soixante pulsations, il éprouva de l'assoupissement et dormit long-temps sans interruption. Le lendemain, une nouvelle dose produisit à peu près les mêmes effets. Le troisième jour, il en avala un grain : son pouls donnait toujours soixante pulsations, l'appétit était bon, les urines ne coulaient pas plus abondamment; le soir il éprouva une envie de dormir irrésistible. Le quatrième et le cinquième jour il était arrivé à un grain et demi, et son pouls était descendu à quarante pulsations. Le sixième jour, après avoir pris deux grains d'extrait l'appétit cessa; dans le milieu de la journée, il y eut accélération du pouls, céphalalgie violente, abattement, tendance au sommeil; le soir, nausées, vomissements, frissons, rougeur de là langue, chaleur brûlante de l'épigastre, soif assez vive, néanmoins sommeil profond depuis neuf heures jusqu'au lendemain sept heures du matin. Dès le réveil, céphalalgie, frissons, titubations, bouche pâteuse, langue sale, mais pointue et rouge à ses bords, somnolence continuelle, dilatation des pupilles. Dans la journée, sommeil profond et stertoreux. M. Gérard fit usage d'une grande quantité de boissons et de lavements acidulés, et les personnes qui l'entouraient le tinrent dans un état de veille très fatigant. Le huitième jour, après avoir pris un peu de repos il éprouva une érection qui dura sept à huit heures, et se renouvela le lendemain; elle n'était accompagnée d'aucun désir vénérien, mais d'un malaise général, de nausées, de somnolence et d'une céphalalgie atroce. Le neuvième jour il fit pratiquer une saignée de dix onces, qui dissipa tous les accidents; et le 22 il put cesser la diète sévère à laquelle il s'était astreint.

M. Gérard a constaté ce que M. Orfila rapporte de l'extrait alcoolique de digitale. Il injecta dans la veine jugulaire d'un carlin robuste dix grains d'extrait aqueux dissous dans trois gros d'eau; trois heures après, le pouls offrait, au lieu de quatre-vingt-six, trente-huit pulsations par minute. Du reste l'animal ne paraissait point malade, et parvint à s'échapper.

Il injecta dans la veine jugulaire d'un chien de moyenne taille six grains d'extrait alcoolique délayés dans deux gros d'eau : le pouls, qui battait avant l'opération 100 à 105 fois par minute, présenta aussitôt 135 à 140 pulsations; l'animal poussa quelques cris, parut stupéfait, éprouva des vertiges, tourna plusieurs fois autour de la chambre en baissant la tête, et rejeta une certaine quantité d'urine et de matières fécales. Quatre minutes après les pulsations étaient réduites à soixante, et peu à peu leur fréquence diminua encore : les pupilles se dilatèrent; la tête se renversa sur le dos; les pattes étaient alternativement fléchies et étendues; le pouls devint insensible, et la mort eut lieu quatorze minutes après l'injection.

Il injecta douze grains d'extrait alcoolique, délayés dans trois gros d'eau, dans la veine jugulaire d'un énorme dogue dont le pouls offrait quatre-vingt-dix à quatre-vingt-quinze pulsations par minute; aussitôt il s'abattit, éprouva quelques phénomènes convulsifs, et parut s'endormir. On put observer à loisir la diminution progressive des battements du cœur, qui étaient réduits à quatorze cinq minutes avant la mort, qui arriva deux heures et demie après l'injection.

« Employée à petites doses, et déposée dans un estomac sain, la digitale, dit M. Gérard, exerce sur le cœur un effet remarquable; elle ralentit graduellement ses battements jusqu'à vingt-cinq, vingt-huit par minute. Le pouls devient aussi plus plein, plus régulier. Le système nerveux reçoit une influence également sédative; on observe surtout de la tendance au sommeil, la faiblesse musculaire augmente peu à peu, et elle est plus grande dans les extrémités inférieures, probablement à cause de l'usage de ces parties, destinées à supporter le poids de tout le reste du corps.

» Ces effets, qui rendent la digitale un médicament précieux lorsqu'elle est sagement administrée, ne seront jamais obtenus que par ceux qui connaissent bien les divers degrés d'irritation dont l'estomac est susceptible : car, si cet organe était irrité, même sympathiquement, on verrait des résultats opposés à ceux que je viens d'indiquer. Ceci explique pourquoi les auteurs qui ont écrit sur les propriétés de la digitale ont énoncé des opinions si différentes. Je crois leurs observations vraies, mais les conséquences qu'ils en ont tirées sont évidemment fausses ; elles eussent été plus exactes, et semblables à celles que j'en ai déduites, s'ils eussent connu les irritations de l'estomac, sur lesquelles M. Broussais a fixé l'attention d'une manière particulière. »

La propriété de ralentir la circulation, que possède la digitale, est connue depuis long-temps ; Murray, qui l'a signalée, a remarqué aussi que son usage trop prolongé ramène la fréquence du pouls. Sanders l'a également vu devenir insensiblement fébrile. M. Gérard a eu beaucoup d'occasions d'observer que le pouls, ramené de cent vingt à trente-cinq et même trente pulsations par minute, reprend souvent sa première fréquence. Beaucoup de médecins ont rejeté la digitale, en disant que son action n'était que momentanée ; ne sachant pas apprécier la valeur des symptômes par lesquels l'estomac annonce son irritation, ils ne suspendaient pas à temps l'emploi de cette substance, ou bien contrariaient ses effets par l'association de quelques stimulants : alors les sympathies qui unissent l'estomac au cœur, transmettaient à celui-ci la surexcitation du premier. On peut obvier à cet inconvénient en recourant, pour l'administration de la digitale, à la méthode ïatraleptique ; on est surpris que M. Gérard n'ait pas fait cette remarque. Les effets de cette substance sur le système nerveux seront alors les mêmes, et elle n'agira pas sur l'estomac. Nous avons deux fois employé la teinture digitale en frictions sur deux individus affectés d'hypertrophie du cœur. On en fit usage pendant long-temps, et il ne survint aucun signe d'irritation gastrique : chez l'un, le pouls était habituellement réduit à quarante ou quarante-cinq pulsations ; chez l'autre, à quarante-quatre ou cinquante. Ces deux individus ont guéri ; mais l'emploi de la digitale fut secondé par le régime et les évacuations sanguines.

M. Gérard fait remarquer que, si l'on doit cesser l'usage de la digitale dès qu'elle produit un peu de chaleur à l'épigastre, de l'inappétence, de la rougeur au pourtour de la langue ; à plus forte raison on devra le proscrire toutes les fois que l'estomac est déjà irrité ; car alors il ne ferait qu'augmenter les accidents, et les médecins qui ont regardé la digitale comme stimulante ont basé leurs opinions sur des observations où l'on voit une inflammation aiguë ou chronique tenir l'estomac dans un état d'excitation continuelle. M. Gérard en donne pour preuve deux observations qu'il emprunte à Sanders.

Un jeune homme âgé de dix-huit ans, convalescent d'une hémoptysie, conservait une toux forte, avec une douleur sous le sternum, de l'insomnie, un mouvement fébrile. Au bout de dix jours ces symptômes diminuèrent, et furent remplacés par une expectoration abondante ; le pouls battait ordinairement quatre-vingt-seize fois par minute : on prescrivit onze gouttes de teinture de digitale. Après l'avoir continuée pendant six jours, le pouls offrait cent vingt-huit pulsations, et les accidents étaient tellement aggravés, qu'on douta s'il fallait persister. Mais comme l'état du malade était désespéré, et que d'ailleurs l'assertion des auteurs et des praticiens en justifiait l'emploi, il fut résolu de porter la dose à quinze gouttes, deux fois par jour, en observant le malade avec le plus grand soin, afin d'y renoncer si les accidents étaient aggravés. Bientôt il y eut une exaspération effrayante des symptômes, agitation, suffocation, lividité de la face, délire, élévation du pouls jusqu'à cent cinquante-huit pulsations par minute. Le malade témoigna le désir de ne plus prendre de digitale, et son père s'étant opposé à ce qu'on administrât ce médicament, les trois jours suivants les accidents furent moins intenses ; cependant le malade expira après quelques mouvements convulsifs.

Un homme âgé de trente-six ans offrait tous les symptômes de la phthisie, et son pouls donnait soixante-quinze pulsations par minute, lorsqu'on lui prescrivit quinze gouttes de teinture de digitale à prendre trois fois par jour : aussitôt la toux devint plus forte, la poitrine douloureuse, les nuits plus agitées, le pouls plus irrégulier variait de cent à cent vingt pulsations, en un mot tous les accidents augmentèrent; il y eut même une céphalalgie si intense, qu'on fut obligé de recourir au traitement antiphlogistique, qui la dissipa en peu de temps. En revenant à la digitale, les symptômes inflammatoires se reproduisirent avec violence, et l'on n'insista pas davantage sur son emploi.

Après avoir examiné les effets de la digitale sur l'économie, M. Gérard indique les maladies dans lesquelles on peut l'employer avec succès. L'influence sédative qu'elle exerce sur le cœur la rend précieuse dans les cas d'obstacles à la circulation indépendants de phlegmasies : ainsi elle est très utile dans les anévrismes du cœur, quand on a diminué préalablement la masse du sang; cet organe se contracte alors avec moins de vitesse, et d'une manière plus régulière, sa nutrition devient plus active, et si la maladie n'est pas trop avancée, on en arrête les progrès, pourvu que l'action du médicament ne soit pas contrariée par un régime stimulant, des exercices violents, etc. De toutes les préparations de digitales, l'extrait alcoolique, ayant une vertu sédative beaucoup plus grande, paraît mériter la préférence : ses effets sont très marqués à la dose d'un quart de grain délayé dans deux onces d'eau. On peut aller graduellement jusqu'à un grain; on emploie aussi l'extrait aqueux depuis un demi-grain jusqu'à un grain et demi. La poudre est plus généralement employée à la dose de deux à dix grains; mais elle est bien moins active, et elle fatigue, l'estomac beaucoup plus promptement que l'extrait.

La digitale, exerçant une action sédative très marquée sur le système nerveux, et diminuant beaucoup l'irritabilité musculaire, produit de bons effets dans l'épilepsie qui n'est pas déterminée par une altération du cerveau, ou une cause permanente d'irritation. M. Broussais a plusieurs fois obtenu la cure radicale de cette maladie par le secours de la digitale. Il est une autre affection dans laquelle presque tous les remèdes ont échoué jusqu'ici, et où M. Gérard pense, d'après M. Broussais, que la digitale ne saurait manquer d'être utile : nous voulons parler du tétanos. Le danger étant pressant, il faudrait administrer, outre l'extrait résineux à l'intérieur, la teinture alcoolique en frictions, afin d'agir plus promptement, sans s'exposer à aggraver les accidents, en stimulant trop fortement l'estomac.

La propriété dont jouit la digitale de diminuer le nombre des battements du pouls, la fit conseiller dans la fièvre. Ce qui a été dit précédemment démontre l'absurdité de cette pratique, qui n'eut jamais d'heureux résultats, et qui ne pouvait en avoir que de nuisibles, puisque l'on stimulait l'estomac, dont l'inflammation donne lieu aux symptômes fébriles.

M. Gérard refuse à la digitale la propriété diurétique qu'on lui attribue depuis long-temps. Il fonde son opinion sur ce que, 1° dans les observations où l'on tend à prouver son action diurétique, il existait une maladie du cœur qui produisait l'hydropisie, et qui a dû être calmée par l'emploi de la digitale ;

2° de l'aveu de M. le docteur Chrétien, elle fut souvent employée sans le plus léger succès, et, dans la plupart des cas où elle en eut, on l'avait associée au vin blanc, à la teinture de scille, à l'acétate ou au nitrate de potasse; 3° M. Alibert l'a mise infructueusement en usage à l'hôpital Saint-Louis; 4° M. Broussais a toujours été obligé d'ordonner l'infusion de genièvre, les frictions avec la teinture de scille, etc., pour dissiper l'infiltration des anévrismatiques auxquels il donnait la digitale; 5° enfin lui-même a remarqué, chez plus de quatre-vingts malades qui usaient de ce médicament, que les urines n'étaient nullement augmentées; et à l'hôpital de la Charité, où il l'a vu prescrire, on l'associait, pour en assurer le succès, à l'oxymel scillitique, à l'eau de bourrache, et au nitrate de potasse.

S'il est vrai que la digitale ne mérite pas de confiance dans l'hydropisie, on doit s'abstenir de son emploi, car elle y peut produire des accidents fort graves, et il suffit pour en être convaincu de se rappeler qu'un grand nombre d'hydropisies sont produites par des phlegmasies chroniques, et que, dans les cas où l'estomac n'est pas enflammé, il peut l'être par l'action de la digitale; car, ainsi que nous l'avons fait remarquer plusieurs fois, les phlegmasies naissent facilement au sein de la débilité.

De tout ce qui précède, il résulte donc, 1° que la digitale exerce une action sédative sur le système nerveux, et diminue par conséquent l'action musculaire; 2° qu'elle ralentit la circulation en vertu de cette propriété; 3° qu'elle stimule vivement la membrane muqueuse gastrique; 4° que l'irritation que l'estomac éprouve, quand il a été pendant quelque temps en contact avec cette substance, détruit les effets de la digitale, en transmettant sympathiquement sa surexcitation au cœur.

ARTICLE IV.

De la convalescence.

On donne le nom de convalescence à cet état dans lequel reste le malade depuis la terminaison de la maladie jusqu'à son parfait rétablissement. Quoique ce sujet ait été l'objet de beaucoup de travaux, à la tête desquels il faut placer les dissertations d'Hoffmann et d'Adolphi, il n'avait point encore été considéré sous son véritable point de vue. En effet, la nature d'un grand nombre de maladies étant inconnue, on devait aussi méconnaître souvent la cause des accidents qui viennent traverser les convalescences; la faiblesse qui accompagne toujours cet état fixait seule l'attention, et l'obscurité qui régnait sur les phlegmasies chroniques ne permettait pas de reconnaître le véritable obstacle au rétablissement des forces. Il était donc nécessaire que les données de la physiolologie pathologique fussent appliquées aux convalescences comme aux maladies, c'est ce que plusieurs élèves de la doctrine physiologique ont entrepris de faire dans leurs thèses, parmi lesquelles nous remarquons principalement celles de MM. Quémont (1) et Rennes (2). Ce dernier s'attache d'abord à démontrer la nécessité imposée au praticien de surveiller avec autant de soin les phénomènes de la convalescence que ceux de la maladie. « S'il est beau pour le médecin, dit-il, d'arracher à une mort imminente le malade confié à ses soins, s'il est de son devoir de lui prodiguer tous les secours de l'art au moment du danger, la tâche qui lui reste à remplir pendant la convalescence, quoique moins brillante en apparence, n'est ni moins importante ni moins difficile. Semblable à ce vaisseau échappé à la tempête, non sans avoir beaucoup souffert, le convalescent est très peu propre à braver de nouveaux dangers, il a besoin qu'une main habile et sage le dirige au milieu des écueils dont sa marche est environnée; et ce n'est pas sans raison qu'on a comparé le médecin qui abandonne son malade pendant la convalescence à un pilote imprudent qui ne prendrait plus soin du gouvernail au moment d'entrer dans le port. »

Qnand une phlegmasie a développé des lésions sympathiques dans les principaux organes, l'équilibre détruit ne se rétablit que peu à peu. Il doit donc s'opérer une succession de changements d'états différents, qui forment comme les degrés qui conduisent de l'état morbide à l'état sain. M. Rennes présente le tableau des diverses périodes de la convalescence,

(1) Dissertation sur la convalescence dans les phlegmasies de poitrine, Paris, 1819, n° 70.

(2) Considérations générales sur la convalescence, Paris, 1822, n° 95.

et considère successivement son commencement, ses progrès et sa terminaison.

Lorsque la maladie est complètement terminée, la convalescence commence. Il est difficile, il est vrai, d'établir une ligne de démarcation bien tranchée entre ces deux états; mais il n'est pas impossible, comme le disent les médecins étrangers à la physiologie, de fixer d'une manière précise le moment où le malade entre en convalescence. Pour résoudre cette question, on a ajouté beaucoup trop de confiance aux phénomènes critiques : si, en général, ils entraînent la cessation de la phlegmasie dans laquelle ils se montrent, il faut avouer aussi que souvent ils ne font que diminuer son intensité. Si donc on les regarde comme le signal de la convalescence, il arrivera, dans beaucoup de cas, que l'on considèrera comme terminée une maladie qui n'est que palliée : de là la cause d'un très grand nombre de phlegmasies chroniques. Le danger de la fausse sécurité que l'apparition des phénomènes critiques inspire, quand elle n'est pas suivie immédiatement de la terminaison complète de la maladie, impose donc au médecin l'obligation de recourir à des signes plus certains, pour établir le début de la convalescence. Ces signes seront constamment fournis par l'observation attentive des changemens qui s'opèrent dans toutes les fonctions; et l'on sera averti de la terminaison de la maladie par la disparition complète des phénomènes morbides, la cessation des douleurs, du malaise, de l'anxiété; ce sentiment d'un bien-être général, le retour du sommeil, la netteté des sensations, la facilité des perceptions, le calme de la physionomie, l'expression de contentement dont elle est empreinte. En même temps, le pouls a perdu sa fréquence; il est revenu à son état normal, ou bien il ne présente que de la mollesse et de la facilité à être déprimé, conséquence nécessaire de la faiblesse dans laquelle le malade se trouve; la peau, de sèche et rude qu'elle était, a repris de la souplesse, et est redevenue le siége d'une chaleur humide; les autres exhalations et sécrétions se rétablissent; les fluides excrétés sont revenus à leur qualité primitive; la respiration est devenue libre, régulière et facile; la langue est nette, et le goût renaît avec l'appétit.

Les circonstances les plus remarquables de la convalescence sont, d'une part, comme l'observe judicieusement M. Quémont, un état de susceptibilité particulière des organes qui ont été le siége d'une affection quelconque, et, d'un autre côté, un état de faiblesse, de langueur et d'abattement dans lequel cette affection a plus ou moins jeté toutes les autres parties du corps, selon son intensité et sa durée. Il est bien important de ne jamais confondre ces deux conditions différentes dans le traitement des convalescences, où l'on doit toujours se proposer deux résultats, rendre aux premiers le degré de sensibilité qui leur est propre et nécessaire pour exécuter régulièrement leurs fonctions, et aux dernières la force, la liberté d'action et l'équilibre qu'elles avaient perdus. Le plus grand nombre des médecins oublient, au contraire, l'organe qui a été malade; beaucoup même ne l'ont pas connu, et n'ont traité que des symptômes; et pendant la convalescence ils fixent toute leur attention sur l'amaigrissement, la pâleur de la face, la faiblesse et la langueur plus ou moins marquée de la plupart des fonctions. Ces phénomènes s'observent généralement à la suite des maladies aiguës, et constamment après les phlegmasies chroniques; ils sont plus ou moins marqués, suivant qu'ils ont occasioné une plus ou moins grande dépense de sensibilité. Le trouble lui-même que les organes ont éprouvé rend bien raison de la diminution des forces; mais c'est encore ici le lieu d'observer que la débilité n'est jamais générale : les organes récemment enflammés conservent encore, comme on l'a déjà dit, un surcroît d'excitabilité, et toutes les parties de l'économie ne participent pas à la débilité. M. Rennes et M. Quémont examinent l'état des fonctions des divers appareils pour apprécier jusqu'à quel point chacun d'eux en est frappé.

Lorsque la convalescence est bien réelle, qu'il n'existe plus de phlegmasie dans les viscères, la faiblesse qui caractérise les premiers temps de 'cet état dépend immédiatement du peu d'énergie, de l'innervation, et de l'activité moindre de la circulation. Le sang, plus abondant en sérum, moins riche en fibrine, stimule faiblement les organes; de là la faiblesse du pouls, la fréquence des syncopes, la décoloration de la peau, le froid des extrémités, le désir avec lequel les individus recherchent l'impression de la chaleur ; de là aussi la faiblesse générale des agents de la locomotion ; les muscles, faiblement stimulés, recevant moins de principes nutritifs; affaiblis encore par l'inaction, devenus minces et mous, sont incapables d'un effort long-temps soutenu : aussi la marche est pénible et chancelante, la parole est plus lente, etc. En général, on peut établir que la débilité se remarque principalement dans les fonctions cérébrales, et dans toutes celles auxquelles le système nerveux de relation préside; la vue est faible et confuse, l'ouïe a perdu de sa délicatesse, la perception des odeurs, des saveurs, et celle des qualités tangibles des corps, est obtuse. Il faut bien distinguer ici ces troubles de l'action des organes des sens, de la diminution de leur sensibilité; en effet, tandis que les premiers existent, cette dernière est plus exquise, et les convalescents sont plus impressionnables, encore bien que leurs sensations soient moins parfaites; ainsi, leur vue est moins nette, et ils ne peuvent supporter l'éclat d'une lumière un peu vive; ils distinguent mal les sons, et le bruit le plus léger les fatigue ; ils ne peuvent pas discerner les odeurs, et cependant les parfums leur donnent des céphalalgies et même des syncopes; ils se trompent sur les qualités tangibles des corps, et ils ne peuvent supporter le contact d'un corps froid. Cette susceptibilité nerveuse générale se manifeste très souvent dans les organes génitaux. Adolphi rapporte (1) que des vieillards impuissants avant la maladie ont retrouvé

(1) *Dissertatio de statu convalescentiæ.*

dans la convalescence une faculté qu'ils avaient perdue depuis long-temps.

Les facultés intellectuelles partagent la débilité de l'action des organes des sens ; le convalescent est incapable d'une attention prolongée ; la mémoire est affaiblie ; les idées sont associées avec peine, et les jugements sont souvent erronés.

Si nous considérons maintenant l'état des fonctions de nutrition, nous verrons que la plupart, loin d'être affaiblies, sont plus actives qu'avant la maladie. Le premier phénomène qui annonce ordinairement la convalescence est le retour de l'appétit ; et on concevra facilement, si l'on réfléchit que dans presque toutes les phlegmasies l'estomac est lésé, que l'appétence doive être le premier signe de son retour à l'état normal ; ce sentiment est souvent fort vif, et d'autant plus que la maladie a été plus aiguë, et qu'elle a exigé une abstinence plus longue. Mais les forces digestives ne se rétablissent pas aussi vite que le désir des aliments. La membrane muqueuse digestive qui a été enflammée conserve long-temps une grande susceptibilité ; les digestions sont longues et difficiles, et les alimens ne peuvent être supportés d'abord qu'en très petite quantité. Les médecins de tous les temps ont reconnu le danger qui existe à satisfaire trop tôt le vif appétit des convalescens. On sait que lorsque l'on cède à leurs désirs, le besoin, d'abord très prononcé, se perd graduellement, et que l'amaigrissement, au lieu de disparaître, reste stationnaire ou augmente encore : phénomènes qui annoncent l'existence d'une gastro-entérite chronique. Hippocrate avait déjà signalé ces vérités dans cet aphorisme : *A morbo bellè comedenti nihil proficere corpus, malum.*

Mais lorsque l'on sait diriger l'action de l'estomac, les digestions sont faciles et complètes , l'absorption s'exerce à la surface du canal intestinal avec une activité proportionnée aux besoins de la nutrition, et l'économie répare rapidement les pertes qu'elle avait faites pendant la maladie; car tandis que l'absorption est plus active, les exhalations et les sécrétions sont moins abondantes que dans l'état de santé; le sujet prend peu d'exercice , le sommeil se prolonge davantage , en un mot les pertes sont moins considérables.

Quand la convalescence est exempte d'accidens, sa marche régulière conduit promptement au rétablissement de la santé. Mais diverses circonstances peuvent l'entraver, interrompre son cours, l'entretenir dans un état stationnaire, ou la faire rétrograder vers la maladie. M. Rennes recherche les causes qui peuvent produire ces effets fâcheux ; il les rapporte à deux circonstances : ou bien la convalescence rencontre des obstacles qui s'opposent à ses progrès, ou bien elle n'existait pas réellement, elle n'était qu'apparente.

La convalescence étant véritable, deux causes peuvent former obstacle au retour de la santé , 1° la persistance de l'état de faiblesse qui caractérise les premiers temps de la convalescence, ou le défaut de nutrition; 2° le retour des phénomènes morbides, ou les rechutes. Outre la faiblesse que la maladie elle-même a produite, les convalescents se trouvent quelquefois soumis à un concours d'influences débilitantes, telles que le séjour dans des lieux bas et humides, dans le voisinage des marais, une température froide et humide, l'indigence, la privation des alimens de bonne qualité, le coït, la masturbation, etc.; des hémorrhagies qui surviennent quelquefois pendant la convalescence; des suppurations abondantes, fournies par une ulcération du sacrum survenue pendant la maladie, ou par un abcès critique; d'autres fois les influences inhérentes à la constitution même du sujet s'opposent aux bons effets du régime : tels sont l'âge avancé, une constitution lymphatique, une constitution dégradée par la misère ou la débauche.

Sous l'influence de ces causes, la convalescence demeure stationnaire, et même l'amaigrissement et la débilité vont toujours croissant; toute action musculaire quelque temps soutenue est impossible; le pouls est faible et lent, le cœur éprouve souvent des mouvemens tumultueux (palpitations); les membres sont froids, la peau et l'origine des membranes muqueuses sont décolorées; le tissu cellulaire des jambes s'infiltre; la langue est pâle, humide et large; l'appétit languit, les digestions sont lentes, accompagnées d'éructations et de borborygmes; le ventre est souvent distendu par des gaz, mais il est souple et indolore; les matières fécales sont liquides; les urines sont pâles; le sommeil est léger, et la peau est souvent couverte de sueur, quoique sa chaleur soit très modérée. Cette asthénie conduit le malade au marasme, et souvent au scorbut ou à l'hydropisie; mais avant que ces résultats s'opèrent, il se développe ordinairement quelque irritation locale, et dans les voies digestives plus que dans tout autre organe. Alors les symptômes de gastrite reparaissent; celle-ci provoque bientôt des sympathies, et la *fièvre hectique* se déclare. Si l'on y fait bien attention, on reconnaîtra qu'il est bien rare que dans ce cas, comme dans tous les autres, l'asthénie, qui peut être d'abord générale, persiste long-temps dans tous les organes, et que bientôt il se joint à ces phénomènes ceux d'une irritation locale : alors l'état du convalescent est devenu beaucoup plus grave; au danger de l'épuisement des forces se joint celui d'une phlegmasie que cette circonstance rend encore plus fâcheuse. Nous savons que dans les constitutions débiles les concentrations s'opèrent avec la plus grande facilité; l'équilibre ne peut pas se rétablir, les moyens propres à combattre l'inflammation ne peuvent être employés qu'avec la plus grande circonspection, et le malade succombe encore plutôt aux conséquences de l'irritation qu'à la débilité.

Il est très commun de voir les phénomènes maladifs se reproduire pendant la convalescence; la faiblesse et la grande susceptibilité dans laquelle se trouve alors le sujet le rendent plus sensible à l'impression des stimulans; et celle-ci est spécialement ressentie par les organes qui étaient naguère enflammés, et qui ont conservé un surcroît d'excitabilité. Les rechutes peuvent avoir lieu à toutes les époques de la convalescence, et les causes qui peuvent les reproduire sont toutes celles qui sont capables de stimuler directement ou sympathiquement les organes qui ont été malades; et les plus fréquentes parmi elles sont l'impression du froid humide, les vicissitudes atmosphériques, l'intempérance, les exercices forcés du corps et de l'esprit, les impressions morales vives, les jouissances prématurées de l'amour, et la pratique erronée de certains médecins, qui ne croient pas pouvoir se dispenser de donner des purgatifs pendant la convalescence, ou qui administrent intempestivement des toniques, pour retirer le convalescent de la débilité dans laquelle il languit. Aussi les rechutes sont plus fréquentes dans les saisons de l'année où l'on observe le plus de variations dans la température, et chez les individus que l'indigence ou leur position sociale privent des moyens hygiéniques nécessaires pendant la convalescence.

En général, on entend par rechute le retour de la maladie qui existait naguère ; mais quelquefois c'est un autre organe qui s'affecte : ainsi, pendant la convalescence d'une pleurésie, l'individu sera plus exposé à cette affection qu'à toute autre, parceque la plèvre possède alors plus d'aptitude à l'inflammation que les autres parties ; mais l'usage immodéré des alimens produira plutôt une gastrite qu'il ne rappellera la pleurésie. Quoi qu'il en soit, les rechutes sont très fâcheuses ; elles le sont beaucoup plus que la maladie première, à cause de la faiblesse de l'individu, de la difficulté du traitement, et de l'aptitude plus grande de l'organe malade aux subinflammations et aux désorganisations. Une observation remarquable, et qui n'a point échappé à M. Rennes, c'est que le retour de l'état morbide pendant la convalescence ne se manifeste pas toujours par les symptômes tranchés que l'on désigne sous le nom de *rechute*. La faiblesse, le peu d'activité des sympathies favorise chez ces sujets la forme chronique des phlegmasies ; leur existence est souvent alors méconnue, la faiblesse fixe seule l'attention, et le médecin, plein de confiance dans les toniques et les alimens qu'il prescrit pour relever les forces, cherche partout ailleurs la cause de la longueur de la convalescence.

Quelquefois le médecin s'en laisse imposer par la disparition presque complète des symptômes d'une inflammmation, et croit à une convalescence qui n'est qu'apparente ; l'irritation a perdu de son intensité, mais elle n'est pas détruite, elle persévère dans une nuance plus faible ; les phénomènes sympathiques n'existent plus, les symptômes locaux sont peu apparens, le malade ne souffre plus : on juge la convalescence établie, et s'il survient quelques troubles fugaces dans les fonctions, on les prend pour des phénomènes nerveux, on les regarde comme les résultats de la faiblesse. M. Rennes recherche les circonstances dans lesquelles le médecin peut ainsi être induit en erreur ; et il aurait pu établir en principe général que ces méprises funestes dépendent le plus souvent de son impéritie, et qu'elles sont un des résultats de l'ontologie. Celui, en effet, qui dans les maladies ne voit que des symptômes, les croit terminées lorsque ceux-ci ont disparu; et combien de fois les irritations chroniques ne produisent qu'un trouble léger dans les fonctions de l'organe qui en est affecté! et alors si l'attention n'est pas fixée sur celui-ci, la lésion est méconnue. M. Rennes observe avec raison que le passage des phlegmasies à l'état chronique nous échappe avec une extrême facilité, lorsque leur siége n'a pas été suffisamment reconnu pendant l'état aigu, ou lorsque l'attention n'est pas dirigée sur l'organe spécialement affecté.

Tant que les irritations chroniques latentes persistent, le rétablissement du malade n'est pas possible, il ne recouvre ni ses forces ni son embonpoint; l'appétit est languissant, le dégoût lui succède; on presse le malade de prendre des alimens, on les varie; on stimule l'estomac par les amers, on s'étonne de la longueur de la prétendue convalescence : loin d'en reconnaître la véritable source, on l'attribue à la débilité. Dans cette idée, on a recours à tout ce qui est le plus propre à entretenir et à exaspérer les foyers d'irritation qui restent dans les viscères; il est donc de la plus haute importance de savoir reconnaître l'obstacle au rétablissement du malade, qui dépend véritablement de la faiblesse de celui qui est apporté par l'existence d'une phlegmasie chronique.

« Lorsque le convalescent, dit M. Rennes, est bien nourri, bien vêtu, qu'il est placé dans les circonstances les plus favorables en apparence au rétablissement, on est en droit de considérer comme douteuse la convalescence qui ne fait aucun progrès; et l'on est naturellement conduit à soupçonner qu'il existe dans l'économie quelque foyer latent d'inflammation, qui ruine peu à peu les forces, et s'oppose, malgré l'alimentation, au retour de la santé. Ce soupçon acquiert une nouvelle force si, en examinant avec soin les circonstances antérieures, on vient à découvrir que la maladie antécédente n'est qu'imparfaitement détruite, que les crises ont été incomplètes ou le traitement insuffisant. Ces notions, de même que des erreurs de régime commises par le convalescent ou l'administration intempestive des excitans; ces notions, dis-je, ne fournissent cependant que des présomptions. Ce qui doit surtout fixer l'opinion du médecin, c'est l'examen attentif de l'état des organes et des fonctions. Ainsi, on interrogera d'abord l'état du pouls: si on le trouve vif et fréquent, cette seule circonstance doit mettre sur la voie de la cause qui s'oppose au rétablissement; elle est l'indice presque certain de l'existence d'une phlegmasie chronique. Si ces deux qualités du pouls se prononcent surtout après le repas, et si en même temps il se développe de la chaleur à la peau, de la céphalalgie, du malaise, en un mot un mouvement de fièvre, c'est que le travail de la digestion est pénible pour l'économie, et spécialement pour les organes chargés de l'exécuter.

» On dirige alors son attention de ce côté; et quand

l'on trouve que la langue est sèche et rouge sur ses bords et à sa pointe, sale au milieu, quand il y a de la soif, du dégoût; que le pain semble mauvais et le vin amer; que l'appétit n'est réveillé par aucun mets; que l'usage des toniques ne fait qu'accroître le malaise, développer un sentiment d'ardeur à l'épigastre, et des bouffées de chaleur qui montent au visage; il n'y a qu'un état de phlegmasie de l'estomac qui puisse expliquer de semblables phénomènes. D'autres fois les aliments franchissent cet organe avec assez de facilité; mais les intestins supportent leur présence avec peine; la sensibilité augmentée de la membrane muqueuse qui les tapisse se manifeste par de petites coliques, de la diarrhée ou du ténesme, etc. L'absorption du chyle se fait mal sur des surfaces irritées, les alimens sont rendus à moitié digérés; et le corps ne profite pas, malgré un appétit très prononcé. Si on palpe l'abdomen avec soin, on le trouve ordinairement tendu, rénitent, sans souplesse, et il est assez rare que l'on n'y découvre pas dans un point quelconque une douleur obtuse que la pression développe, et qui devient plus vive par intervalles. Dans d'autres cas, on sent manifestement des duretés et des noyaux d'engorgement dans les viscères. Du reste, la peau est sèche et rugueuse, la transpiration cutanée se fait mal; les autres excrétions sont plus ou moins altérées, et fournissent des notions plus ou moins exactes sur le siége de la phlegmasie.

» S'il résulte de l'examen du système digestif et de ses annexes qu'ils ne présentent aucune altération, il faut diriger ses recherches du côté de la poitrine; et pour peu qu'il y ait son mat dans un point, une petite toux avec ou sans expectoration, des douleurs vagues de poitrine, de la dyspnée par intervalles, une légère rougeur des pommettes, et un petit mouvement de fièvre qui revient tous les jours après le repas, le soir ou pendant la nuit, en voilà assez pour déceler une phlegmasie latente du poumon... La pleurésie latente produit à peu près ces mêmes phénomènes; elle est même plus commune que la pneumonie sous cette forme, attendu que les maladies de la plèvre, agissant moins directement sur les sources de la vie, doivent se dérober plus facilement, au moins dans l'origine, aux yeux de l'observateur.

» Je me borne à l'énoncé de ces phénomènes, qui se rapportent tous à des irritations du système digestif ou de l'appareil pulmonaire; ce sont, en effet, les plus communs. Il n'y a guère que les phlegmasies des organes essentiellement assimilateurs qui, existant à un assez faible degré pour ne se manifester que par des symptômes vagues et obscurs, puissent s'opposer efficacement au retour des forces et de l'embonpoint, et finir quelquefois par anéantir la vie en détruisant sourdement ses principaux moyens. »

Après ces considérations, M. Rennes traite des soins qu'exigent les convalescens; ils doivent avoir pour objet de seconder les efforts de la nature, qui tend à réparer les pertes que l'économie a éprouvées, et d'écarter toutes les influences qui pourraient retarder les progrès de la convalescence, ou occasioner des re-

chutes. L'emploi sagement dirigé des moyens hygiéniques suffit ordinairement pour produire ce double
résultat ; ce n'est que dans les convalescences difficiles ou imparfaites que l'on est quelquefois obligé de
recourir à des médicamens.

Les intempéries atmosphériques retardent beaucoup les progrès de la convalescence, aussi elle est en
général rapide pendant le printemps et l'été. Il faudra
donc soustraire soigneusement le convalescent au
froid et à l'humidité, en le plaçant autant que possible dans un lieu sec et chaud, et en lui faisant porter
des vêtemens appropriés. Souvent il est nécessaire de
faire changer les convalescens de climat ; ainsi on
voit les médecins envoyer les habitans des contrées
froides et humides, qui se rétablissent avec peine
après une phlegmasie des organes de la respiration,
dans des pays méridionaux, où l'action de la peau étant
plus grande, l'excitabilité de la membrane muqueuse
pulmonaire se trouve diminuée. Souvent ces voyages
sont encore avantageux par les distractions qu'ils procurent aux malades ; et c'est là la principale et peut-
être l'unique utilité que l'on retire des sources d'eaux
minérales. Il est bien important, lors d'une épidémie,
d'éloigner les convalescens des foyers de la maladie ;
si les circonstances le permettent, il serait bien aussi
de les faire sortir des salles des hôpitaux, où ils respi-
rent un air impur, où ils prennent peu d'exercice,
et où ils sont souvent accablés par l'ennui.

La diététique alimentaire constitue la partie la plus
importante de l'hygiène des convalescens, comme le

démontre tout ce que l'on vient de dire sur la cause des accidens qu'ils éprouvent. Les alimens doivent être accordés d'abord en très petite quantité ; on en augmentera progressivement, suivant les effets qu'ils produiront, la dose et la qualité nutritive ; on choisira ceux qui sont faciles à digérer, qui fournissent le plus de matériaux réparateurs sous un moindre volume, et qui sont le moins capables de stimuler les voies digestives ; ils seront préparés le plus simplement possible : ainsi on choisira le lait, les œufs, les bouillons, les crèmes de riz, les végétaux herbacés, les fruits cuits, le pain blanc et bien fermenté ; plus tard, les viandes blanches, bouillies ou rôties ; les repas seront très légers, il est préférable de les multiplier ; un vin vieux très étendu d'eau composera la boisson.

L'exercice actif ou communiqué est un des moyens les plus utiles que l'on puisse employer pendant la convalescence, pour rétablir l'équilibre, empêcher la concentration des forces sur les viscères, et diminuer la susceptibilité générale en augmentant l'action du système musculaire. L'exercice est tout-puissant dans les longues convalescences, surtout dans celles des phlegmasies chroniques. Il faut dans, le même but, défendre au convalescent tout ce qui peut exciter la susceptibilité et l'accroître, comme le travail de l'esprit, le coït, etc. Sydenham disait que le médecin était souvent plus utile pour prévenir l'abus des médicaments que pour les administrer : c'est principalement pendant la convalescence qu'il doit remplir ce rôle ; mais trop souvent on le voit prodiguer les toniques pour exciter l'appétit et pour relever les forces. « Ce ne sont point les pertes de sang, dit M. Broussais, qui prolongent les convalescences, ce sont les points d'irritation qui restent dans les viscères, et les toniques, les stimulants, que l'on administre souvent aux convalescents qui ont perdu beaucoup de sang. » Ce professeur fait souvent remarquer que les convalescences les plus longues sont celles qui suivent les maladies qui ont eu le plus de durée, et que par conséquent le meilleur moyen de les abréger est de traiter avec activité les phlegmasies : effectivement, on peut souvent observer que le rétablissement des malades n'est difficile que parceque le médecin a été trop timide à la fin du traitement, et qu'il s'est trop tôt arrêté dans l'emploi des antiphlogistiques, après avoir calmé les premiers accidents. Nul doute que lorsqu'on reconnaît que la faiblesse et la langueur de la sanguification sont les seules causes qui s'opposent au rétablissement du malade, on ne doive recourir à l'administration des toniques, tels que le vin généreux, les amers, le quinquina ; mais il est de la plus grande importance de s'assurer que la faiblesse n'est pas le résultat d'un foyer de phlegmasie chronique et surtout de celle des voies digestives. Le médecin physiologiste ne commettra jamais d'erreur à cet égard. Les toniques seront toujours employés sans danger par celui qui connaît bien la gastro-entérite ; il saura s'arrêter dès que la chaleur de la peau, la soif, la rougeur du pourtour de la langue, lui annonceront que l'excitation de

(1) Examen, page 5o5.

19

l'estomac devient maladive; il n'oubliera pas que la faiblesse la plus profonde peut s'allier à une irritation chronique de la membrane muqueuse digestive, et qu'alors les toniques ne feraient qu'entretenir et exaspérer cette irritation, et amener des désorganisations funestes.

On trouve dans la thèse de M. Déchenaux (1) un fait qui justifie ce que l'on vient de dire sur la circonspection que l'on doit apporter dans l'administration des stimulants chez les individus dont la faiblesse réclame le plus leur emploi. « J'ai vu, dit ce médecin, une jeune femme sortant de couche depuis peu de jours, dans l'adynamie la plus complète, parcequ'elle allaitait deux enfants à la fois, et qu'elle ne prenait pas une nourriture proportionnée aux pertes qu'elle faisait. Mais sa langue était pâle et humide, il n'y avait pas de mouvement fébrile. Afin de relever les forces, on commença par lui donner des toniques dans une quantité trop considérable pour son état; et bientôt la langue se sécha, rougit, se couvrit d'unenduit brunâtre, puis noirâtre, ainsi que les lèvres et les dents; la fièvre se déclara; le pouls était petit et très fréquent; la chaleur âcre, surtout à l'abdomen; il survint météorisme, déjections très fétides, et involontaires. On supprima alors la décoction de quinquina qu'elle avait pour boisson ordinaire, le camphre et autres stimulants, qu'on remplaça par une simple limonade

---

(1) Les lésions qu'on observe dans les voies digestives des individus qui ont succombé à la fièvre adynamique sont-elles l'effet ou la cause de cette fièvre? Paris, 1818, n° 51.

vineuse et du bouillon ; on employa des fomentations émollientes sur l'abdomen et des lavements émollients : aussitôt un mieux sensible se remarqua , et la malade ne tarda pas à rentrer en convalescence.

Les inflammations qui se développent quelquefois pendant la convalescence réclament l'emploi des antiphlogistiques : ils doivent être alors employés avec beaucoup de circonspection ; on se bornera autant que possible aux révulsifs , et si l'on est forcé de recourir aux saignées locales, elles devront être peu abondantes ; il serait dangereux d'ajouter à la débilité , et l'on doit toujours se rappeler qu'elle favorise les congestions dans les viscères , et principalement dans ceux qui ont été enflammés.

Le vulgaire est persuadé que la cure d'une maladie ne peut pas être achevée sans l'administration d'un ou plusieurs purgatifs ; et l'on trouve trop de médecins qui, dominés par l'humorisme, ou dirigés par une routine aveugle, sont disposés à seconder ces désirs : cette pratique est la cause de beaucoup de rechutes et de gastro-entérites chroniques. Les purgatifs, dont on a tant abusé, et qui conviennent dans si peu de cas, doivent, en général, être bannis du traitement de la convalescence ; ils ne peuvent que stimuler les voies digestives et ajouter à la débilité. Peut-être conviennent-ils quelquefois pour faire cesser une constipation opiniâtre ; mais comme celle-ci dépend le plus souvent d'une irritation de l'intestin grêle, il est plus sage de se contenter des moyens adoucissants, et si l'on recourt aux minoratifs, ils ne doivent être injectés que dans le gros intestin. On abuse trop généralement aussi des opiacés qui paraissent sollicités par l'insomnie qui tourmente souvent les convalescents. M. Rennes observe, avec raison, qu'ils enraient l'action vitale, et que s'il se développe une inflammation, ils ont le grand inconvénient d'en masquer les symptômes et de la laisser marcher sans que le malade ou le médecin s'en aperçoivent. Remarquons encore que l'insomnie dépend ordinairement ici d'une irritation dont les sympathies stimulent continuellement le cerveau, ou bien de l'inaction dans laquelle reste le convalescent, et qu'alors les meilleurs moyens d'y remédier sont de faire cesser la première, et de faire faire chaque jour au malade un exercice actif ou communiqué, suivant l'état de ses forces.

DE LA GASTRO-ENTÉRITE.

CHAPITRE PREMIER.

CONNEXIONS DE LA MEMBRANE MUQUEUSE DIGESTIVE AVEC LES AUTRES ORGANES DE L'ÉCONOMIE.

Par l'importance extrême du rôle qu'il joue dans l'état de santé et de maladie, l'estomac est sans doute l'organe dont il était le plus important d'étudier les lésions, et il est un de ceux qui ont le moins fixé l'attention des pathologistes. On a noté les symptômes de ses diverses affections sans en rechercher la cause, et l'on n'avait même pas soupçonné que les nombreux accidents que développent les différents degrés de son irritation eussent leur source dans l'estomac, parce que celle-ci suscitant des désordres sympathiques plus apercevables que les symptômes locaux, les médecins ont été induits en erreur et ont attribué à d'autres organes les phénomènes sympathiques, et plus souvent encore les ont considérés comme des maladies générales n'ayant aucun siége particulier, et ne dépendant, en un mot, d'aucune lésion locale. Cependant un assez grand nombre de phénomènes maladifs furent rapportés à l'estomac; mais la plupart des pathologistes ne recherchèrent pas en quoi consistait alors la lésion de ce viscère, et ceux qui voulurent le faire n'émirent sur la nature de ces affections que des théories erronées qui conduisirent presque toujours à un traitement opposé à celui qu'il convenait de suivre. Enfin le brownisme, qui plongea dans l'oubli le petit nombre de principes exacts établis avant son origine, fit ranger dans l'asthénie toutes les maladies de l'estomac, et M. Pinel consacra lui-même cette funeste doctrine à peu près sans restriction. Il ne comprit parmi les phlegmasies qu'une des nuances de la gastrite, et il rapporta à l'asthénie les névroses de l'estomac, l'hématémèse accompagnée de faiblesse intérieure, et les symptômes gastriques qui se montrent pendant le cours d'une autre affection. A l'exemple de Hoffmann, Sauvage, Boerhaave, Stoll, Cullen, et des nombreux auteurs qui les ont précédés ou suivis, M. Pinel n'a décrit que le plus haut degré de la gastrite, celui qui s'accompagne de douleurs, de tension, de chaleur à l'épigastre, de vomissements opiniâtres ; et, comme eux, il a pris pour type de sa description celles que développent les poisons corrosifs. Cependant Hoffmann, et après lui Cullen, avaient parlé d'un degré moins élevé de cette phlegmasie, s'annonçant par des symptômes moins intenses et se terminant rarement par la mort; mais cette distinction, entrevue seulement par ces auteurs, fut négligée par tous leurs successeurs.

Il était réservé à M. Broussais de dissiper l'obscurité qui régnait sur la plus importante partie de la pathologie, ou plutôt de découvrir des vérités qui n'avaient même pas été soupçonnées par ses devanciers, quoi que puissent dire ceux qui prétendent diminuer la gloire de ses travaux. L'auteur des *Phlegmasies chroniques* reconnut d'abord qu'une foule de maladies dont la nature était complètement ignorée, et que l'on décrivait sous le nom de lésions organiques, d'obstructions, de fièvre hectique, n'étaient que les résultats d'une inflammation chronique : dès lors un nouveau champ fut ouvert à l'observation, une autre route fut tracée, des faits mieux observés s'accumulèrent de toutes parts ; une foule de vérités en jaillirent, et répandirent sur la physiologie pathologique l'éclat dont elle brille aujourd'hui. M. Broussais appliqua à l'étude des maladies aigües la méthode physiologique qui lui avait fourni de si beaux résultats dans celle des affections chroniques, et bientôt il dévoila le rôle important que joue la membrane muqueuse digestive dans les maladies. Il proclama alors que les fièvres essentielles des auteurs n'étaient que les formes variées des phénomènes sympathiques de la gastro-entérite ; que cette inflammation tenait sous sa dépendance les phlegmasies éruptives, et en constituait le danger ; que l'hépatite était presque toujours produite par l'extension de l'irritation du duodénum au foie ; que toutes les prétendues névroses de l'estomac étaient le résultat d'une gastrite - chronique ; que le squirrhe de ce viscère était encore la conséquence de cette dernière ; que le délire, les convulsions, etc., n'étaient souvent que les phénomènes sympathiques d'une gastrite aigüe ; que la manie, l'apoplexie, et les autres irritations encéphaliques avaient, dans la plupart des cas, leur source dans les voies digestives chroniquement irritées; que la goutte dépend le plus ordinairement d'une gastro-entérite chronique qui prépare et entretient l'irritation articulaire; que dans toutes les phlegmasies fébriles l'estomac et l'intestin grêle sont irrités, sinon pendant tout le cours de la maladie, du moins pendant les premiers temps de son existence; qu'il en est souvent encore de même dans les phlegmasies apyrétiques; que chez les sujets débilités les voies digestives sont souvent le siége d'une inflammation chronique qui ajoute à la faiblesse et amène des désorganisations funestes; qu'un grand nombre de médicaments dont l'action est dirigée contre d'autres organes manquent leur effet ou produisent des accidents, parcequ'ils irritent l'estomac ou que ce viscère est déjà enflammé.

Cette connaissance parfaite de la gastro-entérite suffisait pour changer la face de la médecine; mais jointe à l'étude non moins approfondie que M. Broussais a faite des maladies des autres organes, elle a amené la révolution complète que cette science vient d'éprouver, et dont le professeur du Val-de-Grâce est véritablement l'auteur. On ne saurait donc attacher trop de soin à l'étude des nuances diverses de l'irritation des voies digestives et à la connaissance la plus exacte des signes de cette affection, des causes qui la développent, et de ses phénomènes locaux et sympathiques. C'est en vain que l'on a reproché au créateur de ces nouveaux principes d'avoir exagéré leur importance : cette inculpation ne peut venir que de l'ignorance ou de la mauvaise foi; car tous ceux qui se sont livrés à l'étude de la doctrine physiologique ont été frappés de l'importance et de l'étendue de ses résultats : la science des maladies leur a apparu alors sous un nouveau jour, et tous ont senti que l'auteur de l'*Examen* n'avait pas été trop loin en disant que la connaissance de la gastro-entérite était la clef de la pathologie (1). Rien sans doute n'est plus propre à démontrer l'exactitude de cette grande vérité que l'examen des connexions sympathiques qui unissent l'estomac aux autres organes de l'économie; cette étude préliminaire aura d'ailleurs l'avantage de nous faire mieux comprendre l'action des causes sympathiques de la gastro-entérite et le développement de ses phénomènes généraux. Nous devons donc commencer l'histoire de cette maladie par la relation des faits que l'on trouve réunis dans plusieurs dissertations inaugurales sur cet objet, qui a été traité avec exactitude par M. Foucault (1), et mieux encore par M. Moncamp dont nous avons déjà mentionné précédemment la thèse.

L'estomac peut être considéré comme un centre actif d'où partent, en irradiant, une foule de sympathies qui vont retentir dans toute l'économie, et comme un foyer auquel aboutissent toutes les impressions des autres organes. Si l'on veut se faire de suite une idée de l'influence que ce viscère exerce sur l'organisme, il suffit de fixer un moment son attention sur les phénomènes qui accompagnent la faim. Lorsque le besoin

(1) Prop. cccvii.

(2) Essai sur les sympathies, et particulièrement sur celles de l'estomac, Paris, 1820, n° 193.

de prendre des aliments fait ressentir depuis quelque temps à la région de l'estomac la sensation indicible qui a reçu ce nom, l'on éprouve un sentiment de faiblesse générale, de défaillance, de malaise bientôt accompagné de lipothymies, s'il n'est pas satisfait. Les mouvements deviennent plus lents et moins précis, la face est décolorée, les yeux sont languissans; la peau se couvre d'une sueur froide au moindre mouvement; l'exercice des facultés intellectuelles s'affaiblit; des vertiges et des bourdonnements d'oreille se font ressentir; le cœur est agité de battements irréguliers; le pouls est plus lent et moins développé; la respiration se ralentit; la chaleur diminue, etc. : mais à peine une petite quantité d'aliments, une cuillerée de vin, a-t-elle touché la membrane muqueuse de l'estomac, que tous ces phénomènes disparaissent brusquement, que le bien-être succède au malaise, que l'action de tous les organes reprend son énergie et sa régularité. A ce fait généralement connu nous devons en ajouter un autre qui n'est pas moins remarquable, et qui prouve plus évidemment encore la grande influence que l'estomac exerce sur toute l'économie. Tout le monde a remarqué que les individus affectés d'une gastro-entérite supportaient la plus longue abstinence sans jamais éprouver le besoin de prendre des aliments, tandis que s'ils en sont privés dans l'état de santé ils succombent au bout de peu de jours. Le malade se nourrit, dit-on, aux dépens de la graisse déposée dans le tissu cellulaire; mais pourquoi cet aliment ne suffit-il pas à l'homme dont l'estomac n'est

pas enflammé? C'est que la vie ne s'entretient que
par les stimulants, suivant la grande idée de Brown,
que la stimulation exercée par les aliments sur l'estomac est transmise à tous les organes, qui reçoivent
principalement de ce viscère l'excitation qui met en jeu
leur irritabilité. Leur action ne peut donc plus s'exercer, ainsi que l'a fait remarquer le premier M. Broussais (1), parcequ'elle n'est plus sollicitée quand cette
source de la stimulation générale est tarie. Mais, si elle
ne peut être entretenue que par les aliments et le travail
de la digestion dans l'état de santé, la sur-excitation
dont la membrane muqueuse digestive est le siége
dans la gastro-entérite suffit, à l'aide des sympathies,
pour stimuler les autres organes, non seulement au
degré nécessaire à l'exécution de leurs fonctions, mais
encore assez pour porter un trouble plus ou moins
grand dans leur exercice; c'est ainsi que la vie peut
s'entretenir pendant trente-cinq et quarante jours dans
les phlegmasies fébriles, malgré l'abstinence la plus
complète. Remarquez qu'il n'en est plus de même
dans la gastro-entérite chronique, pendant laquelle
les malades éprouvent toujours, plus ou moins, le
besoin de prendre des aliments, parcequ'alors l'irritation de l'estomac n'est plus assez vive pour développer des sympathies. On sait aussi que les forces et
le bien-être renaissent, que la chaleur augmente,
que tous les phénomènes qui accompagnent la faim
long-temps prolongée disparaissent aussitôt que les
aliments ont été introduits dans l'estomac, et bien

____

(1) Prop. ccxc.

avant, par conséquent, que leur digestion, leur absorption, et leur assimilation aient pu s'opérer; l'exemple des sauvages de la Calédonie qui, au rapport de La Peyrouse, font taire la faim en avalant des boulettes d'argile, ne vient-il pas encore confirmer ce que nous disons ici? Cette substance ne contient aucun suc nourricier, mais la stimulation qu'elle exerce sur la membrane muqueuse de l'estomac suffit pour solliciter l'action de tous les organes, en s'étendant jusqu'à eux. On sait encore que la mort produite par l'abstinence se fait plus ou moins long-temps attendre chez les divers individus; et si l'on examine les relations que l'on possède sur ce genre de mort, on voit que, chez ceux qui ont succombé le plus rapidement, la faiblesse s'est successivement accrue, que la chaleur s'est peu à peu éteinte, et qu'ils sont restés continuellement dans un état de calme et de défaillance. On voit, au contraire, que ceux qui ont survécu le plus long-temps ont offert des symptômes généraux d'excitation, de la soif, du délire, de la fièvre : phénomènes d'une gastro-entérite que la faim a développée; car ce besoin non satisfait se transforme en douleur, et l'irritation dont les capillaires nerveux de la membrane muqueuse gastrique sont le siége peut s'étendre aux capillaires sanguins, et donner lieu à une inflammation souvent assez intense pour provoquer des phénomènes sympathiques. Chez les premiers, l'inflammation de l'estomac n'est pas survenue, ou, si elle s'est établie, elle n'a pas réveillé de sympathies qui, dans le second cas, ont été mises en jeu avec activité.

Une foule de faits puisés dans la physiologie et la pathologie démontrent les relations étroites qui existent entre la membrane muqueuse gastro-intestinale, et chacun des autres organes en particulier. Pour les exposer avec ordre, nous examinerons successivement, avec MM. Moncamp et Foucault, le rapport du canal intestinal avec les divers systèmes et appareils organiques.

Sympathies avec l'appareil sensitif.

1" *Cerveau et système nerveux.* Il semble que dans l'état de santé les fonctions du cerveau et de l'estomac ne puissent être qu'alternatives : jamais on n'est plus propre que le matin au travail de la pensée, autant à cause du repos du cerveau que de la vacuité de l'estomac, qui favorise son action; aussi la plupart des hommes adonnés aux travaux de l'esprit sont remarquables par leur sobriété. Le sommeil et la veille sont manifestement subordonnés à l'état de l'estomac : les rêves sont pénibles et fatigants quand il est surchargé d'aliments; le cauchemar est très souvent dû à des digestions laborieuses; dans les gastro-entérites aigües les malades sont tourmentés par l'insomnie, aussi en séméiologie regarde-t-on comme un signe heureux un sommeil tranquille qui vient surprendre les malades dans ces affections.

Une excitation convenable de l'estomac répand un sentiment de bien-être dans toute l'économie; de là la disposition à la joie dans un repas prolongé : au contraire l'état de débilité ou d'irritation de ce viscère fait éprouver un sentiment de malaise général , de tristesse profonde. On a vu des attaques d'hypochondrie passagère être la suite de mauvaises digestions. La présence de certaines substances introduites dans l'estomac prouve encore l'étroite sympathie de cet organe et du cerveau. Dans une expérience de Bellini, rapportée par Boerhaave , on voit qu'un grain de jaune d'œuf pourri produisit, au moment où il fut avalé, des éblouissements, des vertiges , la plus grande confusion d'idées et des angoisses inexprimables. Nous demandons avec M. Foucault si l'on peut expliquer autrement que par les sympathies la promptitude avec laquelle certaines substances narcotiques, que l'on ne peut supposer déjà portées dans le torrent de la circulation , exercent leur action sur le cerveau .

Une indigestion donne quelquefois lieu à des accidents nerveux très intenses. Chacun sait que les variétés de la gastrite et de la gastro-entérite, connues sous les noms d'*embarras gastrique* et de *fièvre bilieuse*, ont pour symptômes constants une céphalalgie sur-orbitaire. L'hémicranie ou migraine est liée à des nausées suivies de vomissements qui y mettent bientôt fin. Combien de céphalalgies habituelles, d'encéphalites et d'apoplexies même sont occasionées par une gastrite. La léthargie, le coma et le carus ont ordinairement leur foyer primitif dans l'abdomen , dit le professeur Pinel (1); la doctrine physiologique a mis hors de doute ces assertions.

(1) Nosographie philosophique , tome III.

Si les affections les plus graves du cerveau et du système nerveux sont souvent le produit d'une cause qui a son siége dans l'estomac, ce viscère se trouve aussi influencé par les lésions du cerveau. Nous dirons, en parlant de l'étiologie de la gastro-entérite, la part que prennent dans la production de cette phlegmasie les veilles prolongées, les affections morales vives, les plaies de tête, la ménynginite et l'encéphalite.

2° *Organes des sens.* Les affections de l'estomac se peignent dans la physionomie et principalement dans les yeux. Dans la gastro-entérite aiguë, ils sont secs et rouges; dans la gastrite chronique, ils sont abattus, languissants, environnés d'un cercle livide, les malades éprouvent souvent des vertiges et de la gêne dans les mouvements des yeux et des paupières: qui ne connaît l'expression qu'ils présentent dans les divers degrés de l'ivresse? La présence des vers dans le canal intestinal cause la dilatation des pupilles, et quelquefois, suivant le professeur Richerand (1), des convulsions palpébrales. L'ophthalmie et l'orgeolet sont fort souvent sympathiques de l'*embarras gastrique.* On sait que l'action augmentée de la muqueuse intestinale par l'administration des minoratifs produit les meilleurs effets dans le traitement des ophthalmies chroniques. Des amauroses ont souvent été guéries par l'emploi des vomitifs. Qui n'a pas vu survenir soudainement des vomissements pendant l'opération de la cataracte? Enfin l'on sait que l'on ne

______

(1) Nosographie chirurgicale, tome II.

mange qu'avec dégoût un objet dont la vue répugne, et qu'il en résulte souvent des nausées et des vomissements ?

Les organes de l'audition entretiennent avec l'estomac des sympathies que plusieurs faits démontrent : le vomissement est souvent annoncé par des tintouins ; on a vu la surdité produite par une gastro-entérite. On voit dans un aphorisme d'Hippocrate une preuve des sympathies de l'estomac et des organes de l'ouïe : « *Quibus biliosæ sunt egestiones, surditate superveniente, cessant ; et, quibus surditas est, biliosis supervenientibus, cessat.* » Baglivi répète la même chose en d'autres termes. Réga (1) parle d'un général à qui la plus légère irritation de la membrane du tympan causait de violents vomissements ; on a vu l'introduction d'un corps étranger dans l'oreille donner lieu au même phénomène. On lit dans les *Éphémérides des curieux de la nature* qu'il est des personnes chez qui la musique produit le même effet ; Murray fait mention de plusieurs enfants qui, empoisonnés par la ciguë aquatique, éprouvèrent un flux de sang par les oreilles.

Le nez se couvre souvent de boutons dans la gastrite chronique. La présence des vers dans le canal digestif occasione un prurit vif aux narines ; dans les gastrites aiguës on observe souvent un coryza. L'odeur d'un aliment qui plaît fait naître l'appétit, et les odeurs nauséabondes agissant sympathiquement sur l'estomac produisent des vomissements. Baglivi

(1) *De sympathiâ*, p. 245.

rapporte qu'on a vu des personnes parvenir à se purger par l'irritation produite sur la pituitaire par la poudre ou la fumée de tabac.

Nous ne mentionnerons pas ici les organes de la gustation, parceque nous parlerons de la membrane muqueuse buccale en traitant des connexions des diverses parties de la membrane muqueuse digestive entre elles : nous arrivons à l'organe dont les sympathies avec le canal intestinal présentent le plus d'intérêt.

La physiologie et la pathologie nous démontrent les étroites connexions qui existent entre la membrane muqueuse digestive et la peau. Lorsque les aliments viennent d'être introduits dans l'estomac, on éprouve à la peau un sentiment de froid et de spasme : elle est sèche et chaude pendant les premières heures de la digestion, et lorsque cette fonction s'achève elle devient colorée, plus douce au toucher, et bientôt humide. La même chose se voit dans la gastro-entérite : pendant tout le cours de la maladie la peau est sèche et plus ou moins chaude; elle s'humecte quand la phlegmasie est sur son déclin, et des sueurs plus ou moins abondantes s'établissent. Un verre d'eau froide introduit dans l'estomac arrête brusquement la perspiration cutanée, et une boisson chaude la provoque bien avant que le liquide ait pu être absorbé, porté dans les voies circulatoires, et présenté aux exhalants de la peau; réciproquement l'action d'un bain sur cette membrane trouble soudainement la digestion, arrête des vomissements spasmodiques, etc. Le froid et le chaud ont sur la peau, et par suite sur la membrane muqueuse gastro-intestinale, une influence qu'il est important d'étudier.

En excitant la peau, la chaleur stimule sympathiquement la membrane muqueuse digestive, et le premier effet de cette irritation est la diminution de l'appétit et la difficulté des digestions. Si cette action est portée plus loin, l'irritation devient bientôt maladive; de là la fréquence des inflammations de la membrane muqueuse gastrique et intestinale dans les temps et les pays chauds. N'est-il pas d'observation rigoureuse que toutes les nuances de la gastro-entérite sont, pour la fréquence et l'intensité, en raison directe de l'élévation thermométrique et barométrique, état de l'atmosphère qui excite beaucoup les organes et spécialement la peau? n'est-ce pas alors que l'on observe principalement les épidémies de fièvres bilieuses, de dysenteries, etc. La fièvre jaune, dans laquelle on ne peut plus révoquer en doute l'existence de la gastro-entérite, n'exerce-t-elle pas ses ravages dans les contrées méridionales? ne voit-on pas le nombre de ses victimes progressivement diminuer quand la chaleur atmosphérique décroît?

Le froid exerce sur les voies digestives une action sympathique qui n'est pas moins remarquable. Le froid sec produit sur la peau une action tonique qui se transmet aux voies digestives; aussi dans l'hiver l'appétit est plus grand, les digestions plus actives, et la nutrition plus parfaite. Sous l'influence du froid humide, l'appétit au contraire diminue, les digestions

languissent, l'estomac *appète* les boissons fermentées,
et on se trouve bien de l'usage d'un vin généreux.
Le froid à une partie quelconque de la peau, et surtout
à la plante des pieds, peut occasioner la diarrhée,
des coliques, et même la dysenterie. Baglivi rapporte
qu'un sculpteur s'étant assis long-temps sur un bloc
de marbre auquel il travaillait, éprouva de violentes
coliques, perdit l'appétit et maigrit rapidement : ces
symptômes ne cédèrent qu'à des pédiluves et à des
fomentations chaudes sur le ventre. Le froid humide
produit donc la diarrhée aussi bien que la chaleur. La
physiologie nous offre une solution facile de cette
apparente contradiction. En effet, la chaleur détermine
la phlegmasie du gros intestin comme celle de l'intestin grêle parceque l'irritation qu'elle détermine sur la
peau se transmet sympathiquement aux voies digestives. Le froid humide produit la diarrhée ou la dysenterie par un mécanisme différent. Il y a ici deux choses à
considérer : 1° les absorptions doivent être en équilibre
avec les exhalations ; si donc la perspiration cutanée
est diminuée, l'absorption dans le gros intestin, comme
dans les cavités séreuses et les aréoles du tissu cellulaire,
sera moindre aussi : les matières stercorales sortiront
donc souvent liquides, aussi bien qu'il pourra survenir
un œdème ou une hydropisie d'une cavité splanch-
nique ; 2° les fonctions de la peau étant diminuées,
l'exhalation considérable dont elle est le siége devra être
remplacée par celle de la muqueuse pulmonaire ou intestinale, ou enfin par la sécrétion que les reins opèrent : or, en bonne physiologie, on ne peut pas admettre

20.

que la fonction d'un organe augmente sans que son action vitale ne soit exaltée; il n'est donc pas surprenant
alors que la muqueuse du gros intestin, qui devient
le siége d'une exhalation supplétive, s'irrite et s'enflamme : elle le fera à divers degrés, de manière qu'il
surviendra une diarrhée ou une dysenterie.

Si nous comparons les effets de l'influence sympathique de la chaleur et du froid sur la membrane muqueuse digestive et sur celle des poumons, nous
voyons qu'ils sont dans ces deux membranes dans un
rapport inverse. Pour s'en rendre raison, il suffit de se
rappeler que la membrane bronchique est le siége
d'une exhalation continuelle, qui est d'autant moins
active que celle de la peau l'est davantage, et réciproquement; aussi a-t-on dit que le poumon était le
vicaire de la peau: si donc l'action du froid vient diminuer celle de cette dernière, et que la sécrétion des
reins n'augmente pas, la muqueuse pulmonaire deviendra le siége d'une action supplétive, dont l'exagération pourra amener l'inflammation; cet effet sera
d'autant plus rapide que l'action du froid sur la peau
aura été plus brusque. Si, au contraire, elle est moins
marquée mais long-temps continuée, la muqueuse
pulmonaire lentement et continuellement irritée deviendra le siége d'une phlegmasie chronique : de là
la source d'une foule de phthisies. Ce que nous venons
de dire de l'influence sympathique du froid sur la
muqueuse bronchique fait facilement prévoir ceux
de la chaleur sur cette membrane. En excitant l'action
de la peau, elle diminue celle de la muqueuse pul-

monaire, aussi ses phlegmasies sont-elles rares dans les temps et les pays chauds, et sont-elles très fréquentes dans des circonstances opposées. C'est aussi par cette action de la chaleur que beaucoup de catarrhes qui ont été rebelles pendant l'hiver disparaissent au printemps, et que l'on conseille aux personnes affectées de pneumonies chroniques de passer la saison froide dans les régions méridionales.

De ces faits il résulte que la chaleur irrite la membrane muqueuse gastro-intestinale, et calme les inflammations de la membrane bronchique, tandis que le froid enflamme cette dernière et rend plus difficile le développement des gastro-entérites : aussi, comme l'a fait remarquer M. Broussais, la phthisie pulmonaire est la maladie des pays froids, et la gastro-entérite celle des pays chauds.

La pathologie nous présente une foule de faits qui démontrent l'influence réciproque des irritations de la peau et des voies digestives les unes sur les autres. La peau est-elle affectée d'une inflammation un peu intense ? on voit bientôt survenir la soif, l'anorexie, la rougeur de la langue, enfin tous les signes d'une irritation gastrique; d'un autre côté, toutes les fois que la muqueuse-gastrique est enflammée, on voit la peau affectée, depuis la simple élévation de sa température jusqu'à sa phlegmasie gangréneuse. On sait que dans toutes les *fièvres essentielles* la peau est chaude, et que sa chaleur est proportionnée à l'intensité de la fièvre, c'est-à-dire de la gastro-entérite. Les auteurs ont remarqué que dans les phlegmasies cutanées de causes internes, l'estomac présentait primitivement des signes de maladie; ainsi les furoncles, les érysipèles, qui ne sont pas produits par des causes irritantes extérieures, dépendent de cet état d'irritation de l'estomac appelé embarras gastrique, et l'expérience a bien démontré qu'alors l'érysipèle ne demandait aucun soin particulier, et que c'était l'affection viscérale qu'il fallait traiter. Toutes les maladies connues sous le nom de fièvres éruptives sont des phlegmasies simultanées des voies digestives et de la peau; mais toujours l'affection de la première précède celle de la seconde: ainsi, dans la variole, l'épigastralgie, les vomissements, la céphalalgie, la rougeur de la langue se montrent quatre ou cinq jours avant l'éruption. Lorsque celle-ci est survenue, les premiers symptômes diminuent d'intensité, parceque l'inflammation cutanée est en quelque sorte révulsive de celle des voies gastriques, et elle la reproduit si elle devient intense, parceque les sympathies qu'elle met en jeu vont principalement retentir dans la membrane muqueuse gastrique encore irritée. Ce que nous disons de la variole s'applique à la scarlatine, à la rougeole, etc. Que l'on ne pense pas que la gastroentérite soit accidentelle dans ces maladies; elle en est partie constituante; l'observation prouve même qu'elle tient les autres symptômes sous sa dépendance. En effet, les éruptions confluentes sont annoncées par des symptômes précurseurs beaucoup plus intenses que si elles devaient être discrètes; or, ces symptômes sont ceux d'une gastro-entérite: donc, à une phlegmasie violente des voies digestives, correspond une éruption intense ; et réciproquement. D'un autre côté, si on traite la gastro-entérite dès l'apparition des phénomènes précurseurs, on diminue de beaucoup l'intensité de l'éruption. Mais tous ces faits seront exposés avec plus de développements quand nous parlerons des phlegmasies cutanées. Nous ne chercherons pas dans les effets des révulsifs d'autres preuves des sympathies de la peau et des voies digestives, ayant déjà examiné cet objet avec assez de détails dans le chapitre de la révulsion.

Sympathies avec l'appareil locomoteur.

Quoique moins étroites que dans les systèmes organiques précédents, les sympathies qui existent entre les muscles et les tissus articulaires et la membrane, muqueuse digestive sont très marquées aussi. Il est très rare en effet de voir une irritation gastrique sans que ces parties soient affectées ; on connaît les douleurs contusives et le sentiment de pesanteur et d'engourdissement que l'on éprouve dans les membres dans l'*embarras gastrique* et la *fièvre gastrique*. Nous avons déjà parlé aussi de la prostration musculaire que l'on observe dans le plus haut degré de la gastro-entérite ; mais ce sont principalement les tissus articulaires qui présentent le plus de sympathies avec les voies digestives. On sait que presque toujours la gastrite s'accompagne de douleurs dans les articulations ; elles sont quelquefois tellement vives, qu'elles peuvent masquer la maladie principale. M. Moncamp en rapporte un exemple remarquable. Un militaire entra au Val-de-Grâce avec des douleurs intolérables dans les articulations fémoro-tibiales, qui étaient rouges et tuméfiées : il y rapportait toutes ses souffrances. Cependant la peau était sèche et âcre, surtout à l'épigastre, qui était sensible, et la langue était rouge. M. Broussais fit appliquer vingt sangsues à la région épigastrique, et le soir les douleurs articulaires avaient presque complètement cessé. Le lendemain il en fit appliquer encore douze, et le troisième jour le malade ne souffrait plus. L'arthritis aigu et plus souvent encore l'arthritis chronique sont dans beaucoup de cas produits par une gastro-entérite. Nous avons vu nombre de fois au Val-de-Grâce des inflammations articulaires qui avaient résisté à plusieurs applications de sangsues sur les parties douloureuses ne céder qu'à la saignée de l'épigastre : nous verrons dans la suite que la goutte est presque toujours préparée et entretenue par une gastrite chronique; ce fait, entrevu d'abord par Van-Helmont et Fréd. Hoffman, a été plus tard mis hors de doute par Darwin, Scudamore et M. Broussais.

Sympathies avec l'appareil circulatoire.

Le cœur est sous une dépendance fort étroite de la membrane muqueuse digestive. Toute irritation un peu vive de cette surface est bientôt transmise à cet organe, dont les mouvements se trouvent accélérés, éprouvent diverses modifications qui, jointes à quelques autres désordres, constituent l'état fébrile. Les changements qu'éprouve l'action du cœur dans les irritations gastriques sont infiniment variés, depuis l'élévation légère du pouls qui s'observe pendant la digestion, jusqu'au *pulsus tremulus* de la dernière période de la *fièvre adynamique*. Remarquons que tous les changements que l'inflammation des voies digestives et celle des autres organes apportent dans le système circulatoire ne sont pas produits seulement par les modifications de l'action du cœur : dans l'état appelé fièvre, une partie des phénomènes se passent dans les capillaires; cet ordre de vaisseaux entre, à n'en pas douter, pour beaucoup dans cet appareil morbifique.

Les modifications qu'éprouve l'action du système circulatoire dans la gastrite ne tiennent pas seulement aux diverses nuances de cette phlegmasie, mais encore aux différentes circonstances individuelles. Nous savons que la dose d'influence sympathique que reçoit un organe d'une partie irritée est subordonnée à la prépondérance d'action de cet organe : *texte*. Un sujet chez qui le système sanguin est très développé est-il affecté d'une légère excitation gastrique, les symptômes de la maladie appartiennent presque tous à ce système. Nous verrons dans la suite que c'est ainsi que s'établit la fièvre inflammatoire des auteurs.

Sympathies avec l'appareil respiratoire.

L'ingestion d'un verre d'eau froide dans l'estomac, quand la peau est en sueur, produit souvent une inflammation des organes de la respiration. La présence des vers dans le canal digestif cause souvent aux enfants une toux incommode que l'on fait cesser en expulsant ces animaux ; Andry (1) a même rapporté un cas de pleurésie produite par un lombric. Dans la gastro-entérite on observe assez souvent une toux sympathique qui a reçu le nom de stomacale ; on a observé à l'ouverture des cadavres des individus qui en avaient été affectés que c'était surtout le voisinage du cardia qui était enflammé. On conçoit que le diaphragme a pu être alors facilement irrité. La pleurésie et la pneumonie sont fort souvent compliquées d'une gastro-entérite intense ; c'est ce qui constitue la pleurésie et la pneumonie bilieuses des auteurs. Chez les phthisiques il survient toujours dans les derniers temps de la maladie une diarrhée qui dépend d'une colite chronique : une phlegmasie gastro-intestinale vient presque toujours accélérer leur perte ; aussi à l'ouverture des cadavres rencontre-t-on des ulcérations dans les intestins : on trouve assez souvent aussi dans certains points leurs tuniques épaissies et même lardacées ou tuberculeuses. Certains médecins prétendent alors que les altérations que l'on trouve dans les intestins sont le résultat de la diathèse tuberculeuse qui a manifesté ses effets dans le poumon et le canal intestinal, comme s'il était difficile de concevoir que chez un individu dont le système lymphatique a plus de développement, et qui se trouve par conséquent disposé aux subinflammations, l'irritation a passé des vaisseaux

(1) De la génération des vers, page 130.

rouges aux vaisseaux blancs du canal intestinal et du poumon.

La thérapeutique nous offre aussi des preuves des liaisons sympathiques des voies digestives et des organes respiratoires. L'ingestion des alcooliques et des autres excitants arrête quelquefois chez des individus faibles une hémoptysie, en opérant la révulsion de l'irritation hémorrhagique. On sait que beaucoup de pleurésies et de pneumonies ont été enlevées dans leur début par l'administration d'un émétique; on connaît aussi le soulagement que procure dans la pneumonie et le catarrhe pulmonaire chroniques le kermès, les scillitiques, l'ipécacuanha à petites doses et les autres stimulants : c'est donc toujours aux dépens de l'estomac que ces dangereux succès s'obtiennent.

Sympathies avec les organes des sécrétions.

Glandes salivaires. Le ptyalisme est quelquefois symptomatique de l'irritation gastrique, la présence des vers dans les voies digestives le cause assez souvent. Suivant le professeur Pinel (1), le flux de salive précède et accompagne le choléra-morbus. On sait que dans le prélude du vomissement la salive s'écoule avec abondance.

Foie. Il est d'observation que les glandes situées derrière les membranes muqueuses à la surface desquelles leurs canaux excréteurs viennent s'ouvrir entretiennent les sympathies les plus étroites avec ces membranes. On sait que l'ingestion d'une substance

(1) Nosog. philosoph., t. I.

sapide dans la bouche y fait affluer la salive : les mêmes rapports existent entre le foie et la membrane muqueuse de l'estomac et du duodénum : la présence du chyme dans ce dernier y appelle la bile. Toutes les fois que la membrane muqueuse est irritée, l'irritation se propage au foie ; il sécrète davantage, la bile afflue dans le duodénum et reflue dans l'estomac : c'est ainsi que s'établit l'*embarras gastrique bilieux*. L'irritation est-elle plus vive encore, c'est la *fièvre bilieuse ;* est-elle portée au plus haut degré sous un ciel très chaud, c'est la *fièvre jaune*. Suivant M. Broussais (1) l'hépatite dépend d'une gastro-entérite, quand elle n'est pas traumatique. L'altération du foie connue sous le nom de *foie gras* est le résultat d'une hépatite chronique entretenue par la phlogose du duodénum, et l'on rencontre toujours simultanément ces deux lésions sur le cadavre.

Reins. La néphrite et la néphralgie s'accompagnent souvent de vomissements. L'inflammation des voies digestives modifie l'action des reins, et alors l'urine éprouve des changements variables dans sa qualité et sa quantité. La vessie, que nous plaçons ici comme annexe des reins, est souvent affectée dans la gastro-entérite, quelquefois il survient dans cette maladie une rétention d'urine causée par sa paralysie. On observe aussi des catarrhes de sa membrane interne, surtout dans la nuance appelée fièvre muqueuse. La présence d'un calcul ou d'une sonde dans la vessie cause quelquefois des vomissements.

(1) Propos. cxlix.

Sympathies avec les organes génitaux.

L'excitation modérée de l'estomac dispose aux plaisirs de l'amour; les exercices vénériens chez les hommes forts développent l'appétit; si on s'y livre pendant la digestion, ils troublent cette fonction, et réciproquement une digestion laborieuse après un repas copieux rend inapte aux plaisirs de l'amour. Comment expliquer autrement que par la sympathie, dit M. Foucault, les effets des cantharides, des préparations aphrodisiaques, et des substances qui portent sur les organes de la génération une action stupéfiante, comme les boissons fades et mucilagineuses, telles que les émulsions et les préparations de nénuphar? C'est surtout chez la femme que les sympathies de ces organes avec l'estomac sont le mieux marquées: les irritations de ce viscère changent l'action de l'utérus, troublent l'ordre de ses évacuations périodiques. Un vomitif ou un purgatif administrés à l'époque de l'écoulement des règles peut en produire aussitôt la cessation, ou au contraire donner lieu à une ménorrhagie. L'hématémèse a souvent été le résultat de la suppression de l'écoulement menstruel. La métrite est presque toujours accompagnée de vomissements. Les flueurs blanches sont jointes fort souvent à une gastrite chronique. La conception est annoncée par des douleurs à la région de l'estomac, des nausées, des vomissements, des appétits bizarres. L'hystérie, la chlorose, et surtout la masturbation, chez les deux sexes, produisent des gastrites chroniques. Le gros intestin sympathise très étroitement avec l'utérus : les drastiques causent quelquefois l'avortement ; souvent ils sont employés avec succès pour rappeler les menstrues ; et les lavements d'eau froide arrêtent les hémorrhagies utérines.

Sympathies des diverses parties de la membrane muqueuse digestive entre elles.

La bouche est sèche et chaude dans les gastrites fébriles ; les lèvres se couvrent quelquefois de boutons ; dans la nuance appelée *adynamique*, elles sont sèches, noires, fuligineuses. Dans les gastrites chroniques, les gencives s'engorgent ; il s'y forme quelquefois des ulcérations qui ne guérissent qu'avec l'affection principale. Les aphthes sont rarement idiopathiques, et tiennent le plus souvent à l'existence d'une gastro-entérite chez un individu lymphatique. C'est avec raison que l'on a dit que la langue est le miroir où viennent se peindre les affections de l'estomac ; toutes les fois que ce viscère est lésé d'une manière quelconque, elle présente quelque changement notable : dans sa débilité, elle est plate, large, humide et pâle dans toute son étendue ; dans son irritation, elle présente des aspects très différents, qui sont liés aux nuances multipliées de celle - ci, et qui seront indiqués dans la description de la gastro-entérite.

La luette a des rapports de sympathie avec l'estomac, qui sont bien marqués : il suffit de la titiller pour causer le vomissement. Toute la membrane muqueuse de l'arrière - bouche sympathise aussi avec celle de ce viscère. Les angines sympathiques dites bilieuses sont trop connues pour qu'il soit besoin d'en parler.

L'étranglement, le simple pincement de l'intestin grêle, produisent des vomissements opiniâtres ; celui du gros intestin ne donne pas lieu aux mêmes accidents. En effet, les sympathies entre la première portion des intestins et l'estomac sont beaucoup plus étroites qu'entre celui-ci et la seconde. Il est fort rare de voir la gastrite exister seule ; il s'y joint presque constamment une inflammation de l'intestin grêle, et réciproquement ; on voit au contraire fort souvent la colite exister sans gastrite. Les lavements irritants développent quelquefois l'appétit et accélèrent la digestion. Il est souvent dangereux de supprimer un flux hémorrhoïdal : le mélœna peut en être la suite ; et réciproquement une hémorrhagie anale vient quelquefois mettre fin à cette maladie. D'un autre côté, l'influence de l'estomac sur la partie inférieure du canal intestinal est telle qu'on voit souvent le vomissement spontané ou provoqué arrêter une diarrhée, et l'on sait que beaucoup de médecins se servent de ce moyen dans le traitement de la dysenterie.

CHAPITRE II.

ÉTIOLOGIE DE LA GASTRO-ENTÉRITE.

Il existe un très grand nombre de thèses sur la gastro-entérite; mais presque tous leurs auteurs sont restés bien au-dessous de leur sujet parmi les dissertations sur la gastro-entérite aiguë. On ne trouve de vraiment remarquable que celle de M. Chauvin (1), qui présente beaucoup d'intérêt, et que nous suivrons souvent dans la description que nous allons présenter de cette maladie.

Suivant la belle méthode étiologique de M. Broussais, M. Chauvin divise les causes de la gastro-entérite en celles qui stimulent directement la membrane muqueuse digestive et celles qui lui sont transmises sympathiquement. Il admet ensuite un troisième ordre de causes qui agissent à la fois immédiatement et médiatement, et qu'il appelle mixtes. Il fait remarquer que ces influences développent une inflammation plus ou moins vive, ou produisent seulement une légère excitation qui rend la muqueuse digestive plus susceptible de contracter une phlegmasie; en d'autres termes, ces causes sont prédisposantes ou occasionelles; mais tel agent qui ne fait que prédisposer chez un individu deviendra chez un autre une

(1) Quelques considérations sur la gastro-entérite, Montpellier, 1821.

cause efficiente ; cette division n'est donc pas régulière, puisqu'elle ne présente rien d'absolu. Toutefois
on doit distinguer les agents qui demandent une suite
d'actions pour produire l'inflammation de la membrane muqueuse digestive, de ceux qui la développent en peu de temps.

Causes directes ou *immédiates*. Par leur contact
sur cette membrane, ces causes produisent une surexcitation qui, en raison de la continuité de leur action,
arrive par degrés à l'état inflammatoire ; d'autres fois
l'agent étant très énergique, il développe rapidement
une inflammation intense. Les causes de cet ordre
comprennent les aliments, les substances médicamenteuses et les poisons. Si les aliments sont trop excitants ou ingérés en trop grande quantité, ils peuvent
produire, pour peu que l'individu y soit disposé, une
inflammation gastro-intestinale, dont le degré varie
suivant l'énergie de la cause et la susceptibilité de
l'individu. Ainsi, les viandes noires, le gibier, les aliments salés, poivrés, aromatisés, les viandes trop fai-
sandées, les poissons fermentés, la moutarde, les al-
liacées et les racines des crucifères ; ainsi les boissons
excitantes, telles que l'eau-de-vie, le rhum, les vins
chargés de parties extractives abondantes, très alcooliques ou altérés par des sels métalliques, finissent
par élever la sensibilité de l'estomac et des intestins à
un degré tel que la moindre cause, ou seulement
l'usage prolongé de ces substances, suffit pour déterminer l'inflammation la plus violente. La membrane
muqueuse a d'abord lutté contre les effets de ces exci-

tants ; l'intervalle des digestions suffisait pour la ramener à l'état sain : mais, l'action de la cause se prolongeant, l'effet est devenu plus tenace, le repos n'a plus suffi pour dissiper l'irritation, et l'organe a fini par se trouver dans un état d'inflammation permanent.

Les huîtres gâtées et certaines espèces de champignons méritent d'être placés parmi les aliments susceptibles de déterminer une inflammation dans les voies digestives. Les moules, dans certaines circonstances, produisent des effets analogues, et l'on a vu des épidémies de gastro-entérite dues entièrement à leur usage.

Les substances médicamenteuses employées pour combattre de prétendues faiblesses de l'estomac, lorsque les digestions sont difficiles, accompagnées d'éructations nidoreuses et acides, finissent par faire éclater les inflammations les plus rebelles ; il en est de même des émétiques et des purgatifs. « Les émétiques, quoi qu'on dise de leur propriété particulière pour déterminer le vomissement, observe M. Chauvin, ne sont pas moins des substances plus ou moins irritantes qui, en raison de cette qualité, produisent toujours des accidents graves lorsqu'ils sont portés sur un estomac irrité, ou employés trop fréquemment. L'usage routinier de les administrer toutes les fois que la langue est chargée, qu'il y a céphalalgie, qu'on observe, en un mot, les symptômes de l'*embarras gastrique*, produit chaque jour une infinité d'accidens qui devraient rendre plus circonspect dans l'emploi d'agents aussi énergiques. Combien n'a-t-on pas vu de gastro-entérites se déclarer immédiatement après l'administration de l'émétique! La veille, le malade auquel on l'a donné ne présentait qu'une légère sensibilité de l'abdomen, une altération du mucus lingual, un goût amer, etc. , mais sans fièvre : le lendemain, celle - ci est déclarée; la langue est sèche et rouge, la soif intense; le malade vomit quelquefois tout ce qu'il prend; la chaleur de la peau devient brûlante , etc. L'émétique produit surtout l'inflammation de l'estomac , lorsqu'une affection de l'encéphale ne permet plus à ce dernier de percevoir les sensations qui déterminent les contractions des parois de l'abdomen , dont l'action est indispensable pour aider l'estomac dans les efforts du vomissement. L'émétique n'étant pas rejeté au dehors continue d'agir sur la membrane muqueuse, et c'est cette continuité d'action qui produit la phlegmasie. M. Serres en a cité une observation dans l'Annuaire des hôpitaux de Paris ; la seconde lettre du professeur Lallemand en renferme aussi plusieurs autres.

« Les purgatifs, n'agissant aussi qu'en produisant une irritation passagère, d'où résulte une augmentation de sécrétion dans la membrane muqueuse digestive, doivent surtout prédisposer à une inflammation de cet organe, ou devenir cause occasionelle selon la dose, la nature de la substance employée, et surtout selon l'état des parties sur lesquelles agit le médicament. Les noms de cathartiques, de drastiques, n'indiquent que des degrés différents dans les substances

purgatives. Si l'on réfléchit que ces médicaments diffèrent entre eux par leur composition chimique, par
l'impression qu'ils produisent sur les tissus vivants,
on aura déjà de la peine à accorder à des substances
si différentes une vertu spécifique qui soit la même
dans tous, et au moyen de laquelle ils produisent leur
effet ; mais, si l'on considère que les purgatifs sont
tous des agents irritants, qu'ils déterminent, par leur
administration, des douleurs dans l'abdomen, et tous
les symptômes d'une vive excitation du canal digestif, on n'hésitera plus alors à penser que ces médicaments n'agissent que par leurs qualités irritantes.
Au reste, si l'on veut que les purgatifs opèrent par
une vertu spécifique, on nous accordera au moins
qu'ils sont en même temps des irritants très énergiques, et cette concession suffit pour conclure que,
toutes les fois qu'il y aura une inflammation de la
membrane muqueuse, ils devront nécessairement
l'augmenter, et que, dans l'autre cas, ils devront
aussi la déterminer par le seul fait d'une irritation
trop vive, en raison de leur nature ou de leur
dose. »

Passer dans l'indication des causes de la gastro-entérite, des purgatifs et des émétiques aux poisons,
n'est pas, comme l'observe M. Chauvin, une transition aussi brusque qu'on pourrait le penser ; car,
portez le jalap, l'aloès, le séné, à des doses beaucoup
plus considérables que celles qu'on a coutume d'administrer, vous aurez les symptômes d'un empoisonnement ; employéz un poison à une dose inférieure

à celle où il détermine des effets aussi violents, s'il n'est pas vomi, vous n'obtiendrez que ceux d'un purgatif.

Parmi les substances vénéneuses capables de produire l'inflammation de l'estomac et des intestins, il suffit d'indiquer les nombreux poisons corrosifs et narcotico-âcres; les effets que produisent ces diverses substances sur le canal digestif ne sont pas toujours les mêmes : tantôt l'inflammation n'a pas dépassé l'estomac, tantôt elle s'étend aux intestins. Bornée quelquefois à la membrane muqueuse, elle a d'autres fois attaqué en même temps la tunique musculeuse et la péritonéale, et même la totalité du péritoine. Le plus souvent très aiguë, cette inflammation peut cependant se présenter sous une forme chronique; ses phénomènes varient en effet, selon la nature du poison, la dose ou la forme sous laquelle il a été administré; suivant qu'il a été vomi peu de temps après son ingestion, ou qu'il a été conservé; suivant l'état de plénitude ou de vacuité de l'estomac, la susceptibilité individuelle, etc. Les corps étrangers introduits dans l'estomac doivent prendre place après les poisons parmi les causes de la gastrite.

Les vers ont été rangés par beaucoup d'auteurs dans les causes de l'inflammation gastro-intestinale. M. Chauvin doute, avec raison, qu'ils puissent produire cet effet, vu qu'ils ne sont pas armés de dents ni de crochets assez forts pour le déterminer. On leur attribue les perforations du canal digestif, parcequ'on en a rencontré dans la cavité du péritoine, dans des cas où les intestins présentaient cette lésion; mais cette dernière était le résultat d'une inflammation, et d'une ulcération dont ils ont profité pour s'introduire dans l'abdomen. Toutefois M. Chauvin est loin de nier l'irritation que la présence des vers dans le canal intestinal détermine, et qu'une foule de preuves démontre; mais il pense, avec M. Broussais, que c'est par erreur qu'on les a regardés comme la cause des gastro-entérites dans lesquelles on les a rencontrés: ils n'en sont que l'effet. Roederer et Wagler, dans leur traité de la maladie muqueuse, disent avoir presque constamment observé une complication vermineuse; mais elle n'arrivait que vers la fin de la maladie. M. Chauvin a entendu rapporter au professeur Lallemand que, pendant toute une saison, M. Dupuytren avait perdu presque tous les enfants qu'il avait taillés, par l'effet d'une complication vermineuse dont les symptômes ne tardaient pas à se manifester après l'opération; et quoique ce savant praticien, éclairé par les premières ouvertures de cadavres, eût fait prendre des anthelmintiques pendant trois semaines ou un mois aux autres enfants qu'il devait opérer, et que ces médicaments n'eussent fait rendre aucun vers, ils n'étaient pas moins attaqués des mêmes accidents. N'est-il pas évident, dit M. Chauvin, qu'ici la génération des vers a été le résultat du trouble que l'opération avait fait naître dans les voies gastriques? doit-on s'étonner alors de les trouver si fréquemment dans les gastro-entérites?

Causes sympathiques. Les nombreuses connexions que nous avons fait remarquer entre la membrane muqueuse digestive et tous les autres organes de l'économie ont déjà fait prévoir qu'un grand nombre de gastro-entérites étaient déterminées par la transmission sympathique de l'irritation de ceux-ci à la première. Parmi les causes capables de développer sympathiquement cette maladie, il faut signaler principalement l'action de l'air sur la peau, l'inflammation d'un organe quelconque, les suppressions d'évacuations habituelles, naturelles ou anormales, les passions vives, les fatigues et les veilles.

M. Chauvin n'a pas su apprécier le mode d'action de la chaleur et du froid sur le canal digestif, et le mécanisme de la production des gastro-entérites que le premier de ces agents développe. Après avoir observé les effets de la gastro-entérite sur la peau, et ceux des phlegmasies cutanées sur les voies digestives, les médecins physiologistes ont été conduits à penser que l'excitation produite sur la peau par la chaleur devait se transmettre de la même manière à l'estomac et aux intestins. M. Chauvin n'admet pas cette opinion : suivant lui, l'augmentation d'action de la peau ou l'irritation de cette membrane devrait au contraire empêcher les membranes muqueuses de contracter une phlegmasie par la dérivation habituelle qui doit en résulter, parceque plus les fonctions de la peau sont exagérées, plus celle des membranes muqueuses doit être diminuée; et s'il existe, dit-il, une coïncidence entre les affections de la peau et celles de la tunique interne du canal digestif, c'est que ces deux organes ayant une grande analogie de structure et de fonctions, la cause quelle qu'elle soit, qui produit sur celle-ci l'éruption d'une dartre, de la petite-vérole, etc., doit avoir autant de tendance à produire un effet analogue sur celle-là. D'après ce principe, M. Chauvin s'évertue à expliquer la fréquence des gastro-entérites dans les pays chauds, il l'attribue à la *faiblesse* des organes digestifs, déterminée par l'exaltation habituelle de l'action de la peau. Les habitants de ces contrées font, dit-il, un grand abus des stimulants pour y remédier; de plus, l'estomac n'ayant pas assez d'activité pour digérer les aliments, redouble d'efforts pour vaincre la résistance qu'ils lui opposent, et ce surcroît d'action ne tarde pas à produire une inflammation véritable. M. Chauvin s'est bien écarté ici des principes de physiologie qu'il a généralement suivis dans sa dissertation; si ce médecin avait fait attention que l'on ne peut pas étudier en bloc les sympathies de la totalité du système muqueux avec la peau, s'il avait connu le rapport inverse des connexions de la membrane muqueuse gastro-intestinale avec la peau, et de celle des poumons avec le même organe, il saurait aussi comment la chaleur prédispose à l'inflammation de l'estomac et de l'intestin grêle et la développe, tandis que le froid rend ces affections plus rares, et comment ces deux agents produisent sur la muqueuse pulmonaire et sur celle du colon des effets opposés. Les détails dans lesquels nous sommes entrés précédemment à ce sujet nous dispensent de nous y arrêter ici davantage.

Un très grand nombre de gastro-entérites trouvent leur cause dans l'inflammation des autres organes. Nous avons déjà vu, en parlant des phénomènes généraux de l'irritation, que l'inflammation de tous les organes, assez intense pour produire l'état fébrile, s'accompagnait d'une gastro-entérite sympathique, sinon pendant toute sa durée, du moins pendant les premiers temps de son existence. Un grand nombre d'entre elles doivent tout leur danger à cette complication. C'est presque toujours à cette influence sympathique des organes irrités sur l'estomac qu'il faut rapporter ce que les auteurs ont dit des *fièvres essentielles* qui viennent compliquer les phlegmasies. Si toutes les inflammations sont susceptibles de développer sympathiquement une gastro-entérite, il en est quelques unes auxquelles cette concomitance d'affection est plus particulière encore. Nous mettrons en première ligne celles de la peau, et dans un article consacré aux inflammations cutanées on démontrera le rapport constant qui existe entre elles et celles des voies digestives. Une connexion presque aussi étroite se fait encore remarquer entre cette dernière affection et les irritations encéphaliques et arthritiques. Souvent celles-ci sont préparées et même produites par la gastro - entérite aiguë ou chronique, et d'autres fois elles la développent à leur tour. Ce ne sont pas seulement les inflammations aiguës qui, par les sympathies qu'elles mettent en jeu, produisent l'irritation des voies digestives ; on l'observe encore dans une foule de phlegmasies chroniques, surtout dans leurs dernières périodes, lorsqu'elles amènent la désorganisation des tissus qu'elles affectent: alors les sympathies qui existaient dans l'état aigu se réveillent et s'exercent avec une nouvelle activité. Principalement ressenties par la muqueuse gastro-intestinale, l'inflammation qu'elles y développent passe à l'état chronique par la persistance d'action de la cause ; elle s'étend presque toujours alors au gros intestin, et finit par produire dans le canal intestinal des ulcérations, et d'autres désorganisations : c'est à cette complication qu'il faut rapporter la *fièvre hectique* et la *diarrhée colliquative* qui surviennent dans les dernières périodes de la phthisie pulmonaire, du cancer et des autres irritations désorganisatrices et que l'on exaspère continuellement par l'administration des toniques, sous prétexte de remédier à la faiblesse à laquelle on les attribue.

Parmi les causes de gastro-entérites sympathiques il faut placer au premier rang les blessures et les opérations chirurgicales. Leur influence sur les voies digestives est quelquefois instantanée par la douleur qu'elles produisent. C'est cette complication qui donne lieu à la *fièvre traumatique ;* c'est par le passage de cette inflammation sympathique à un degré élevé que la première *dégénère* quelquefois en *fièvre adynamique*, comme le disent les ontologistes.

La suppression d'une évacuation habituelle donne lieu aussi à des gastro-entérites secondaires, quand un régime échauffant ou d'autres influences stimulantes prédisposent l'estomac à l'inflammation. Nous avons expliqué à l'article des révulsions la production de ces effets métastatiques, nous n'y reviendrons pas ici; nous nous bornerons à rappeler que souvent les gastro-entérites que l'on observe après la suppression des évacuations habituelles ne sont pas, comme on le pense, le résultat de cette suppression, mais ont véritablement déterminé cette dernière par révulsion : seulement alors l'inflammation des voies digestives devient plus intense et ses phénomènes sont mieux dessinés.

Les fatigues excessives chez ceux qui n'ont pas l'habitude de les supporter donnent lieu assez souvent à des gastro-entérites aiguës, le travail immodéré de l'esprit et surtout les veilles prolongées exercent encore sur les voies digestives une influence plus fâcheuse et plus constante. Il n'est pas rare de voir une étude opiniâtre déterminer une gastro-céphalite aiguë; plus souvent elle donne lieu à une gastrite chronique. On sait qu'en général les gens de cabinet ont peu d'appétit, des digestions difficiles, une constipation opiniâtre, qu'ils sont maigres, et que beaucoup sont affectés de prétendues névroses de l'estomac et principalement d'hypochondrie.

M. Chauvin s'est borné à indiquer les affections morales tristes parmi les causes de l'inflammation de l'estomac ; mais leur influence fâcheuse sur ce viscère est trop importante, par sa fréquence et sa gravité, pour ne pas exiger d'autres détails. Nous les trouvons dans la thèse de M. Lasserre (1), qui a traité en physiologiste cette partie de l'étiologie de la gastro-entérite. Après avoir fixé l'attention sur l'importance du rôle que joue le canal intestinal dans l'économie, sur la sensibilité de la membrane muqueuse, les sympathies qu'elle entretient avec les autres organes, M. Lasserre s'étonne du peu de fréquence de son inflammation, en considérant le grand nombre d'influences stimulantes qui tendent à la produire. A celles qui résultent des *ingesta* et de la lésion des diverses parties de l'économie, il faut encore ajouter les affections morales tristes auxquelles l'homme est si souvent en proie pendant le cours de son existence. Toutes les passions, les émotions vives, les constrictions de la douleur, toutes les impressions désagréables se font sentir dans la région même de l'estomac; sa membrane muqueuse est affectée dans toutes les passions, et l'impression qu'elles y produisent y détermine autant de nuances d'irritation qu'il y a de degrés dans leur développement. Un accès de colère, une vive frayeur, la douleur que produit une nouvelle fâcheuse, donnent lieu fréquemment à une gastrite aiguë des plus violentes; dans le cas, au contraire, où l'estomac est soumis à l'influence d'un chagrin long-temps prolongé, l'impression que ce viscère reçoit est moins vive, mais elle persiste, et elle entretient dans sa membrane muqueuse une irritation chronique. L'épigastre est sou-

(1) Dissertation sur la douleur dans les passions tristes, Paris, 1819, n° 22.

vent alors le siége d'un resserrement douloureux ; l'appétit diminue, et finit par ne plus se faire sentir ; les digestions sont pénibles, il existe une constipation habituelle, les yeux sont languissants, la face est décolorée et jaunâtre, le sommeil est troublé par des rêves pénibles et par le cauchemar, et le corps tombe dans un amaigrissement qui fait chaque jour des progrès (1).

Le malade reste dans cet état autant de temps que la cause persiste ; il est bien rare que l'influence du traitement le plus méthodique parvienne à faire cesser la gastrite chronique tant que le chagrin ne fait pas place au contentement de l'âme ou du moins à l'indifférence. Dans des circonstances opposées l'irritation de l'estomac, après être restée long-temps stationnaire, acquiert souvent plus d'intensité, soit par l'exaspération de la cause qui l'a produite, soit par l'influence d'autres agents. Alors le malade tombe dans un état d'hypochondrie qui abrège son existence, ou bien la gastrite chronique amène la désorganisation de l'estomac, l'induration du foie, etc. D'autres fois elle passe à l'état aigu, et devient ordinairement mortelle en quelques jours. Telles sont assez souvent les conséquences de l'amour malheureux, de la jalousie, de l'ambition déçue, de la nostalgie, etc. Parmi les affections morales tristes, il n'en est pas qui entraînent

(1) On sait que les auteurs ont placé les passions tristes parmi les causes les plus ordinaires de l'anorexie, de la cardialgie, de la gastrodynie, de la dyspepsie, du pyrosis, du cancer du pylore, de la mélancolie, et de l'hypochondrie.

de suites plus funestes que cette dernière : à la gastrite qu'elle détermine il se joint presque toujours
une irritation encéphalique. Cette double lésion reste
bien plus rarement stationnaire que celles qui sont
produites par des causes analogues. Si le malade n'est
pas promptement rendu à l'objet de ses regrets, ou
s'il n'est pas soutenu par l'espoir de revoir bientôt
ses foyers, la phlegmasie passe souvent à l'état aigu ;
elle se présente alors sous la forme la plus grave, et il
est rare qu'elle n'entraîne pas une issue funeste. Ceux
qui connaissent la pratique des hôpitaux militaires
ont eu de fréquentes occasions de se convaincre de
cette triste vérité (1).

Causes mixtes. M. Chauvin range parmi ces
causes l'ingestion des boissons froides dans l'estomac,
l'action des miasmes et l'irritation du foie.

L'action des boissons très froides sur l'estomac,
lorsque le corps est en sueur, peut donner lieu aux
gastrites les plus violentes. On lit dans la dissertation
de M. Quincieux sur la gastrite (2) qu'un militaire
venant de porter une ordonnance par un temps

---

(1) On crut, il y a quelques années, avoir trouvé un argument irrésistible contre la nouvelle doctrine, en alléguant que la rougeur des
voies digestives méritait à peine de fixer l'attention, parceque souvent
on l'observait sur les cadavres des hommes surpris par la mort en
pleine santé, chez les suppliciés par exemple. De là on conclut que
cette teinte est naturelle : on ne réfléchissait pas sans doute à l'influence exercée sur le cerveau dans les angoisses cruelles qui précèdent le dernier supplice, à toutes les causes de gastro-entérites auxquelles sont soumis ceux qui vivent pendant plusieurs mois dans un
cachot, sous le poids d'une condamnation capitale.

(2) Paris, 1811.

très chaud but d'un seul trait une bouteille de bière qui avait été plongée dans la glace : six heures après avoir pris cette boisson, il éprouva un violent frisson suivi de chaleur; bientôt après une douleur vive, une chaleur sèche, un sentiment de tension, se firent sentir dans la région épigastrique ; impossibilité de conserver dans l'estomac les boissons même les plus douces. Deux saignées et des lavements émollients ne calmèrent pas les symptômes ; l'anxiété était extrême, la soif ardente, le pouls fréquent, la respiration difficile. Le quatrième jour, prostration des forces, pouls petit et déprimé, frisson, diminution subite de la douleur, face livide, hoquet et mort le cinquième jour de la maladie. A l'examen du cadavre on trouva la membrane muqueuse de l'estomac très enflammée et gangrenée en plusieurs endroits; les orifices œsophagien et intestinal étaient très rouges. M. Marjolin rapporte dans ses leçons qu'un chirurgien allant à la campagne voir un malade par un jour d'été très chaud but avec avidité plusieurs verres de bière qui avait été plongée dans un puits : il mourut peu d'instants après dans les angoisses les plus cruelles; et à l'ouverture du cadavre on trouva aussi dans l'estomac des plaques gangréneuses. Il est facile de concevoir le développement de l'inflammation de l'estomac dans ces circonstances : le froid est un sédatif, à la vérité; mais lorsque son impression a cessé, il se développe bientôt une vive réaction, qui est alors d'autant plus violente que l'action de la peau se trouve brusquement suspendue et est remplacée par l'irritation de l'estomac. Il y a donc ici double stimulation de ce viscère, car l'ingestion de l'eau froide, quand la peau est dans un état de chaleur ordinaire, ne donne lieu à aucun accident. On doit donc principalement attribuer la gastrite, dans ce cas, au *transport* de l'excitation de la peau sur la muqueuse gastrite, au moment où son irritation était sollicitée par un stimulant direct.

M. Chauvin place l'irritation du foie parmi les causes mixtes de la gastro-entérite ; nous reconnaissons avec lui que l'inflammation de cette glande peut déterminer sympathiquement ou par voie de continuité celle de la membrane muqueuse digestive. Mais il prétend en outre que l'irritation du foie imprime à la bile des qualités irritantes, et que ce liquide, en s'écoulant dans le canal digestif, peut déterminer directement son inflammation. Il est bien vrai que les fluides sécrétés peuvent acquérir des qualités irritantes, quand les tissus qui les forment sont enflammés, comme le prouvent les larmes et le mucus nasal, qui, dans l'ophthalmie et le coryza, irritent la peau sur laquelle ils s'écoulent ; comme le prouve encore l'observation rapportée dans le Journal complémentaire du dictionnaire des sciences médicales (1), par M. le docteur Bégin, qui, en ouvrant avec M. Broussais le cadavre d'un homme mort d'une gastro-entérite avec symptômes adynamiques, éprouva une sensation de brûlure insupportable pour avoir touché les matières que contenait l'intestin ; toute sa main se tuméfia, et un abcès

(1) Tome V, page 109.

se forma sur l'un de ses doigts. M. Broussais éprouva les mêmes accidents, quoique ni l'un ni l'autre ne se fussent blessés avec le scalpel. Mais peut-on conclure de ces faits que la bile soit capable de produire la gastro-entérite? Ce liquide n'acquiert de propriétés irritantes que sous l'influence de l'inflammation du foie, ainsi que M. Chauvin l'avoue lui-même : or il faut remarquer que cette phlegmasie se développe toujours, quand elle n'est pas le résultat d'une violence extérieure, sous l'influence d'une irritation de l'estomac et du duodénum, qui se transmet à cette glande. Ainsi donc l'altération de la bile, si tant est qu'elle soit ordinaire, et que le fait rapporté par M. Bégin ne soit pas une anormalie, ne peut pas être rangée parmi les causes de la gastro-entérite; elle pourrait seulement dans quelques cas ajouter à son intensité; et en prétendant que, dans tous les cas où le foie est irrité, la bile est capable de produire l'inflammation de l'estomac et des intestins, M. Chauvin nous paraît avoir commis une erreur, qui ne serait pas sans préjudices en théorie, et surtout en pratique.

Parmi les causes mixtes de la gastro-entérite, les miasmes délétères sont sans contredit les plus graves et celles qui méritent le plus de fixer ici notre attention. Nous confondrons sous le nom de miasmes, avec M. Chauvin, les exhalaisons putrides qui se dégagent, soit du corps de l'homme sain ou malade, soit des matières animales ou végétales en putréfaction dans les marais, les lacs, les étangs en dessèchement, les voieries et les cimetières où les inhumations ne sont pas faites avec les précautions convenables, dans les amphithéâtres de dissection, les hôpitaux et les camps, où un grand nombre d'individus sont réunis.

Les miasmes délétères agissent avec une activité et une intensité différentes, suivant plusieurs circonstances : quelquefois leur action s'exerce avec une rapidité étonnante, le système nerveux est pour ainsi dire paralysé ; le principe de la vie paraît étouffé ; et l'on voit des individus périr quelques instants après avoir pénétré dans un foyer d'infection. Le plus souvent l'action des miasmes est moins active : quelque temps après l'infection il se développe une réaction inflammatoire, qui a ordinairement son siége dans les voies digestives, le cerveau, et quelquefois les poumons.

Ces principes pénètrent dans l'économie par trois voies différentes : par la peau, les poumons et l'estomac. L'absorption des miasmes par la peau est suffisamment démontrée par l'expérience que Bichat fit sur lui-même, et qu'il a consignée dans l'*Anatomie générale*. Il est certain qu'ils sont aussi absorbés dans les voies aériennes, où ils pénètrent avec l'air atmosphérique. Enfin, mêlés avec les aliments et la salive, ils sont introduits dans l'estomac, sur lequel ils agissent alors directement. Quelle que soit la voie par laquelle les miasmes pénètrent dans l'estomac, il est incontestable qu'ils portent principalement leur fatale influence sur ce viscère. On ne peut pas en douter quand on voit les individus qui séjournent dans les foyers d'infection être affectés d'anorexie, de vomissements, de coliques et de diarrhée; on peut encore moins le révoquer en doute quand on observe que les principaux symptômes du typhus, de la fièvre jaune et de la peste du Levant, et les altérations que ces maladies laissent sur les cadavres, appartiennent à la gastro-entérite. Comment expliquer que les miasmes introduits par l'absorption cutanée et pulmonaire irritent spécialement la membrane muqueuse digestive? Il est impossible sans doute de le faire; mais le fait n'est pas moins avéré. Sait-on davantage comment le virus de la variole exerce sa première influence sur cet organe? comment l'arsenic déposé dans le tissu cellulaire ou dans le vagin ulcère le canal intestinal, et laisse les autres organes intacts. Les miasmes délétères, quand on compare leur action à celle de ces deux derniers agents, ne prouvent donc rien en faveur de l'opinion de ceux qui soutiennent l'existence de causes morbides générales.

M. Chauvin observe avec raison que les individus sur qui ces causes agissent avec le plus d'intensité sont ceux qui se trouvent dans un état de débilité, ceux surtout qui sont dans un état fébrile produit par une autre maladie, ou qui, adonnés aux excès dans les *ingesta*, sont toujours dans un état d'excitation; ainsi il est d'observation que, dans les épidémies de gastro-entérite, les personnes qui, dans l'espoir de se donner des forces, prennent beaucoup de boissons excitantes, déterminent chez elles une prédisposition funeste, et échappent rarement au danger qu'elles veulent éviter. Il fait encore remarquer que les miasmes n'agissent pas constamment avec la même activité; tous les jours une infinité de circonstances peuvent seconder ; augmenter et même détruire leur action. L'habitude de vivre dans un air empesté peut, en quelque sorte, en diminuer la funeste influence; ainsi les indigènes des pays marécageux luttent avec avantage contre les causes meurtrières qui les assiégent, tandis que les étrangers succombent avec une rapidité étonnante. L'activité de ces émanations est plus grande dans les pays chauds, pendant la chaleur de l'été et de l'automne. Le moment le plus favorable à leur action est la nuit : d'abord parceque le corps fatigué ne peut réagir alors avec assez de force pour résister à l'introduction de ces principes malfaisants; ensuite parceque ces miasmes, tenus en suspension dans l'air par les fortes chaleurs du jour, se condensent, se rapprochent, et retombent après le coucher du soleil, dès qu'une certaine quantité de calorique vient à leur être enlevée.

Tels sont les modificateurs capables de développer l'inflammation de la membrane muqueuse gastro-intestinale. Nous passons à la description de ses phénomènes : nous devons d'abord faire observer que, par l'expression de *gastro-entérite*, M. Broussais n'entend pas l'inflammation de toute la membrane muqueuse digestive, mais celle de l'estomac et de l'intestin grêle, qui s'observent toujours ensemble; et qu'il désigne l'inflammation du colon (dysenterie et diarrhée) par celui de *colite;* nous suivrons cette division dans la description que nous allons présenter de ces phlegmasies.

CHAPITRE III.

PHÉNOMÈNES LOCAUX ET GÉNÉRAUX DE L'INFLAMMATION DE LA MEMBRANE MUQUEUSE DIGESTIVE.

ARTICLE PREMIER.

Phénomènes de la gastro-entérite aiguë.

La gastro-entérite ne débute pas toujours de la même manière. L'invasion est quelquefois brusque, d'autres fois lente. Dans le premier cas, les malades éprouvent depuis plusieurs jours une chaleur inaccoutumée après le repas, un sentiment de pesanteur, de compression à la région épigastrique, souvent des douleurs vagues dans tout l'abdomen, de la lassitude et du malaise. La gorge est chaude et sèche; la soif plus ou moins vive; il y a désir des boisons froides; les yeux sont abattus; le teint est pâle ou jaunâtre. Fréquemment les malades sont déjà affectés de catarrhe de quelques membranes muqueuses, tel qu'un coryza, une ophthalmie, une angine. L'appétit est quelquefois augmenté, le plus souvent diminué; les digestions, quoique se faisant encore assez bien, sont fréquemment accompagnées de coliques légères, d'éructations acides, de hoquets, de nausées; il y a tantôt de la constipation, tantôt de la diarrhée. Souvent la gastro-entérite débute par les phénomènes de l'*embarras gastrique*. Le malade a de la répugnance pour les aliments, il éprouve à l'épigastre un sentiment de plénitude ; il a la bouche pâteuse, amère ; la langue épaisse, large, couverte d'un enduit blanc ou jaunâtre. Souvent cet état se dissipe bientôt, sous l'influence de la diète, de l'administration de l'émétique ou d'un autre stimulant; mais plus souvent aussi les vomitifs exaspèrent l'irritation, et tous les phénomènes de la gastro-entérite se déolarent. Cette phlegmasie survient quelquefois sans prodromes, lorsque les causes productrices ont agi avec énergie, après un excès de table, par exemple. La maladie débute ordinairement alors par des vomissements; les matières vomies sont muqueuses ou bien mélangées de bile jaunâtre ou verdâtre. Les vomissements n'existent pas toujours; ils sont quelquefois remplacés par des déjections alvines, d'autant plus abondantes que le siége de l'inflammation est plus près de la fin du canal intestinal ; elles sont accompagnées de coliques et de tenesme. Dans quelques circonstances, les vomissements et la diarrhée existent simultanément; ce qui varie, au reste, suivant la prédominance ou l'égalité de l'inflammation dans l'estomac et les intestins. M. Broussais a en effet observé que, quand l'inflammation de l'estomac et de l'intestin grêle prédomine sur celle du colon, il n'existe pas de diarrhée (1).

Ordinairement le malade éprouve de la sensibilité

____

(1) Hist. des phlegm. chron., t. II, pag. 484.

à l'épigastre; et si on comprime cette région, on voit sa face se gripper et présenter une expression manifeste de douleur, en même temps qu'il repousse la main qui accroît sa souffrance. Souvent dans l'état sub-aigu de la gastro-entérite, et quelquefois même dans celui de la plus grande intensité, la douleur manque complètement, même lorsqu'on cherche par la pression à la développer, et on ne saurait trop attirer l'attention des médecins sur cet objet, que nous avons déjà discuté en traitant de l'irritation en général. On tomberait dans une erreur bien grande, ainsi que le fait remarquer M. Chauvin, si l'on croyait que la douleur est une compagne inséparable de l'inflammation de l'estomac et des intestins. Pour le prouver il emprunte deux faits à Morgagni, et il eût pu en puiser un grand nombre d'autres dans le même auteur, dans l'*Histoire des phlegmasies chroniques,* et dans plusieurs autres ouvrages. Morgagni (1) cite l'observation de terminaison par gangrène d'une entérite, chez un homme qui ne donna des marques de douleur au ventre que le premier jour de sa maladie, et qui les jours suivants, jusqu'au treizième où il mourut, ne présenta d'autres signes de la phlegmasie, que la soif, la sécheresse de la langue et la fièvre, qui, après avoir cessé, était revenue le troisième jour; ce qui jeta, dit Morgagni, les médecins dans une grande perplexité, car ils ne pouvaient pas concevoir comment les intestins pouvaient être enflammés sans qu'il y eût de la douleur.

(1) Lib. III, epist. 55, art. 55.

Le même auteur parle d'une femme âgée de cinquante ans, qui, après une chute assez légère, fut prise de vomissements de matières stercorales. Comme il y avait constipation, on lui donna deux doses de mercure, de deux drachmes chacune, qui produisirent quelques selles. La malade succomba vers le cinquième jour, à dater de l'invasion de la maladie, sans que pendant tout ce temps il eût existé la moindre apparence de convulsions, de douleurs ou de fièvre, et cependant l'examen du cadavre démontra que l'inflammation avait été portée au point de déterminer la gangrène des intestins grêles. Passons maintenant à l'examen des phénomènes sympathiques.

Il est rare que l'inflammation gastro-intestinale arrive à un certain degré d'intensité sans que le cerveau soit irrité sympathiquement. La céphalalgie est presque constante dans cette maladie, et souvent l'irritation qui lui donne lieu passe à un degré plus élevé. Alors l'exercice des facultés intellectuelles est troublé; il n'y a d'abord que de légères aberrations du jugement, et si la gastro-entérite fait des progrès, le délire s'établit; il est ordinairement morose, et, excepté chez les individus très irritables, il est relatif à l'intensité de la phlegmasie. Tantôt il est sourd et tranquille, et alors il se joint à un état de stupeur plus ou moins profonde; la sensibilité des sens est obtuse, les réponses sont lentes ou impossibles, en même temps le système musculaire est dans la prostration, l'urine s'accumule dans la vessie, les déjections s'opèrent involontairement (*fièvre adynami-*

que); d'autres fois le délire est bruyant, furieux, et alors la sensibilité des sens est exaltée, les réponses sont brusques, on observe des mouvements convulsifs dans les muscles de la face et souvent aussi dans ceux des membres, des soubresauts des tendons, la carphologie, etc. (*fièvre ataxique*).

Les travaux de M. Lallemand autorisent à penser que, dans le premier cas, la substance du cerveau est atteinte d'irritation, tandis que dans le second elle est bornée aux méninges et à la surface du cerveau. Ainsi donc c'est le défaut d'innervation, résultat de l'irritation de la substance encéphalique et de la congestion dont elle devient le siége, qui cause la prostration musculaire, qui est encore accrue par la concentration de la vitalité dans les viscères enflammés. La contraction des muscles ne s'opère donc pas, parcequ'elle n'est plus sollicitée, et non parceque ces organes sont frappés d'asthénie. Il nous semble que pour expliquer la prostration musculaire on n'a pas assez tenu compte de l'affection cérébrale, et que l'on a fait jouer un trop grand rôle à la concentration des forces dans les viscères. Si c'était là la cause unique de ce phénomène, on n'observerait pas ces deux formes si différentes, l'ataxie et l'adynamie, dans le cortége de la gastro-entérite; car cette phlegmasie existe aussi bien dans l'une que dans l'autre : mais dans la première l'irritation est bornée à l'arachnoïde et à la pie-mère, et s'étend tout au plus à la surface du cerveau, tandis que dans le second elle affecte profondément sa substance; et l'on connaît la différence des résultats de ces deux lésions pour le système musculaire. Enfin la coexistence constante de la stupeur, de la suspension des fonctions mentales, avec la prostration musculaire, viennent encore confirmer l'opinion que nous émettons ici.

On sait que très souvent, lorsque le délire bruyant et l'agitation ont duré quelque temps, la stupeur et la prostration les remplacent : il est assez rare que la mort arrive au milieu de la première série de symptômes ; ordinairement, quand la maladie doit avoir une issue funeste, l'adynamie vient se joindre à l'ataxie, pour parler le langage des ontologistes ; c'est-à-dire que l'irritation, bornée aux ménynges et à la surface du cerveau, s'étend plus profondément dans ce viscère, ou bien qu'une collection purulente ou séro-purulente se forme dans l'arachnoïde.

M. Chauvin remarque avec raison que, quand l'affection du cerveau ou de ses membranes en est à ce point, la douleur produite par la gastro-entérite diminue et même disparaît entièrement. Le médecin pourrait s'en laisser facilement imposer alors par l'absence de ce symptôme, méconnaître le principal siége de l'affection, et se trouver conduit de cette manière aux plus funestes erreurs pour le traitement, s'il ne consultait pas tous les autres signes de la maladie. Il faut alors, dit M. Lallemand, interroger avec d'autant plus de soin les autres phénomènes, qu'étant indépendants de la sensibilité et de la volonté, ils ne varient pas... Ainsi, quoiqu'un malade ait l'abdomen souple et ne manifeste aucune douleur quand on comprime les régions épigastrique, ombilicale, iliaques droite et gauche, si la peau est brûlante et sèche, si la langue est rouge, le pouls fréquent, etc., vous reconnaîtrez, malgré l'absence de la sensibilité et de la contraction des parois abdominales, une inflammation de la membrane muqueuse gastro-intestinale.

Organe éminemment irritable uni, par les connexions les plus intimes avec la membrane muqueuse gastro-intestinale, le cœur reçoit aussitôt que le cerveau la stimulation sympathique que l'inflammation de cette dernière suscite. Il bat alors avec plus de fréquence et de vitesse, et imprime au pouls ce double caractère, qui éprouve beaucoup de modifications, suivant l'intensité de la phlegmasie et les dispositions individuelles. Dans le début de la maladie, il est quelquefois aussi développé que dans les inflammations parenchymateuses; mais cette circonstance est rare, et lorsqu'elle se présente après plusieurs jours de maladie, on doit craindre qu'une phlegmasie des organes de la respiration se soit jointe à celle des voies digestives. Dans le plus grand nombre de cas, la fréquence très considérable du pouls est presque toujours accompagnée de la petitesse et de la concentration du battement des artères. Ces deux phénomènes paraissent être un résultat général de l'irritation très vive des viscères, qui, loin de développer les mouvements du cœur, enchaîne l'action de cet organe, qui ne s'agite plus que tumultueusement. Le pouls est alors petit, serré, très fréquent, quelquefois intermittent, presque insensible ou convulsif. Ces derniers caractères annoncent que la maladie est très grave, et qu'elle tend à une terminaison funeste.

La fréquence du pouls n'est pas toujours dans un rapport exact avec l'intensité de la maladie; s'il est des individus chez lesquels l'inflammation des voies digestives peut produire les plus grands ravages sans être signalée par la douleur, il en est aussi chez qui le pouls ne présente que très peu d'agitation, quoique la phlegmasie soit arrivée à un haut degré. Le tempérament lymphatique est celui chez lequel on remarque le plus souvent cette anormalie; il est facile de s'en convaincre en lisant les observations consignées dans l'*Histoire des phlegmasies chroniques*. Quoi qu'il en soit, l'intensité de l'état fébrile répond presque toujours à celle de l'inflammation.

Les organes respiratoires sont influencés par la gastro-entérite aiguë : quand elle est intense, la respiration est ordinairement plus fréquente, laborieuse, et entrecoupée par une toux légère qui a reçu la dénomination de *gastrique ;* le plus souvent elle est sèche, mais quelquefois elle est accompagnée d'une expectoration écumeuse, dans quelques cas mêlée de stries sanguinolentes, ce qui en a souvent imposé aux praticiens, en leur faisant diriger leur traitement contre un phénomène dont ils ne trouvaient plus de traces à l'ouverture du cadavre. C'est à l'auteur des *Phlegmasies chroniques* que nous devons la connaissance de l'étiologie de ce trouble sympathique de la respiration (1). Cette toux a pour caractère parti-

(1) T. III, p. 59.

culier de ne pas venir par quintes comme dans les inflammations du poumon, mais à des intervalles rapprochés et par secousses; elle s'accompagne souvent d'une douleur qui s'étend à toute la poitrine ou qui se borne à sa base. Si l'irritation sympathique qui détermine la toux persiste, elle peut déterminer un véritable catarrhe pulmonaire, ou même une pneumonie.

L'action des organes sécréteurs est toujours troublée dans la gastro-entérite aiguë. Le foie, uni au canal intestinal, par la membrane qui tapisse ses canaux excréteurs, participe à son irritation; la sécrétion de la bile est troublée, et presque toujours plus abondante; l'urine est rare, rouge et souvent fétide, son émission est accompagnée d'un sentiment douloureux; lorsque la gastro-entérite est arrivée à un haut degré d'intensité, le malade répand une odeur de souris très remarquable, que le professeur Lallemand attribue à l'absorption d'une partie de l'urine, accumulée et décomposée dans la vessie; il est porté à admettre cette cause parcequ'il a remarqué la même odeur chez plusieurs individus affectés de maladies des voies urinaires (1). Ce symptôme survient presque toujours dans une période avancée de la gastro-entérite; ordinairement lorsqu'elle approche d'une terminaison funeste.

Les autres membranes muqueuses sont aussi irritées sympathiquement, surtout à leur origine. L'orifice de l'urètre est rouge; la tunique interne de

(1) Recherches anatomico-pathologiques sur l'encéphale et ses dépendances, lettre deuxième, page 238.

la vessie s'affecte quelquefois, surtout si l'urine s'accumule dans sa cavité par l'inertie de sa tunique musculeuse; la conjonctive est injectée; la pituitaire est sèche; la bouche, pâteuse dans les premières nuances de la gastro-entérite, devient sèche et chaude dès que cette inflammation fait des progrès. L'état de la langue, ainsi que nous l'avons dit précédemment, est toujours modifié dans toutes les nuances de la gastro-entérite. L'examen de cet organe est donc un moyen précieux de diagnostic dans cette maladie, et on ne saurait attacher trop d'importance aux divers aspects qu'elle présente. Dans l'*embarras gastrique*, la langue est blanche ou jaunâtre, et ordinairement large et épaisse; aussitôt que l'irritation passe à un degré plus élevé, la circonférence et la pointe rougissent. Cette rougeur devient d'autant plus intense que l'inflammation fait plus de progrès : elle est le signe pathognomonique de la gastro-entérite; toutes les fois qu'elle se montre, cette dernière existe, et cette proposition n'est soumise à aucune exception. Mais le limbe rouge de la circonférence ne se montre pas toujours, et la phlegmasie gastro-intestinale n'en existe pas moins; alors la langue présente sur sa surface, et principalement à sa partie antérieure, une multitude de petits points rouges, saillants, quelquefois de couleur de sang, d'autres fois violacés, qui se dessinent sur la teinte pâle ou sur l'enduit muqueux qu'ils interrompent. Cet aspect se présente plutôt dans les gastro-entérites légères, et dans celles qui sont chroniques; et le limbe rouge plus ou moins vif se montre presque constamment dans l'état aigu de cette phlegmasie. Le plus souvent le centre de la langue est blanchâtre ou jaunâtre, et cette couleur est due ordinairement à un enduit qui s'enlève facilement dans le début de la maladie, pour être bientôt remplacé, et qui, au contraire, dans un degré élevé de la phlegmasie, semble une pellicule blanchâtre fortement adhérente à la surface de la langue. Quelquefois, au lieu de cette couleur du centre, terminée par le limbe rouge de la pointe et de la circonférence, la langue est d'un rouge vif dans toute son étendue; on croirait qu'elle vient d'être plongée dans du sang, et quelquefois on voit ce liquide suinter de sa surface. Cet état de la langue annonce une violente inflammation, surtout s'il se joint à la sécheresse, qui est ordinairement d'autant plus grande que la gastro-entérite est plus intense; mais celle-ci peut être très violente quoique la langue soit encore humide; mais alors elle est très rouge à sa circonférence et à sa pointe. Les dimensions de la langue méritent aussi une grande attention en séméiologie. Plus la gastro-entérite est intense, plus elle est étroite. Dans le début de la maladie elle est encore large; plus tard elle se contracte, et se rétrécit surtout à sa pointe. Quand la phlegmasie est arrivée à sa dernière période, l'enduit dont la langue est couverte devient brunâtre ou même noir, écailleux; alors elle se sèche, se ride et se fendille. Les gencives, les dents et les lèvres se recouvrent aussi de cet enduit *fuligineux*.

La bouche, le voile du palais, ses piliers et le

pharynx participent souvent à la rougeur de la langue ; chez les sujets lymphatiques, et principalement chez les enfants, il se fait quelquefois dans la bouche une éruption d'aphthes.

La perte de l'appétit est un des premiers prodromes de la gastro-entérite ; quelquefois cependant on le voit se développer d'une manière extraordinaire avant l'apparition des symptômes de cette phlegmasie. L'inappétence absolue persiste pendant toute la durée de la gastro-entérite aiguë, et le retour de l'appétit est le signal de la convalescence ; quelquefois cependant le désir des aliments tient à ce que l'estomac est déjà guéri, tandis que l'intestin grêle est encore malade.

La soif et l'appétence pour des boissons froides et acidules, qui cependant n'est pas constante, est aussi un des prodromes de cette phlegmasie ; elle devient d'autant plus intense que celle-ci fait plus de progrès. Ce n'est guère que dans sa dernière période, alors que toutes les sensations sont abolies, que la soif cesse de tourmenter le malade. Quelquefois le spasme de l'œsophage ne lui permet pas de la satisfaire ; la déglutition devient impossible. Lorsque cette soif ardente ne diminue pas avec les autres symptômes, c'est un signe fâcheux : la maladie prend presque toujours alors un caractère chronique. Suivant M. Broussais, la soif est plus intense quand l'inflammation se propage de l'estomac à l'intestin grêle ; et il la regarde même comme un signe de cette extension.

La peau est toujours sèche et aride dans la gastro-entérite; sa température est aussi toujours augmentée; elle présente souvent une chaleur âcre et mordicante, tantôt dans toute son étendue, d'autres fois dans certaines parties, telles que le ventre et la poitrine. Toute exhalation y a cessé, ou bien il survient par moment des sueurs partielles, qui sont d'un fâcheux augure. Plus tard, et dans le dernier degré de la phlegmasie, la peau se couvre quelquefois de pétéchies ou d'ecchymoses plus étendues. Il survient des escarres gangréneuses sur les points qui supportent le poids du corps. La peau rougit d'abord, devient bientôt livide, et passe à l'état gangréneux, sans avoir présenté les symptômes d'une vive inflammation. Les vésications produites par les épispastiques et les rubéfiants éprouvent souvent le même accident.

La physionomie du malade annonce la souffrance et l'anxiété; les yeux sont rouges, d'autres fois ternes et a battus; les paupières sont entr'ouvertes ; les pommettes, saillantes, présentent souvent une couleur de lie de vin; les ailes du nez sont dilatées, et les lèvres sèches. Il y a le plus souvent affaiblissement de l'ouïe, et quelquefois même surdité complète. Cet accident peut tenir à l'inflammation, qui s'étend par la trompe d'Eustachi jusqu'à la caisse du tympan. Morgagni (1) trouva, dans un cas semblable, le tympan et les sinuosités voisines pleins d'une matière purulente. Il cite Valsalva, qui avait fréquemment vu le tympan rempli d'eau sur des sujets chez lesquels la surdité était survenue dans des maladies ai-

____
(1) Epist. VI, art. 4.

guës. Il n'est pas rare de voir paraître pendant le cours de la gastro-entérite une inflammation phlegmoneuse dans la région parotidienne, qui quelquefois devient révulsive de la première, et d'autres fois ajoute à son intensité.

Outre le sentiment de fatigue et les douleurs contusives que les malades éprouvent dans les membres, la gastro-entérite provoque assez souvent une irritation du système fibro-séreux des articulations, quelquefois assez intense pour déterminer l'inflammation et la suppuration de ces tissus. M. Bégin (1) dit avoir observé plusieurs fois au Val-de-Grâce, sur des sujets qui avaient succombé à des gastro-entérites violentes, toutes les grandes articulations phlogosées à leur surface interne, et remplies d'un pus épais, jaunâtre, et analogue à celui du tissu cellulaire. Nous avons vu trois fois des cas analogues dans le même hôpital, et deux fois dans celui de la garde royale.

Les symptômes dont nous venons de présenter le tableau n'existent pas chez tous les individus, ni avec la même intensité. Plusieurs d'entre eux prédominent ordinairement, suivant le mode de réaction que les viscères enflammés exercent sur l'économie, suivant l'intensité de la phlegmasie, les causes qui l'ont déterminée, l'organe dont l'inflammation vient la compliquer, et les dispositions individuelles. M. Duponchel (2) a indiqué, d'après M. Broussais, les diffé-

(1) Principes de physiologie pathologique, page 212.
(2) Considérations physiologiques sur l'inflammation, suivies de quelques réflexions sur la gastrite, Paris, 1820, n° 167.

rentes formes que ces circonstances impriment à la gastro-entérite; elles correspondent à chacune des fièvres essentielles des auteurs. Si l'inflammation des voies digestives survient brusquement chez un individu robuste, chez qui le système sanguin est prédominant, les phénomènes sympathiques consistent principalement dans l'exaltation d'action du système capillaire sanguin. Le pouls est plein, dur et fréquent; si la phlegmasie est intense, il est petit et concentré, et se relève après une émission sanguine. On observe une rougeur et une chaleur halitueuse de toute la surface cutanée. La respiration est fréquente, l'urine est fortement colorée, la céphalalgie est vive; on voit, en un mot, la *fièvre inflammatoire*.

Si l'irritation prédomine dans le foie, la gastro-entérite est accompagnée de symptômes bilieux : c'est la *fièvre bilieuse* ou *gastrique*. Dans le premier degré de l'irritation de l'estomac, du duodenum et du foie, on n'observe pas encore de phénomènes fébriles. Il y a céphalalgie, anorexie, bouche pâteuse et amère, appétence des boissons acidules; la langue est épaisse, large, et enduite d'une couche muqueuse jaunâtre; on éprouve un sentiment de pesanteur à l'épigastre, des lassitudes dans les membres : c'est *l'embarras gastrique*. Abandonné à lui-même, ou traité par l'émétique ou d'autres stimulants, l'irritation qui le détermine peut passer à un degré plus élevé et réveiller des sympathies. Alors la soif est vive; le malade désire ardemment les boissons froides et acides; il y a souvent douleur à l'épigastre, constipation ou diarrhée de matières bilieuses, et vomissements de même nature; le pouls est dur et fréquent, la chaleur âcre et mordicante; la peau, sèche et très chaude, fait éprouver presque toujours, surtout au ventre, cette impression appelée chaleur *mordicante*. La coloration de la peau est quelquefois unie à une teinte jaunâtre, qui est surtout sensible au pourtour des ailes du nez.

La *fièvre bilieuse* peut se compliquer, dit-on, avec la *fièvre inflammatoire*; c'est ce qui constitue le *causus* ou *fièvre ardente*, c'est-à-dire que la gastro-entérite peut exister chez un individu robuste et sanguin avec prédominance d'irritation hépatique. On a rangé aussi le *choléra-morbus* parmi les variétés de la *fièvre gastrique*, quoiqu'il puisse exister sans *fièvre*, ainsi que l'*embarras gastrique*, auquel on a assigné la même place dans le cadre nosographique. Nous présenterons bientôt des documents importants, propres à établir la véritable nature de cette affection.

Chez les individus lymphatiques, faibles, les enfants et les femmes, l'irritation prédomine quelquefois dans les cryptes muqueux; alors un des phénomènes prédominants de la gastro-entérite est une augmentation de sécrétion dans toute l'étendue de la membrane muqueuse gastro-intestinale : c'est la *fièvre muqueuse*. Elle s'accompagne souvent d'aphthes sur la langue et sur les parois de la bouche, et de vers dans le canal intestinal. Le pouls est, en général, peu fréquent, petit et faible ; la langue est blanche et humide, la face pâle et la chaleur peu considérable.

Les formes de la gastro-entérite, que nous venons d'examiner, n'entraînent pas ordinairement un grand danger après elles ; mais, si l'inflammation est négligée ou exaspérée par un traitement stimulant, elle augmente d'intensité ; les sympathies sont plus actives, et l'irritation qu'elles suscitent dans les autres organes devient assez forte pour ajouter à la gravité de la maladie ; les méninges et le cerveau sont ordinairement alors irrités. On voit survenir le délire, la carphologie, la mussitation, l'agitation, les mouvements convulsifs et les soubresauts des tendons. La chaleur de la peau et l'état du pouls éprouvent des changements alternatifs ; ce dernier, tantôt lent et faible, devient ensuite fréquent et dur ; la peau, tantôt froide et humide, est quelques heures après chaude et sèche. C'est ce qui constitue la *fièvre ataxique*. Ce groupe de symptômes résulte donc de la co-existence d'une irritation encéphalique, plus ou moins intense, élevée ou non au degré de la phlegmasie, avec la gastro-entérite (1). Plusieurs médecins ont réclamé contre cette étiologie des phénomènes nerveux dans la *fièvre ataxique*, et ont prétendu que l'inflammation des voies digestives ne devait pas être regardée, dans tous les cas, comme la cause de l'irritation encéphalique ; que ces accidents pouvaient être produits immédiatement par cette dernière, qui peut aussi être le résultat sympathique de toute autre inflammation que

(1) Prop. cxxxviii.

celle de l'estomac et des intestins. Nul doute que l'irritation des méninges ou de l'encéphale ne puisse être développée directement ou sympathiquement par toute autre influence que celle qui a sa source dans les voies digestives enflammées. Mais, de deux choses l'une : ou bien l'irritation encéphalique sera assez intense pour susciter des phénomènes fébriles, ou elle ne le sera pas. Dans le premier cas, élevée au degré de la phlegmasie, elle produira sympathiquement celle du canal intestinal; car, dans cette nuance, elle s'en accompagne *toujours* (1) : et alors peu importe, dans la question, que la gastro-entérite soit primitive ou consécutive; elle existera, et son influence sur les divers organes et sur le cerveau déjà enflammé sera toujours la même. Dans le second cas on n'observera pas la *fièvre ataxique* des auteurs. L'irritation encéphalique pourra susciter des troubles divers dans le système nerveux; mais la soif, la répugnance pour les aliments, l'altération du mucus lingual, la rougeur de la langue, le trouble des sécrétions, ne s'observeront pas; car, si on les voyait, il existerait une gastro-entérite, et par conséquent les phénomènes généraux de chacune des fièvres des ontologistes. Il faut encore tenir compte que, dans les cas où l'irritation encéphalique est produite par une pleurésie, une pneumonie, une péritonite, etc., la membrane muqueuse gastro-intestinale reçoit en même temps l'influence sympathique exercée par ces viscères enflammés; car, ainsi que nous l'avons dit ailleurs, toute

(1) Prop. CXVIII.

phlegmasie assez intense pour donner lieu aux phénomènes fébriles s'accompagne de l'irritation des
voies digestives, du moins pendant les premiers temps.
La *fièvre ataxique* des auteurs appartient donc à la
gastro-entérite, comme leurs autres *fièvres essentielles*.

Toutes les formes de la gastro-entérite, excepté,
dans certains cas, la dernière, qui peut amener la
mort sans passer à un autre état, aboutissent à la
fièvre adynamique quand la phlegmasie gastro-intestinale prend plus d'intensité. La peau présente
alors une couleur livide, la langue est contractée,
pointue, tremblante, sèche, gercée et couverte
d'un enduit fuligineux qui s'étend sur les gencives,
les dents et les lèvres; l'haleine est fétide; les déjections, souvent involontaires, exhalent, ainsi que tous
les fluides excrétés, une odeur infecte; le ventre se
météorise; le pouls est serré, petit, et fréquent;
dans certains cas il se fait une éruption de pétéchies;
le malade est dans la stupeur; son délire est tranquille; les forces musculaires sont prostrées; il est
couché en supination, et il conserve la même attitude.

Les symptômes de l'inflammation gastro-intestinale sont trop évidents dans la *fièvre adynamique*
pour qu'il soit possible dans quelques cas de ne pas la
rattacher à la gastro-entérite. M. Broussais pensait
autrefois que ces symptômes pouvaient être produits
dans quelques circonstances par l'inflammation de
tout autre organe; mais en rendant compte de la
Pyrétologie physiologique de M. le docteur Boisseau,

qui adopte cette opinion, l'auteur de l'*Examen* déclare positivement (1) que, s'il l'admettait autrefois, il la rejette aujourd'hui.

Les fièvres contagieuses et épidémiques présentent les mêmes symptômes et par conséquent les mêmes altérations que celles qui sont sporadiques ; les mêmes moyens de traitement leur conviennent : ce sont donc des gastro-entérites, produites par un empoisonnement miasmatique, compliquées presque toujours d'une autre phlegmasie, et principalement de celle des méninges ou du cerveau (2). Elles ne doivent donc être distinguées des gastro-entérites ordinaires que lorsqu'on les considère sous le rapport des causes extérieures qui les ont provoquées. Les fièvres contagieuses et épidémiques, surtout celles de nos climats, ne présentent pas en effet d'autres caractères que d'exister sous ces deux formes, c'est-à-dire de dépendre de l'existence d'un foyer d'infection, d'où émanent des miasmes qui enflamment avec plus ou moins de violence la membrane muqueuse gastro-intestinale, ou d'être transmises d'individu à individu, hors de tout foyer d'infection. Dans le Levant elles s'accompagnent d'inflammations gangréneuses de la peau, de charbons et de bubons, qui, quelquefois aussi, deviennent gangréneux (peste). En Amérique, et sous quelques latitudes chaudes de l'Europe, elles s'associent à une inflammation du foie, à un ictère et à des vomissements opiniâtres (fièvre jaune). En Europe

(1) Annales de la médecine physiologique, n° de janvier 1825.
(2) Prop. cccxvii.

elles sont moins violentes, moins meurtrières, et elles se compliquent, comme dans les deux cas précédents, de l'irritation encéphalique et fréquemment d'éruption pétéchiale (typhus). Pour prouver que toutes ces affections ne sont que des modifications accidentelles de la gastro-entérite, M. Broussais fait observer que cette phlegmasie peut exister dans le Levant sans bubons ni charbons; en Amérique sans jaunisse et sans vomissements; qu'en Europe elle s'associe quelquefois aux bubons et aux anthrax; que d'autres fois elle présente dans nos climats, pendant les chaleurs de l'été, chez les individus adonnés aux boissons alcooliques, tous les caractères de la fièvre jaune; que les hommes dont le cerveau est disposé à l'irritation par l'étude, la crainte, les chagrins, etc., sont affectés d'inflammation cérébrale aussitôt que l'irritation de l'estomac et des intestins se manifeste; que le typhus d'Europe s'accompagne de phlegmasies pulmonaires violentes en hiver, de phlegmasies cérébrales en été, et de colites pendant l'automne. Il fait remarquer encore qu'en Egypte elle ne présente les caractères de la peste que quand elle est provoquée par les émanations des marais infects, que répandent à certaines époques les vents du midi; que dans d'autres temps elle revêt ses formes ordinaires, et n'est plus susceptible de régner épidémiquement; qu'en Amérique elle ne s'élève au degré de la fièvre jaune que pendant les grandes chaleurs de l'année, et dans les lieux humides; qu'en Europe on voit les gastro-entérites beaucoup plus violentes dans les lieux dont la propreté est mal entretenue, dans les édifices encombrés, dans les marécages ; qu'elle n'est contagieuse que lorsqu'elle résulte d'un foyer d'infection d'où émanent des miasmes très actifs (1).

Le choléra-morbus est une gastro-entérite extrêmement aiguë, qui s'annonce par une vive douleur à l'épigastre, qui s'étend souvent à la poitrine et à l'abdomen ; des vomissements opiniâtres de matières bilieuses, auxquels se joignent ordinairement des selles de même nature, accompagnées d'un ténesme très douloureux ; la petitesse et la concentration du pouls ; enfin par tous les symptômes que produit l'empoisonnement par les substances corrosives. On le voit régner épidémiquement dans les mêmes circonstances que les autres formes de la gastro-entérite que nous venons d'examiner : comme elles il est produit par la chaleur et l'humidité, par les miasmes que répandent les foyers d'infection ; et comme elles aussi il doit principalement ses ravages aux stimulants que le brownisme prodigue dans ces maladies, sous prétexte de remédier à l'asthénie, à laquelle il les attribue. Aucune relation d'épidémie n'est plus propre à démontrer la nature du choléra-morbus, les dangers des stimulants, et les heureux effets des antiphlogistiques dans son traitement, que celle que renferme la thèse de M. Gravier (2) sur l'épidémie qui ravagea l'Inde en 1817, et lui enleva plus de six cent mille habitants. Ce médecin possède par conséquent une

(1) Examen, pag. 428-434.
(2) Strasbourg, janvier 1825.

masse imposante de faits; éclairé par le flambeau de
la doctrine physiologique, il a interrogé les cadavres,
comparé les altérations qu'ils lui ont présentées avec
les symptômes observés pendant la vie; et il a pu
apprécier les terribles effets du traitement barbare
employé par les browniens opiniâtres qui l'entouraient.

Le choléra-morbus est endémique dans l'Inde; son
existence dépend du froid et de l'humidité que les
vents du nord amènent fréquemment, et qui exercent
une influence puissante sur les pauvres Malabares,
mal logés, mal nourris, passant la nuit à terre sur des
nattes humides ou sous des hangars ouverts, où le
froid se fait vivement sentir, surtout pendant les pluies
déterminées par le vent du nord. Toutes ces causes se
trouvèrent renforcées en 1817 par un grand rassem-
blement de troupes qui eut lieu au Bengale pour
combattre plusieurs princes indiens; cette armée
nombreuse fut surprise par des calmes profonds et
des chaleurs excessives, auxquelles succédaient pendant la nuit le froid et l'humidité. L'on conçoit, dit
M. Gravier, que le mal a dû prendre alors un caractère d'épidémie, et même revêtir les apparences de la
contagion; car toutes ces causes, jointes à l'encom-
brement qui résultait de la réunion d'un grand nombre d'individus, n'ont pu manquer de développer des
foyers d'infection dans les lieux où les hommes sains
ou malades se trouvèrent rassemblés, et où les soins
de propreté et les mesures de salubrité publique
étaient nécessairement négligés. Ces circonstances

expliquent la grande mortalité qui désola Calcutta : cette ville immense est percée de rues étroites, les maisons sont basses et manquent d'ouvertures pour établir des courants d'air, des milliers d'individus sont entassés dans ces espèces de cloaques où le soleil ne pénètre jamais ; aussi la maladie exerça-t-elle moins de ravages dans les lieux éloigés de Calcutta. Ces foyers d'infection étendirent leur influence au loin : de l'armée du Bengale, la maladie fut portée à celle de la côte de Malabar, et de là jusqu'à Madras et dans tous les pays voisins. Si l'on observe qu'elle ne se transmettait pas d'homme à homme hors les foyers d'infection, et qu'elle s'étendit jusqu'à Pondichéry malgré l'existence d'un vent très fort qui soufflait dans un sens contraire à sa propagation, on est porté à admettre que l'épidémie n'était pas contagieuse, et que les foyers d'infection pouvaient être transportés d'un lieu à un autre par le fait des calamités de la guerre, et répandre ainsi la maladie aussi long-temps que les causes qui la produisaient continuèrent d'agir.

Un trouble inexprimable dans l'économie et dans les fonctions intellectuelles marquait chez quelques-uns l'invasion de la maladie ; les autres étaient attaqués subitement et toujours la nuit. Voici le tableau des symptômes présentés par le plus grand nombre, dans l'ordre de leur développement.

Vomissements limpides, quelquefois mêlés de vers et toujours de mucosités blanchâtres ; déjections alvines de même nature et sans vers, pouls remarquable par sa petitesse; douleurs vives à l'estomac; altération des traits; yeux hagards, enfoncés; agitation; langue rouge sur toute sa surface; soif : quelques instants après, exaspération des mêmes symptômes; froid des extrémités; coucher en supination; douleurs atroces dans l'estomac et le bas-ventre; carphologie, sueur froide, pouls presque insensible, langue sèche, spasmes, oppression.

Le traitement modifiait singulièrement la marche de la maladie. Si l'on suivait la méthode antiphlogistique, à peine la première saignée était-elle opérée que la face du malade s'épanouissait; jusqu'ici il n'avait pu articuler une parole, et alors il s'écriait avec un accent inexprimable *Je suis sauvé*. En effet, la langue s'humectait; les vomissements, les évacuations alvines et les spasmes diminuaient, et cessaient quelquefois; la deuxième saignée amenait ordinairement la rémission de tous les symptômes alarmants. Les malades éprouvaient ordinairement alors un désir de manger qui allait jusqu'à la fureur; et si l'on cédait à leurs importunités, dès l'instant les symptômes revenaient avec plus d'intensité; tous les secours devenaient inutiles, ils succombaient au milieu des tourments les plus horribles. Telle était aussi la terminaison qui survenait à peu près constamment quand la maladie était abandonnée à elle-même, et surtout quand elle avait été exaspérée par un traitement stimulant. Les évacuations devenaient plus fréquentes ; tous les *ingesta* étaient alors rejetés ou même ne pouvaient être ingérés. L'atrocité des douleurs abdominales produisait d'abord une agitation extrême, accompagnée de convulsions violentes, et arrachait aux malades les gémissements et les cris les plus lamentables : mais cet état violent était bientôt remplacé par la prostration, l'aphonie, le délire, la carphologie, le coma et le froid des extrémités, en même temps que ces malheureux éprouvaient dans les entrailles la sensation d'une chaleur ardente ; le pouls, toujours précipité, devenait filiforme, et la vie s'éteignait. Cette cruelle maladie était ordinairement terminée dans l'espace d'une à trois heures.

Malgré le danger des ouvertures de cadavres, qui, avant leur refroidissement, exhalaient déjà une odeur insupportable, et dont la décomposition était très rapide, M. Gravier a voulu constater, par l'examen des organes, la nature inflammatoire de la maladie, que les symptômes et les effets du traitement antiphlogistique et stimulant démontraient déjà suffisamment. Il n'a point rencontré d'altération dans l'encéphale ni dans les organes de la poitrine ; il a trouvé la membrane interne de l'œsophage enflammée, l'orifice cardiaque d'un rouge violet, la membrane muqueuse de l'estomac, dans toute son étendue, épaissie et d'un brun gangréneux ; une seule fois il la trouva ulcérée ; on pouvait facilement la séparer de la tunique musculeuse ; le malade avait résisté pendant trois jours. Il a vu cette dernière perforée chez une vieille femme qui avait vomi beaucoup de vers ; le duodénum présentait le même aspect que l'estomac ; la rougeur allait en décroissant dans l'intestin grêle, mais toutes les traces de l'inflammation étaient manifestes dans le cœcum et dans le colon. L'estomac et les intestins étaient vides; la vessie, phlogosée et racornie, ressemblait à un morceau de parchemin froissé. En général, les traces d'inflammation étaient moins apparentes dans les cadavres des individus morts subitement, et qui avaient succombé plutôt à la douleur et à l'intensité des spasmes convulsifs qu'à la désorganisation des viscères; plusieurs médecins anglais ont trouvé des invaginations dans les intestins grêles. Le foie n'a pas présenté ordinairement de traces d'inflammation.

De tous ces faits M. Gravier conclut avec raison que le cholera-morbus qu'il a observé consistait dans une vive irritation du canal digestif, qui, par son excès, produisait d'abord les douleurs, et souvent épuisait les forces et la sensibilité avant d'avoir eu le temps de s'élever au degré de l'inflammation, mais qui prenait toujours ce caractère de la manière la plus évidente, pour peu qu'elle se prolongeât.

M. Gravier obtint constamment les effets les plus heureux du traitement antiphlogistique lorsqu'il fut appelé à temps. Dès l'invasion, il prescrivait l'eau de riz gommée et très légèrement accidulée, et les lavements avec le même liquide. Ces simples moyens suffisaient souvent pour calmer les vomissements et les selles. Si les symptômes, devenus plus intenses, annonçaient les progrès de l'inflammation de la membrane muqueuse digestive, il avait recours à la saignée. Il est à regretter que ce médecin n'ait pas pu faire usage de sangsues, car la saignée locale aurait eu certainement des effets plus heureux que la phlébotomie; outre que cette dernière ne devait pas dans certains cas être sans danger: car, lorsque l'agent irritant a porté un grand trouble dans les fonctions du système nerveux, que la sensibilité est épuisée par la douleur, et que les forces sont concentrées dans les viscères irrités, les grandes déperditions sanguines sont souvent pernicieuses; et du reste nous savons que la saignée locale est bien plus efficace que la phlébotomie contre les inflammations des membranes muqueuses. Quoi qu'il en soit, M. Gravier assure qu'il a toujours vu cette dernière produire d'excellents effets. Il astreignait ses malades le premier jour à une diète absolue; et comme l'amélioration était aussi prompte, dit-il, que la mort, et que l'appétit était extrême aussitôt que les symptômes avaient disparu, on pouvait permettre les crèmes de riz; elles achevaient le plus souvent la guérison. Les malades ainsi traités étaient ordinairement convalescents dès le second jour, et en état de prendre des aliments; et le quatrième ils avaient recouvré leur santé.

M. Gravier a tracé un tableau effrayant du traitement adopté par les médecins anglais dans cette épidémie; il n'est pas inutile d'en présenter ici un extrait, pour faire voir jusqu'où peut aller l'erreur des praticiens que la physiologie n'a point éclairés, et qui sont plongés encore dans l'obscurité de l'humorisme allié aux théories plus meurtrières encore du brownisme.

Les browniens d'outre-mer publièrent un manifeste dans lequel ils déclaraient que le caractère et la
circonstance la plus fâcheuse de la maladie « étaient le
manque total de bile et de matières âcres dans l'estomac et les intestins, et que le but principal devait être
de ranimer les pouvoirs vitaux languissants, de rétablir la circulation, d'empêcher l'état violent spasmo-
dique, de rétablir l'action de l'estomac et des intestins. » En conséquence ils prescrivaient à titre de
préservatif, et plus tard comme moyen curatif, une
teinture composée d'une demi-once de piment, d'o-
pium, de camphre et de cardamome infusés dans
trois onces d'alcool. On en administrait par intervalles
trois cuillerées étendues dans cinq onces d'eau-de-vie.
Tous les habitants s'étaient pourvus de cette teinture,
décorée du titre d'*antispasmodique* ou *assistance
vigoureuse*, et l'usage qu'ils en firent comme préservatif doit être mis au nombre des causes principales des ravages que cette épidémie exerça. Quand
les symptómes de cette terrible inflammation s'é-
taient manifestés, ils ne se bornaient pas à leur teinture; la stimulation qu'elle exerçait était trop faible à
leur gré : « Frictionnez l'épigastre, ajoutaient-ils dans
leur manifeste, avec l'esprit de térébenthine, la teinture de cantharide et les esprits camphrés. Pour rétablir la circulation, l'action de l'estomac et des intestins, et pour rompre les spasmes, prenez trente
gouttes de laudanum dans une très petite quantité
d'esprit de menthe; prenez ensuite un opiat avec
quinze grains de calomélas. Vous pouvez répéter les

mêmes doses jusqu'à quatre fois. Il arrive que le malade tombe dans un tel degré d'épuisement que le pouls n'est plus sensible : alors, pour tenter le rétablissement des pouvoirs vitaux, donnez des liqueurs fortes avec du laudanum, de l'éther, du calomélas et du chili en poudre fine. » Ici, comme les quatre parties du monde, ajoute M. Gravier, ne fournissent pas de nouveaux stimulants pour combattre la prétendue faiblesse, les doses et les répétitions des dernières prescriptions sont laissées à la volonté des individus; et, comme si le génie du mal eût rendu tous les médecins sourds aux cris de la nature, le conseil de Madras terminait en disant: « Un des symptômes les plus marquants de la maladie est une soif ardente, et un grand désir d'eau froide ; mais *nous avons décidé* que c'est un moyen de destruction, qui serait suivi d'une mort prompte : il ne faut donc pas satisfaire ce désir. » Devons-nous être surpris que le choléra-morbus de l'Inde ait enlevé à ce pays, en quelques mois, plus de six cent mille individus? D'après ce que nous avons vu des symptômes de la maladie et des altérations cadavériques, il est facile en effet de prévoir quels étaient les résultats d'un traitement aussi incendiaire ; de l'application du poivre, du piment, du camphre, de l'éther, du cardamome, du calomélas, de l'eau-de-vie, etc., sur la membrane des voies digestives, affectée déjà d'une irritation des plus vives. Cependant, malgré l'influence de ces stimulants, tous les malades ne succombaient pas; mais ce n'était que le petit nombre de ceux chez qui ces agents déterminaient des révulsions. M. Gravier assure que ces succès coûtaient cher à ceux qui avaient le bonheur d'échapper à la maladie et au traitement, et qu'il a *constamment* observé qu'à la suite de ces médications stimulantes les convalescences étaient longues et pénibles, et qu'il restait toujours des gastro-entérites chroniques qui entretenaient un état d'inappétence et de langueur très difficile à vaincre. Mais continuons l'histoire de la gastro-entérite aiguë.

La prétention d'assigner à chaque maladie une durée fixe est sans contredit une des plus grandes erreurs de nos devanciers. Celle de cette phlegmasie et de toutes les autres ne peut aucunement être limitée; elle varie depuis deux ou trois jours jusqu'à la chronicité la plus invétérée. Il n'est pas plus possible de déterminer à quelle époque la maladie cesse d'être aiguë pour devenir chronique. L'observation des symptômes peut seule faire connaître cette transition, puisque l'on est convenu aujourd'hui d'appeler *chroniques* les phlegmasies, quand les symptômes locaux perdent de leur intensité, et que la plupart des phénomènes sympathiques disparaissent. Arrêtons un instant notre attention sur les circonstances qui peuvent faire prévoir l'issue de la gastro-entérite.

Le pronostic est d'autant plus grave, que la phlegmasie est plus intense; mais il faut tenir compte ici de l'état dans lequel se trouvait l'individu avant l'invasion. Quand depuis long-temps il était valétudinaire, on doit craindre davantage une terminaison funeste; car cet état est le plus souvent produit par une gastro-entérite chronique, et l'expérience a appris que lorsqu'elle passe à l'état aigu elle est toujours très grave et souvent mortelle. La constitution de l'individu modifie aussi le danger de la gastro-entérite : chez ceux d'une sensibilité obtuse, les désordres sympathiques sont beaucoup moins intenses, et la maladie par conséquent moins grave; au contraire, chez ceux qui sont doués d'une grande sensibilité, les irritations sympathiques sont très multipliées, et s'élèvent souvent à un haut degré d'intensité, surtout dans l'encéphale : aussi connaît-on le danger de la *fièvre ataxique*. — Quand la phlegmasie dure déjà depuis longtemps, sa guérison est plus difficile que quand elle est récente ; cependant, quand elle n'a point été exaspérée par un traitement stimulant, on doit encore attendre une heureuse issue. La force de la fièvre décèle une phlegmasie intense ; mais quand elle n'est pas jointe à d'autres symptômes graves, elle n'annonce pas un grand danger. Mais lorsque dès les premiers jours les malades sont dans la prostration, que la fièvre est vive, qu'il se manifeste des douleurs dans quelques parties du corps, la gastro-entérite sera très grave. Quand les phénomènes de l'adynamie et de l'ataxie se manifestent, le danger est très grand ; quand les traits s'altèrent, que la stupeur augmente, ainsi que les autres symptômes cérébraux, on doit craindre une mort prochaine. Les vomissements opiniâtres annoncent que l'inflammation est très vive dans l'estomac, et ajoutent à la gravité du pronostic. Le météorisme est un signe fâcheux; il fait craindre la péritonite, et, lorsqu'elle survient dans le cours d'une gastro-entérite, elle est ordinairement mortelle. Quand à la petitesse du pouls l'on voit succéder un pouls plus fort, plus large, et qu'en même temps les autres symptômes ne diminuent pas d'intensité, il faut se garder de croire à une amélioration : ce développement du pouls tient à ce que les poumons sont affectés; le danger est au contraire plus grand, et le développement de la pneumonie dans ces circonstances est, comme celui de la péritonite, extrêmement fâcheux. Mais lorsque le pouls devient moins fréquent et moins petit, que la peau est moins chaude et moins sèche, que les forces se relèvent, que la rougeur de la langue et sa sécheresse diminuent, que la soif ne se fait plus sentir, que les sécrétions et les excrétions se rétablissent, que le malaise ou la douleur et les symptômes cérébraux disparaissent, on doit attendre une convalescence prochaine. Une épistaxis est ordinairement un événement heureux, quand elle n'est pas trop abondante. Quand la diarrhée survient, elle annonce que l'inflammation s'est étendue au gros intestin, et qu'elle y prédomine. Si la fréquence du pouls ne diminue pas, le danger n'est pas moins grand; mais s'il se ralentit, et que les autres symptômes perdent de leur intensité, la diarrhée est un signe heureux. Quand il s'établit une inflammation extérieure coïncidant avec la diminution des symptômes de la gastro-entérite, elle est ordinairement critique. Un délire fugace, qui n'est pas accompagné de symptômes de mauvais caractère, ne doit pas faire établir un fâcheux pronostic. Quand au contraire il devient permanent et qu'il coïncide avec d'autres symptômes graves, il annonce le développement d'une encéphalite. Toutes choses égales, le pronostic doit être plus grave chez les enfants et les vieillards que dans l'âge adulte. Quand la cause de la gastro-entérite a agi lentement et pendant long-temps, on a aussi moins de chance de guérison que lorsque son action a été rapide.

Nous ne parlons point des terminaisons de la gastro-entérite par la résolution ou par la mort, pour nous occuper de suite d'un objet plus important, son passage à l'état chronique.

ARTICLE 2.

Phénomènes de la gastro-entérite chronique.

Quand la résolution de l'inflammation de la membrane muqueuse gastro-intestinale ne s'opère pas, et qu'el'e n'entraîne pas la mort du malade, elle passe, après quelque temps de durée, à l'état chronique. Alors la phlogose n'entrave pas complètement les fonctions digestives, elle ne suscite que de légers phénomènes sympathiques; elle n'apporte par conséquent que des troubles peu marqués dans la circulation et dans les autres fonctions, et souvent même elle ne réveille aucune sympathie. C'est cette nuance de la gastro-entérite que M. Broussais décrit sous le nom de chronique (1).

(1) Hist. des phleg. chron., t. III, pages 42 et 63.

L'étude de cette forme de la gastro-entérite n'est pas moins importante que celle de l'état aigu de cette phlegmasie, et sa connaissance, due entièrement aux travaux de l'historien des phlegmasies chroniques, n'a pas répandu sur la pathologie une lumière moins vive que celle de cette dernière.

La gastro-entérite chronique a été l'objet de plusieurs dissertations remarquables, parmi lesquelles nous citerons principalement celles de MM. Poutier (1), de Schacken (2), Archambault (3) et Mérot (4); dans lesquelles nous puiserons principalement la description que nous allons présenter de cette maladie.

Les causes de la gastro-entérite chronique sont toutes celles que nous avons assignées à la gastro-entérite aiguë, seulement elles agissent avec moins d'intensité, ou bien elles exercent leur influence sur des individus moins irritables et peu disposés à contracter des phlegmasies aiguës. Nous nous bornerons à faire remarquer qu'on l'observe principalement chez les individus qui présentent la constitution bilieuse ou nerveuse, chez les gens de lettres, et chez tous ceux qui mènent une vie sédentaire, et qui exercent en même temps beaucoup leurs facultés intellectuelles; chez ceux qui sont habituellement soumis à l'influence d'une affection morale triste, qui font des

(1) Dissert. sur la gastrite chronique, Paris, 1820, n° 199.
(2) *Idem*, Paris, 1821, n° 30.
(3) *Idem*, Paris, 1821, n° 32.
(4) Réflexions sur la dyspepsie, Paris, 1822, n° 46.

excès fréquents dans les plaisirs de l'amour ou de la table; chez les individus retirés des affaires, et qui font succéder à une vie sobre et active l'oisiveté et l'intempérance; chez ceux qui font un usage journalier d'alcooliques; enfin chez presque tous les individus qui sont affectés d'une inflammation chronique dans un autre organe.

La gastro-entérite chronique peut-être primitive, ou consécutive à une gastro-entérite aiguë. Dans le premier cas, les causes agissant dans les circontances que nous venons d'indiquer produisent une irritation légère, qui persiste pendant plus ou moins de temps, et dont les symptômes se bornent aux prodromes de la gastro-entérite aiguë; elle succède à cette dernière sous l'influence d'un traitement stimulant, ou d'une médication antiphlogistique trop peu active. D'autres fois la persistance de la phlogose gastrique est le résultat des imprudences commises par les malades ou les convalescents dans le régime des toniques administrés pendant la convalescence sous prétexte de relever les forces. Encore, malgré le traitement le plus méthodique, on voit cette phlegmasie passer à l'état chronique chez des individus lymphatiques, qui ont une grande aptitude aux subinflammations : alors l'appétit revient, mais les digestions sont pénibles, et le malade éprouve du malaise pendant qu'elles s'opèrent; les forces renaissent, mais ne se rétablissent pas complètement; la fièvre cesse, mais la peau présente une chaleur plus vive et le pouls un peu de fréquence et de dureté après les repas. Enfin quelques uns ou la plupart des symptômes de l'état aigu persistent dans une nuance plus légère.

La gastro-entérite chronique présente une foule de variétés dans le développement et l'intensité de ses symptômes, dans sa durée, sa marche et les résultats qu'elle entraîne. Ces circonstances établissent autant de degrés ou de nuances de cette inflammation, qui ont été prises chacune pour des maladies différentes. Ces nuances diverses se succèdent souvent chez le même individu, et il est impossible de les soumettre à des divisions régulières, tant elles éprouvent de modifications. Nous décrirons donc collectivement tous les phénomènes de la gastro-entérite chronique, dans l'impossibilité de les réunir en groupes qui établiraient les nuances diverses de cette maladie.

Les malades se plaignent d'un sentiment de malaise qu'ils rapportent principalement à l'épigastre. Souvent ils y éprouvent une douleur plus ou moins vive qui s'étend transversalement de l'un à l'autre hypochondre, et qui est ordinairement plus intense à droite ou à gauche. Tantôt elle est continue, d'autres fois irrégulièrement intermitente; dans tous les cas elle éprouve des redoublements, ordinairement après les repas, et ils sont d'autant plus intenses que l'on a pris une plus grande quantité d'aliments, ou que l'on a fait usage de substances plus irritantes. D'autres causes, et notamment la tristesse, l'exaspèrent aussi, et la rendent plus continue. On la voit au contraire diminuer lorsque les repas sont légers et composés d'aliments de facile digestion, lorsque le malade prend de l'exercice et qu'il se livre aux distractions. Cette douleur, située à la base de la poitrine, présente des caractères différents : tantôt elle est lancinante, pongitive, brûlante, déchirante, quelquefois accompagnée d'un sentiment de constriction qui s'étend jusqu'à l'œsophage (*cardialgie*). D'autres fois c'est un sentiment de gêne qui rend pénible la déglutition et la respiration, et que les malades comparent à la compression que produirait une barre transversale située à la base de la poitrine. Elle est quelquefois circonscrite, d'autres fois très étendue. Dans certains cas les malades la rapportent à la poitrine ; et bien souvent on a été induit en erreur sur le siége du mal, surtout lorsqu'elle s'accompagne de la toux stomacale. Son intensité varie beaucoup : nous l'avons vue chez plusieurs femme assez vive pour leur faire répandre des larmes. D'autres fois les malades éprouvent seulement à l'épigastre une sensibilité exquise qui ne leur permet pas de supporter la constriction que les vêtements exercent sur cette partie du corps. Enfin dans beaucoup de cas la douleur manque complètement.

Un des signes les plus constants de la gastro-entérite chronique est l'anorexie ; les malades mangent sans appétit, et souvent même ils éprouvent de la répugnance pour les aliments. Quelquefois, au contraire, ils présentent un développement extraordinaire de l'appétit (*boulimie*), qui ne tarde pas à être remplacé par le dégoût. Ils digèrent difficilement ; ils sont fatigués par des éructations ordinairement acides, quelquefois nidoreuses, et dans certains cas très âcres (*pyrosis* ou *fer chaud*). On en voit qui éprouvent par intervalles une sorte de mérycisme. Le malaise alors augmente ; les malades se plaignent d'un sentiment de plénitude à l'épigastre ; ils ont soif, et, lorsqu'ils ont bu plusieurs verres d'eau pendant le temps de la digestion, ils se sentent soulagés. Très souvent ils éprouvent de l'embarras dans les idées, de la pesanteur à la tête, de l'accablement, de la somnolence, de la répugnance au mouvement ; en même temps la peau devient plus chaude, surtout à la paume des mains, et le pouls tendu et fréquent dans beaucoup de cas. Lorsque l'irritation de l'estomac est plus vive, ou que les malades ont ingéré une trop grande quantité d'aliments, la digestion ne peut pas s'achever, et alors le ventricule se débarrasse par le vomissement des substances qui le fatiguent. Dans ces circonstances, on voit la plupart des malades faire usage de toniques, qui quelquefois développent leur appétit, et facilitent leur digestion ; mais quelques heures après ils sentent leur malaise augmenter ; chaque jour ils sont forcés, pour en obtenir les mêmes résultats, d'en augmenter la dose, et alors la phlogose fait de jour en jour des progrès, les désorganisations surviennent, et entraînent bientôt la perte du malade.

Les individus affectés de gastro-entérites chroniques éprouvent presque toujours une constipation opiniâtre ; ils sont plusieurs jours sans aller à la selle, et ordinairement même ils n'y parviennent qu'à l'aide de plusieurs lavements. Cette constipation est quelquefois interrompue par une diarrhée qui dure pendant un ou plusieurs jours, et l'irritation du gros intestin qui la détermine ne persiste pas, excepté vers la fin de la maladie. On voit alors s'établir une diarrhée abondante, que l'on calme, à la vérité, par les féculents, les opiacés, et l'application de quelques sangsues à l'anus, mais qui ne tarde pas à reparaître; car ordinairement il existe alors des ulcères dans le gros intestin. Souvent chez les enfants, et quelquefois chez les adultes, les ganglions mésentériques s'irritent, se gonflent, et deviennent le siége de la dégénérescence tuberculeuse (*carreau*).

Examinons maintenant les phénomènes sympathiques produits par la phlogose chronique de la membrane muqueuse digestive. Le plus souvent la langue est rétrécie et rouge à son pourtour et à sa pointe; quelquefois la rougeur est peu vive et uniforme à toute sa surface; d'autres fois elle manque complètement, et alors elle est remplacée par les petits points rougeâtres dont nous avons parlé précédemment. Le milieu de l'organe est souvent recouvert d'un enduit muqueux, jaunâtre ou blanchâtre, plus abondant le matin, quelquefois sec et semblable à une pellicule qui se détache par lambeaux. L'haleine est fétide et la soif presque toujours plus grande que dans l'état de santé, surtout après les repas; une soif très vive est même quelquefois le symptôme le plus saillant de la gastrite chronique. Souvent les malades se plaignent d'éprouver un sentiment de chaleur, de sécheresse et d'âcreté à la gorge.

La toux gastrique s'observe plus fréquemment dans cette nuance de la gastro-entérite que dans son état aigu; et, jointe à la douleur, qui s'étend dans certains cas jusqu'à la poitrine, et à la maigreur, elle en a souvent imposé sur l'existence d'une phthisie pulmonaire, ainsi que nous l'avons déjà fait remarquer. On observe quelquefois une disposition au silence, un affaiblissement de la voix, et même une aphonie presque complète : le cœur n'est point stimulé dans les nuances légères de la gastro-entérite chronique ; seulement la circulation éprouve ordinairement après le repas quelques troubles qui sont plus marqués quand le malade a fait quelque excès ou a été soumis à d'autres causes d'irritation. Mais lorsque la phlogose fait des progrès, en même temps que ses divers symptômes deviennent plus intenses, le cœur est stimulé; et alors on observe tous les soirs un mouvement fébrile qui se termine vers la fin de la nuit par la sueur, et bientôt devient rémittent ou continu: il constitue un des signes principaux de la désorganisation, et alors la phlegmasie reprend les caractères de l'état aigu; mais lorsqu'il est seulement passager, qu'il ne survient que pendant le temps de la digestion, et qu'il n'est point accompagné d'autres symptômes graves, la maladie peut encore, suivant M. Broussais, persister dans l'état chronique. Il fait aussi remarquer (1) que lorsqu'elle se prolonge beaucoup, le mouvement fébrile s'efface, et que la chaleur et l'élévation du pouls qui survenaient le soir cessent d'être sensibles.

(1) Hist. des phleg. chron., t. III, p. 47.

L'action des organes sécréteurs n'est pas troublée comme dans l'état aigu. Le foie cependant est assez souvent irrité; la bile est alors sécrétée en plus grande quantité, elle reflue dans l'estomac; la bouche est amère, surtout le matin; la face a une teinte jaunâtre, obscure, et quelquefois même on observe tous les symptômes de l'*embarras gastrique*. Le foie peut contracter une phlegmasie chronique, et c'est alors qu'à l'ouverture du cadavre on le trouve gras, en même temps que le duodénum est brun ou noirâtre. Quelquefois la sécrétion de l'urine est troublée; elle est moins abondante et rougeâtre, et, chez les sujets névropathiques qui éprouvent des symptômes nerveux sympathiques, elle est au contraire limpide et plus abondante. L'action des organes génitaux est le plus souvent affaiblie; il n'est pas rare même de voir les malades frappés plus ou moins complètement d'impuissance.

Il est rare que le cerveau ne soit pas influencé par la phlogose chronique des voies digestives; l'irritation qu'il éprouve est souvent assez intense pour laisser des traces à l'ouverture du cadavre. Presque toujours les malades sont tristes, abattus, découragés, taciturnes, méfiants, irascibles; ils supportent leur mal avec impatience; ils s'allarment facilement sur ses conséquences; et perdent bientôt l'espoir de la guérison. Chez les sujets nerveux adonnés aux travaux de l'esprit, ces phénomènes sont souvent plus marqués; ils s'exagèrent leurs souffrances; ils en accusent même d'imaginaires; ils éprouvent des hallucinations, des erreurs de jugement et d'autres troubles dans les fonctions mentales (*hypochondrie*). Quelquefois même le cerveau est assez gravement affecté pour qu'il survienne une manie complète. Dans tous ces cas, l'attention est fixée exclusivement sur les phénomènes nerveux; leur source est méconnue; ils sont regardés comme essentiels, et traités par toute la série des anti-spasmodiques, c'est-à-dire par des stimulants qui accroissent et finissent par rendre incurable la lésion qui les produit.

Ce que nous avons dit de l'influence sympathique exercée par la gastro-entérite chronique sur le cœur s'applique presque entièrement à la peau. Cependant nous devons faire remarquer que sa chaleur est souvent exaspérée après les repas, sans que le système circulatoire soit ému; lorsque la phlegmasie n'est pas assez intense pour provoquer des sympathies, la peau est habituellement plus froide que dans l'état ordinaire, et les malades sont alors beaucoup plus sensibles au froid. La face exprime la souffrance, des rides multipliées et profondes altèrent son expression, elle présente une couleur tantôt blafarde, d'autres fois jaune paille, tandis que les pomettes sont ordinairement colorées en rouge lie de vin. Vers la fin de la vie, des taches semblables se manifestent souvent en grand nombre sur d'autres points de la peau. Ce signe annonce une terminaison promptement funeste.

Le système musculaire est toujours affaibli d'une manière plus ou moins notable, surtout dans l'état avancé de la maladie; les malades éprouvent alors la plus grande répugnance pour l'exercice, et ils sont fatigués pour peu qu'ils s'y livrent. Les différentes articulations sont quelquefois le siége de douleurs plus ou moins vives, qui fixent plus l'attention du malade et du médecin que l'affection des voies digestives. Souvent le volume des muscles est peu diminué, excepté vers la fin de la maladie, où ils sont presque toujours émaciés : le tissu cellulaire sous-cutané et inter-musculaire s'affaisse, se contracte, au contraire, dès le commencement de la maladie; la peau devient alors fort adhérente aux os et aux muscles; elle s'affaisse dans leurs interstices, et elle ne peut plus être déplacée dans les points où elle offrait le plus de laxité. Ce phénomène est particulier, dit l'auteur des *phlegmasies chroniques,* au marasme produit par la gastro-entérite (1); et, joint à la couleur rouge obscure de la peau, semblable à celle de l'ocre ou de la lie de vin, il constitue, suivant lui, un des signes les plus constants de cette maladie.

Tels sont les signes de la gastro-entérite chronique; mais il s'en faut de beaucoup qu'on les voie tous réunis chez le même malade. On observe à cet égard les différences les plus multipliées chez les divers individus et chez le même sujet, suivant l'intensité de la phlegmasie, les moyens qu'on lui oppose, le genre de vie, le régime, la constitution, etc. Tantôt on n'observe que l'un de ces symptômes; d'autres fois on en voit plusieurs réunis. Il est des individus chez qui

(1) T. III, p. 46.

la maladie ne s'annonce que par un léger malaise quand ils ont mangé, peu d'appétence, et la constipation; chez d'autres on n'observe qu'une soif vive après le repas. Mais après un écart de régime, la douleur de l'épigastre et la rougeur de la langue se manifestent, et disparaissent après quelques jours d'un régime adoucissant; du reste, quelque fugaces et peu marqués que soient les symptômes de la gastrite chronique, il suffisent toujours au médecin physiologiste pour la déceler; et l'inexpérience, la prévention ou le défaut d'attention peuvent seuls la faire méconnaître quand elle existe.

Avant d'examiner la tendance et les terminaisons de la gastro-entérite chronique, nous devons fixer un moment notre attention sur plusieurs des symptômes de cette phlegmasie qui ont été érigés en maladies, considérées la plupart comme des névroses, et traitées, par le plus grand nombre des médecins, par les toniques et les stimulants. Lorsqu'on considère les causes qui produisent ces prétendues névroses et débilités de l'estomac, les phénomènes dont elles s'accompagnent, et les effets des différents moyens de traitement qu'on leur oppose, il est impossible, dans presque tous les cas, de ne pas les attribuer, avec M. Broussais, à la gastro-entérite chronique.

Parmi les symptômes de cette affection dont on a fait des maladies particulières, le plus fréquent, celui qui est commun à presque toutes les nuances de la gastro-entérite, est la dyspepsie ou *digestion difficile*. On rencontre tous les jours des personnes qui se plaignent d'avoir des digestions pénibles, et tous les jours on voit un grand nombre de praticiens, qui voient sans cesse la débilité de l'estomac, et jamais son irritation, conseiller dans tous ces cas les toniques de toute espèce, sans connaître la nature du mal qu'ils veulent combattre. M. Mérot, dans sa dissertation sur la dyspepsie, a très bien prouvé que ce phénomène morbide était presque toujours produit par l'irritation de l'estomac. Si l'on fait attention à l'intempérance de la plupart des hommes, à l'abus des liqueurs alcooliques, du café, des épices, etc.; si l'on considère que la souffrance de tous les organes se réfléchit sur l'estomac; enfin si l'on a égard au traitement du plus grand nombre des maladies, qui jusqu'ici a presque toujours consisté dans l'administration des toniques et des excitants les plus actifs, on sera peu surpris de rencontrer dans la société une foule d'individus, qui, comme le dit M. Broussais, passent leur vie à écouter leur estomac digérer, et qui portent ainsi, pendant un temps plus ou moins long, le germe de lésions trop souvent irremédiables. En signalant les causes les plus fréquentes de la dyspepsie, M. Mérot insiste avec raison sur l'abus prodigieux des irritants dans presque toutes les maladies; car, ainsi qu'il le fait remarquer, c'est une de celles dont les conséquences ont été le plus funestes à l'humanité. Partant toujours de l'idée de faiblesse, à laquelle les médecins attribuaient jusqu'ici tous les troubles qu'ils observaient dans les fonctions digestives, ils ingéraient dans l'estomac, avec une confiance

aveugle, les substances les plus énergiques, les médicaments les plus incendiaires que les trois règnes
pouvaient leur fournir; ils semblaient considérer les
voies digestives comme un canal inerte, dans lequel
ils pouvaient impunément porter tous les stimulants.

Si nous examinons les causes sous l'influence desquelles l'action vitale de la membrane muqueuse gastrique peut être assez diminuée pour produire la dyspepsie, nous voyons que cette affection ne peut dépendre de la débilité que dans des circonstances très
rares. L'asthénie de l'estomac peut être produite par
des hémorrhagies abondantes qui ne sont pas accompagnées d'une gastrite chronique. Ce n'est pas ici le
cas de placer, comme le font les auteurs, parmi
les causes de la débilité, les évacuations séminales
souvent répétées, et les suppurations abondantes à
côté des hémorrhagies; car l'exercice forcé des organes génitaux produit infailliblement l'irritation de
l'estomac, et les grandes plaies qui fournissent un
pus abondant s'en accompagnent toujours. Le froid
humide, une diète sévère long-temps prolongée,
jointe à l'usage des mucilagineux, peuvent encore
jeter l'estomac dans l'asthénie; nous en avons observé
plusieurs exemples, mais nous ne voyons pas d'autres causes qui puissent produire cet effet. Nous ne
placerons pas parmi elles une nourriture grossière,
des aliments peu substantiels; car s'ils sont très bien
supportés par ceux qui en font journellement usage,
ils irritent l'estomac de ceux qui sont habitués à des
mets plus délicats. L'état de débilité de la membrane

muqueuse gastrique est donc fort rare; car, outre que les causes qui le déterminent le sont elles-mêmes beaucoup, elles ne le produiront pas chez tous les individus. Maintenant remarquons qu'il est impossible que cet état persiste pendant long-temps; car la digestion ne s'opérant que longuement et avec difficulté, les aliments, par leur séjour prolongé dans l'estomac, fatiguent sa membrane muqueuse, l'affectent désagréablement, et finissent par l'irriter tellement que ce viscère s'en débarrasse souvent par le vomissement. Ajoutons encore que tous les hommes ne manquent pas, dans ces circonstances, de prendre des stimulants, tels que le vin, le café, l'eau-de-vie, les aliments de haut goût, à moins qu'ils ne soient dans l'impossibilité absolue de se les procurer. Il est donc évident que, par cela même qu'elle est ancienne, la dyspepsie dépend de l'irritation de l'estomac.

Quoi qu'il en soit, les phénomènes qui accompagnent la dyspepsie sont très différents dans les deux cas, et permettent facilement de reconnaître l'état de l'estomac qui lui donne lieu. Quand elle est produite par sa débilité, la face est pâle, les yeux languissants, mais les conjonctives ne sont pas rouges; la langue est pâle aussi en même temps qu'elle est large, cette pâleur s'étend à son pourtour et à sa pointe; le malade appète les stimulants, il n'éprouve pas de soif, même pendant la digestion; celle-ci est accompagnée de pesanteurs à l'estomac, mais on n'observe pas de chaleur à la peau ni d'élévation dans le pouls; la tête n'est pas lourde, etc. Si le malade a fait usage d'un vin généreux, de café, d'aliments épicés, la digestion s'opère facilement; il éprouve un sentiment de bien-être qui persiste quand elle est accomplie. Enfin ces moyens, joints à une infusion amère, à l'extrait de rhubarbe ou de quinquina, suffisent pour faire disparaître la dyspepsie après un ou deux jours de leur emploi. Tous ces phénomènes sont entièrement opposés à ceux qui accompagnent la dyspepsie produite par l'irritation de l'estomac, et la description que nous avons donnée des signes de la gastrite chronique nous dispense de les relater ici. Or, si l'on observe un grand nombre de dyspeptiques, on verra qu'ils présentent tous ces derniers symptômes, et que les cas où la difficulté des digestions dépend de la débilité de l'estomac ne sont véritablement que des exceptions.

En vain les médecins qui traitent toujours la dyspepsie par les toniques objecteraient les guérisons qu'ils ont obtenues; nous répondrons, avec M. Mérot, que s'ils sont de bonne foi ils avoueront que non seulement ils n'ont pas guéri tous les malades à qui ils les ont administrés, mais que la plupart sont restés long-temps languissants entre leur mains, et que leurs stimulants en ont conduit au tombeau, après un temps plus ou moins long, un grand nombre, affectés de *cancer de l'estomac, d'obstructions, d'hydropisies* ou de *consomption essentielle.* Le petit nombre de guérisons qu'ils ont obtenues ne prouvent rien, parce-qu'ils ont pu avoir affaire à des dyspepsies qui reconnaissaient véritablement la débilité pour cause, et que l'on peut guérir de légères irritations par des stimulants. C'est ainsi qu'on dissipe une ophthalmie commençante ou chronique par des lotions aromatiques et autres *résolutifs;* une inflammation légère de la peau, par des *répercussifs;* une urétrite, par des injections vineuses; une dysenterie chronique, par le quinquina et autres toniques, etc. Quelle que soit l'explication que l'on voudra donner de ces faits, ils sont démontrés, ils existent; on conçoit donc que les excitants peuvent produire les mêmes résultats dans quelques gastrites aiguës ou chroniques de peu d'intensité. Enfin, tous les médecins physiologistes guérissent à merveille les dyspepsies par un régime sévère et adoucissant, les boissons mucilagineuses, etc., et ils ne rencontrent de difficultés que lorsque l'affection est invétérée, que les malades sont indociles ou qu'ils sont soumis à des causes permanentes d'irritation; et, comme le fait remarquer M. Mérot, en admettant que le trouble des digestions reconnaisse toujours pour cause la débilité des organes gastriques, comment expliquer ces guérisons obtenues par les antiphlogistiques, qui, loin de les dissiper, auraient dû au contraire les augmenter? Si l'on rétorque l'argument, et que l'on objecte que la même difficulté se présente pour les guérisons obtenues par les toniques, il est facile de répondre qu'il est reconnu que ces derniers dissipent quelquefois des inflammations, tandis que l'on ne pourra jamais prouver que des émollients et la diète aient guéri une débilité de l'estomac.

On demande souvent si, chez les personnes d'un tempérament lymphatique, d'une constitution délicate, les convalescents épuisés par une longue maladie, les vieillards dont l'action vitale est usée, la dyspepsie n'est pas plutôt le résultat de l'asthénie que de l'irritation, et si l'on peut supposer son existence chez les individus soumis au genre de vie le plus régulier, qui n'ont jamais commis d'excès d'aucune espèce.

Ce n'est jamais, nous l'avons souvent répété, d'après l'apparence extérieure de force ou de faiblesse qu'il faut juger de la nature de la maladie qu'un individu éprouve, mais toujours par l'examen scrupuleux des symptômes et des causes morbifiques, lorsqu'on peut les apprécier. Le sujet lymphatique le plus débile, qui aura été soumis à une influence stimulante, contractera aussi bien que tout autre une phlegmasie; il en est de même des vieillards; et chez les uns et les autres l'action vitale étant languissante, il s'établira plutôt une phlogose chronique qu'une inflammation aiguë. Chez les convalescents il existe une grande susceptibilité dans les viscères naguère enflammés, et quelquefois même ils portent encore un foyer d'irritation. Du reste, quand on consentira à renoncer à la méthode vicieuse de juger de l'état des viscères d'après celui de la face, des muscles et du tissu cellulaire sous-cutané, que l'on se bornera à interroger les organes souffrants, on saura toujours reconnaître si, dans ces cas, la dyspepsie est le symptôme de la débilité ou de l'irritation de l'estomac, et les premiers effets du traitement que l'on adoptera viendront bientôt confirmer ou détruire, aux yeux de l'observateur attentif et dégagé d'idée préconçue, le jugement qu'il aura porté.

Chez les personnes soumises au genre de vie le plus régulier, la dyspepsie peut tout aussi bien être produite par l'irritation de l'estomac que chez les autres individus, puisqu'on les voit contracter des inflammations souvent mortelles. Sans cesse exposés à mille causes d'irritation qui produisent sur nous des impressions diverses, pouvons-nous toujours en apprécier les effets, surtout si nous considérons la différence des constitutions, et les diverses modifications qu'éprouve la sensibilité, non seulement chez chaque individu, mais encore dans chaque organe en particulier; de sorte que telle cause qui détermine une phlegmasie chez un sujet n'en produira pas chez un autre, et que telle influence qui ne sera suivie aujourd'hui d'aucun résultat pourra, peu de jours après, être très nuisible au même individu.

On objecte aussi que l'on exagère les effets des spiritueux, des aliments âcres et épicés, parceque l'habitude émousse la sensibilité; et l'on ajoute que, chez les individus qui ont fait un long usage de ces substances, on doit plutôt attribuer la dyspepsie à ce que ces excitants, auxquels l'estomac est habitué, ne ne suffisent plus pour déterminer dans cet organe l'excitation nécessaire à l'accomplissement de la digestion; et l'on conseille alors des stimulants plus énergiques.

L'habitude produit sans doute quelques modifications dans la vitalité de l'estomac, affaiblit et même quelquefois rend nul le danger qui devrait résulter du contact continuel des stimulants les plus actifs sur la membrane muqueuse gastrique. Un écart de régime aura d'autres conséquences chez une femme habituée à un régime sobre que chez un buveur d'eau-de-vie de profession; mais il serait erroné de conclure de ce fait que l'empire de l'habitude sur l'estomac est illimité: car il en résulterait que tout genre de vie est indifférent par lui-même, et qu'il importe peu d'user des excitants les plus énergiques, pourvu qu'on s'y habitue graduellement; ce que personne, quelque peu physiologiste qu'il soit, n'osera sans doute soutenir. Si pour quelques hommes l'assuétude rend moins malfaisantes des substances nuisibles à la plupart des autres, les faits se présentent en foule pour prouver que les premiers finissent toujours par contracter une gastro-entérite aiguë ou chronique, qui cause la mort du plus grand nombre. La force digestive de l'homme des champs, qui ne fait usage que des mets les plus simples et d'eau, surpasse beaucoup celle des habitants des villes, qui usent habituellement d'aliments de haut goût, de spiritueux, etc. Les affections gastriques, si communes parmi ceux-ci, sont presque inconnues au premier. Si l'absence des excitants, sous l'influence desquels l'estomac est habitué à agir, observe M. Mérot, peut déterminer une indigestion en privant ce viscère du degré d'action vitale nécessaire à l'élaboration des aliments, il serait absurde de prétendre que l'usage prolongé de substances irritantes produirait le même effet. L'analogie s'oppose à l'admission d'une telle hypothèse; car si un stimulant porté pendant long-temps sur la muqueuse de l'estomac finissait par user sa sensibilité à tel point que cet organe ne pourrait plus remplir ses fonctions, parce qu'il ne serait plus assez vivement excité, pourquoi voit-on nombre de vieillards, surtout parmi ceux qui ont toujours été sobres, digérer parfaitement les mêmes aliments dont ils se nourrissent depuis soixante ans, quoiqu'ils soient peu stimulants, tandis que des jeunes gens qui font un usage journalier de spiritueux et autres excitants sont affectés de dyspepsies et perdent de bonne heure la faculté de digérer. Si chez eux l'abus des stimulants à émoussé la sensibilité de l'estomac, pourquoi celui du vieillard, qui est stimulé depuis un temps bien plus long, continue-t-il à agir d'une manière régulière sous l'influence des mêmes excitants, et comment ce dernier n'est-il pas obligé de prendre du rum pour toute boisson. Du reste il serait curieux de savoir comment les browniens expliqueraient la production de la faiblesse par les stimulants, sans invoquer le principe arbitraire et absurde de leur *faiblesse indirecte?*

En résumé, la dyspepsie est presque toujours un symptôme de la gastrite chronique, et, dans des cas très rares, de la débilité de l'estomac, parceque les hommes désirent les stimulants, qui activent leur appétit et rendent plus vives pour eux les jouissances de la table. La dyspepsie produite par la débilité ne persiste pas, et toute difficulté de digérer qui dure depuis quelque temps est le symptôme de la gastrite chronique. Celle-ci existe chez les sujets les plus débiles, comme chez ceux qui présentent l'extérieur de la force; l'abus des stimulants finit toujours par produire une phlogose gastro-intestinale, souvent incurable, loin de rendre par l'assuétude leur action innocente. Malgré quelques guérisons obtenues par les toniques, la dyspepsie doit être traitée par les antiphlogistiques, excepté dans les cas que nous avons signalés, parceque l'on ne peut pas mettre en question si les stimulants guérissent plus de phlegmasies que les débilitants.

Ce que nous venons de dire de la dyspepsie s'applique à la cardialgie, à la gastrodynie et au pyrosis; en effet, puisque ces affections sont toujours accompagnées de la première, et que celle-ci est le résultat de la gastrite chronique, elles dépendent donc aussi de l'irritation de l'estomac; il y a seulement cette différence à établir, que ces prétendues névroses ne peuvent jamais, comme la dyspepsie, être produites par l'asthénie de l'estomac, parceque là où il y a douleur il y a toujours irritation, et jamais faiblesse.

Il en est de même de la boulimie: ses causes, ses phénomènes et son traitement prouvent qu'elle est aussi un symptôme de l'irritation de l'estomac. Elle est produite, disent les auteurs, par l'abus des amers et des acides, par les vers intestinaux, par les purgatifs drastiques; on l'a vue, ajoutent-ils, chez des enfants affectés de carreau, dans le cours de certaines fièvres quartes, dans la convalescence de beaucoup de fièvres, etc. Les individus affectés de boulimie gardent rarement la grande quantité d'aliments qu'ils ont ingérés dans leur estomac, très souvent ils les vomissent, et dans les autres cas il y a diarrhée. On sait qu'ils sont incommodés après le repas, qu'ils éprouvent alors tous les signes de la gastrite chronique, et qu'après quelque temps de durée la boulimie fait place à la dyspepsie. Enfin la plupart des auteurs s'accordent à regarder la diète, les émulsions et les mucilagineux comme le traitement le plus efficace de cette affection.

L'hypochondrie est encore un groupe de symptômes produits par la gastro-entérite chronique, et quelque chose que l'on ait dite en faveur de son essentialité, il est impossible de ne pas reconnaître que tous ses phénomènes ont leur source dans les voies digestives. Si nous examinons quelles sont les causes de l'hypochondrie signalées par tous les auteurs, nous voyons que ce sont toutes celles qui exercent sur l'estomac une influence irritante; telles sont l'habitude d'une table splendide, l'abus des aliments irritants, des boissons alcooliques, des amers, des purgatifs, des jouissances vénériennes, l'onanisme, la suppression d'une hémorrhagie habituelle, d'une irritation cutanée, les calculs rénaux, les vers intestinaux, les fièvres intermittentes, le passage d'une vie active à l'oisiveté, les exercices immodérés de l'esprit, la culture des beaux-arts, les revers de fortune, l'amour malheureux, les tourments de l'envie et de l'ambition, etc.; enfin on voit la dyspepsie rangée par plusieurs auteurs parmi les causes de l'hypochondrie.

Quels sont les phénomènes les plus saillants de l'hypochondrie? Le trouble des fonctions digestives et de celles du système nerveux : celui des premières précède toujours l'altération des secondes. C'est lorsque depuis plusieurs mois les malades éprouvent des douleurs à l'épigastre, de l'anorexie, de la soif, de la chaleur à la peau, la constipation, des malaises après les repas, que l'on voit survenir les erreurs de jugement, les hallucinations, les spasmes, les convulsions, les symptômes enfin d'une irritation cérébrale produite et entretenue par celle des voies digestives. Ajoutons encore qu'à l'ouverture des cadavres des hypochondriaques on trouve souvent des squirrhes de l'estomac ou des intestins, des désorganisations du foie, de la rate, des reins, etc., et toujours la membrane muqueuse gastro-intestinale rouge ou brune dans la plus grande partie de son étendue. Les causes, les symptômes et les altérations cadavériques se réunissent donc pour prouver que l'hypochondrie appartient à la gastro-entérite chronique, et pour faire substituer un traitement antiphlogistique à la foule de toniques, de stimulants, aux eaux minérales, etc., dont on gorge les hypochondriaques, et qui amènent les désorganisations auxquelles ils succombent.

La durée de la gastro-entérite chronique est aussi illimitée que celle de cette phlegmasie à l'état aigu : traitée méthodiquement dès son début, elle guérit presque toujours en peu de temps, mais les malades conservent très souvent une grande aptitude à éprouver des

récidives. Quand elle est primitive, sa guérison est ordinairement plus facile que lorsqu'elle succède à la gastrite aiguë; lorsqu'elle dure depuis plusieurs mois, et
à plus forte raison depuis plusieurs années, le traitement le plus régulier ne réussit pas, dans un trop grand
nombre de cas, à prévenir les désorganisations; et la
résistance opiniâtre de la gastro-entérite invétérée
aux soins les mieux administrés doit la faire considérer comme une des maladies les plus fâcheuses.
Lorsqu'elle a été pendant long-temps exaspérée par
les stimulants, la guérison offre encore plus de difficultés, et elle entraîne souvent la mort du malade;
cependant, dans les circonstances les plus graves,
on doit toujours, à moins d'avoir recueilli des signes
certains de désorganisation, espérer le succès et faire
tout pour l'obtenir, parceque l'on voit guérir, après
plusieurs années de durée, des gastro-entérites qui
avaient plongé le malade dans un marasme très
avancé.

La marche de cette phlegmasie offre autant de variations que ses phénomènes. Elle présente ordinairement des améliorations et des exacerbations alternatives, suivant le traitement et les différentes influences
sédatives ou excitantes auxquelles elle est soumise. Souvent on voit, après quelque temps d'un régime adoucissant, la plupart des symptômes disparaître; quelquefois même il n'en subsiste aucun; mais le retour du
convalescent à ses habitudes, un écart de régime, une
impression morale triste, ramènent bientôt l'anorexie,
la soif, la sensibilité de l'épigastre. Après un certain

nombre de ces exacerbations successives, et surtout sous l'influence des stimulants administrés avec profusion par la plupart des médecins dans cette maladie, l'inflammation passe à un degré plus élevé, les désorganisations surviennent, et alors on observe les symptômes graves que nous avons indiqués précédemment : la fréquence des vomissements, la teinte jaune paille de la peau, les taches rouges obscures, le marasme, la fièvre continue, les sueurs matutinales, l'altération profonde de la physionomie, acquièrent chaque jour plus d'intensité, et viennent annoncer une mort prochaine et presque inévitable; la phlogose s'étend au gros intestin ; une diarrhée incoërcible vient se joindre aux symptômes précédents, hâte les progrès du marasme et achève d'épuiser les forces ; le délire ne survient ordinairement que dans les deux ou trois derniers jours de l'existence.

Assez souvent les funestes effets de la gastro-entérite chronique sont prévenus par son passage à l'état aigu. En effet, la phlegmasie aiguë des voies digestives succédant aussi à leur inflammation chronique, est toujours très grave, et souvent mortelle, tellement que la plupart des individus qui succombent à cette maladie offrent à côté des traces de la phlegmasie aiguë celles de la gastro-entérite chronique.

Les phénomènes qui accompagnent la dernière période de cette affection sont modifiés par la nature des altérations qu'elle a produites dans le canal digestif, et spécialement par le squirrhe et la perforation d'un point de ses parois.

Le cancer de l'estomac est une terminaison assez fréquente de la gastrite chronique; il s'annonce par tous les signes de cette maladie, par la couleur jaune paille du visage, par des douleurs lancinantes à l'épigastre, ordinairement par le développement d'une tumeur dure à cette région, et presque toujours par des vomissements. Ces symptômes particuliers varient suivant le siége que l'épaississement squirrheux occupe : quand il affecte l'orifice cardiaque, ce qui est rare, le malade éprouve au-dessous de la région du cœur, d'autres fois au dos ou au pharynx, une douleur fixe qui s'accroît par le passage des aliments; quelquefois le cardia est tellement rétréci qu'ils ne peuvent franchir l'obstacle, et qu'ils remontent dans la bouche; lorsqu'ils pénètrent dans l'estomac, ils sont souvent rejetés par le vomissement, sans avoir éprouvé d'altération.

Quand le squirrhe occupe le corps de l'estomac, c'est ordinairement à l'une des courbures, et surtout à la petite, qu'il a son siége. Le malade ne prend que peu d'aliments et de boissons à la fois, parceque la distension de l'estomac qu'ils opèrent lui fait éprouver des douleurs intolérables et des nausées. Ils sont presque toujours vomis peu de temps après avoir été ingérés. Il ne se manifeste pas toujours de tumeur à l'épigastre; elle est plus constante quand le cancer occupe le bas-fond de l'estomac; elle s'étend alors de l'épigastre à l'hypochondre gauche. Quand la dégénération affecte la totalité du corps de l'estomac, il paraît qu'il n'y a pas de vomissements, ainsi qu'on le voit dans l'observation que M. le docteur Bourdon a rapportée, et qui a fourni à ce judicieux physiologiste le sujet de son beau mémoire sur le vomissement (1).

Le pylore est la partie de l'estomac le plus souvent affectée de cancer. Le malade éprouve à l'épigastre des douleurs ordinairement lancinantes, accrues par la pression, qui se propagent jusqu'à l'hypochondre droit, de sorte qu'elles peuvent être rapportées au foie. Il se manifeste ordinairement une tumeur dure et rénitente entre l'épigastre et l'hypochondre droit, près le bord antérieur du foie. Deux ou trois heures après le repas, les aliments sont rejetés par le vomissement, au moment où ils devraient franchir l'orifice pylorique, et il n'en passe qu'une très petite partie dans le duodénum. Le pylore se rétrécissant de plus en plus, l'estomac est distendu par les aliments : M. Broussais l'a vu acquérir dans ce cas une très grande capacité. Lorsque le squirrhe s'ulcère, la matière qu'il fournit rend souvent celle des vomissements noirâtre, grumeleuse et sanguinolente.

Le squirrhe des intestins ne manifestant son existence par aucun symptôme particulier, nous nous bornons à l'indiquer parmi les terminaisons de la gastro-entérite chronique. Nous ne nous arrêterons pas à prouver que le cancer du canal intestinal et le carreau sont les résultats de la phlegmasie chronique; nous avons suffisamment démontré l'étiolo-

---

(1) Mémoire sur le vomissement; Paris, 1819, in-8°. — Recherches sur le mécanisme de la respiration et sur la circulation du sang, Paris, 1820, in-8°.

gie des tubercules et des squirrhes dans l'histoire des subinflammations.

Avant de terminer l'histoire des phénomènes de la gastro-entérite, nous devons présenter quelques considérations sur l'un de ses résultats les plus terribles, la perforation de l'estomac et des intestins. C'est encore à la doctrine physiologique que l'on doit la connaissance de son mode de production. Souvent attribuée à l'action de poisons corrosifs, quand elle survient brusquement, cette lésion a été le sujet d'erreurs déplorables avant les recherches du savant professeur Chaussier, à qui la pathologie, et surtout la médecine légale, doivent le bienfait d'avoir prouvé la spontanéité des perforations de l'estomac, et d'en avoir fait connaître un grand nombre d'exemples. Déjà J. Hunter les avait attribuées à l'action dissolvante du suc gastrique; et lorsque M. Chaussier eut appelé l'attention des médecins sur cette désorganisation, la plupart l'expliquèrent par une action morbide d'érosion (ce qui n'expliquait rien); d'autres par un mode particulier d'inflammation, comme si l'ulcération de la peau et des membranes muqueuses enflammées, le décollement de la première, la destruction du tissu cellulaire, la *dissection* des muscles dans le phlegmon, ne suffisaient pas pour faire rapprocher ces altérations de celle qui nous occupe, et pour les faire rapporter à la même cause : mais il semble que les médecins étaient destinés à épuiser toutes les erreurs de la physiologie et de la pathologie avant d'arriver à la connaissance des maladies de l'estomac et des intestins. Enfin d'autres encore, ne trouvant pas ce *mode particulier* d'inflammation suffisant pour expliquer les perforations, ont cru résoudre la difficulté en faisant une alliance de l'humorisme et du solidisme. Ils ont admis en conséquence que cette *inflammation spécifique* déterminait la sécrétion d'un liquide qui avait la propriété de corroder les tissus. M. Laisné, dans une thèse (1) précieuse, non pas sous le rapport de la doctrine qu'elle renferme, mais sous celui des faits qu'elle contient, qui lui ont été la plupart communiqués par M. le professeur Chaussier, dit (2) qu'il est possible et qu'il *arrive* en effet fréquemment qu'alors les sucs de la partie acquièrent consécutivement une faculté dissolvante. L'on regrette que M. le docteur Desruelles, dans son mémoire sur le même sujet (3), en s'attachant à rattacher la théorie des perforations à la doctrine physiologique, s'en soit assez écarté pour adopter cette opinion, et pour admettre dans le tissu enflammé, quand l'érosion ne s'opère pas rapidement, une *sécrétion délétère* dont rien ne lui démontre l'existence.

Considérant les causes qui les produisent et les symptômes qui les accompagnent, M. Broussais a dû

(1) Cette *thèse* fait partie d'un ouvrage ayant pour titre : Médecine légale, *Considérations sur l'infanticide, sur la manière de procéder à l'ouverture des cadavres, spécialement dans les cas de visites judiciaires, sur les érosions et perforations de l'estomac, l'ecchymose, la sugillation, la contusion, la meurtrissure,* par MM. Lecieux, Renard, Laisné et Rieux, DD. MM. PP.; Paris, 1819, 1 vol. in-8°, chez J.-B. Baillière.

(2) Page 25.

(3) Journal universel des sciences médicales, tome XIX.

rapporter les perforations de l'estomac à la gastrite; mais il restait encore à expliquer comment l'inflammation les produit. M. le professeur Lallemand a achevé d'éclairer ce point de physiologie pathologique. Ses belles recherches sur le ramollissement du cerveau et les autres altérations de ce viscère l'ont conduit à démontrer (1) que l'inflammation, en augmentant la densité des tissus, détruit leur force de cohésion, produit leur ramollissement, et qu'alors ils tombent en *détritus* et disparaissent. Il a prouvé que c'était de cette manière que s'opéraient l'ulcération de la peau et des membranes muqueuses, la destruction du tissu cellulaire, l'amincissement et la perforation de la peau dans le phlegmon; la section des artères embrassées par une ligature, et celle des parties comprises dans l'anse du fil de plomb, dans l'opération de la fistule à l'anus; le long trajet que parcourent quelquefois les balles renfermées sous la peau ou entre les muscles, les corps étrangers introduits dans les voies digestives; la perforation de la vessie par les sondes restées à demeure dans sa cavité; le ramollissement gélatiniforme, l'érosion de la membrane muqueuse, et la perforation complète de l'estomac, degrés différents de la même altération.

Avec ces données sur le ramollissement déterminé par l'inflammation, il nous est facile de prouver que les perforations de l'estomac sont toujours déterminées par une phlegmasie de l'estomac, qui ne diffère en

(1) *Voyez,* dans le Journal univ. son *Mémoire sur le ramollissement des tissus organiques, considéré comme suite de l'inflammation,* t. XXVII.

rien de toutes les autres. Nous établissons d'abord en principe que presque toujours les individus chez lesquels on a observé une perforation de ce viscère étaient affectés, depuis un temps plus ou moins long, de gastrite chronique. Il est facile de s'en convaincre en lisant les observations qui ont été publiées sur cette lésion : il n'est pas hors de propos d'en relater ici quelques unes.

Gérard (1) rapporte qu'un homme de quarante ans, *malingre* depuis long-temps, sentit tout-à-coup, après avoir bu un verre de vin, un picotement dans l'estomac, et vomit du sang en quantité assez considérable. Pendant trois mois il éprouva de vives douleurs dans la tête et dans l'estomac alternativement. Après ce temps le malade prend une médecine ; et, le même jour, après avoir pris un peu d'aliments, il eut des nausées et vomit de la bile et un gros caillot de sang. Les douleurs alors augmentèrent: un gonflement œdémateux occupait tout l'hypochondre gauche; et après quatre jours le malade mourut subitement dans la nuit. A l'ouverture du cadavre on trouva une large perforation à un pouce environ du cardia, du côté de la grande courbure.

Dans les observations suivantes, puisées dans la thèse de M. Laisné, la gastrite n'est pas moins évidente.

Une petite fille de cinq ans devient *malingre* et *reste languissante* pendant trois semaines. *Souffrant un peu de l'estomac et du ventre*, elle est soup-

(1) Mémoire sur les perforations spontanées de l'estomac. Paris, 1803, in-8°.

çonnée avoir des vers : soudain des convulsions surviennent et l'enfant meurt. A l'autopsie, l'estomac offrit à son extrémité splénique une ouverture de trois pouces.

Une femme âgée de dix-huit ans n'avait jamais été réglée ; plusieurs mois auparavant elle avait eu une *fièvre quarte*, et sa rate était habituellement volumineuse : tout-à-coup elle éprouve dans l'épaule une douleur si forte, qu'elle ne peut plus se mouvoir ; la fièvre se déclare, la douleur s'étend aux hypochondres, et surtout au côté gauche ; il y a de temps en temps des vomissements, le ventre se gonfle considérablement, et le troisième jour la mort arrive. A l'ouverture du cadavre, on trouva une perforation vers le milieu de l'estomac.

Une demoiselle de trente ans, *se serrant fortement le bas de la poitrine*, pour rendre sa taille plus gracieuse, éprouva *à la suite d'un régime irrégulier* une suppression de règles, et par suite une hydropisie. Elle mourut promptement, et à l'ouverture on trouva une perforation dans la partie de l'estomac qui correspond à la rate.

M. Desruelles rapporte, d'après Geoffroy, qu'une dame âgée de quarante ans, qui souffrait depuis trois ans des douleurs très vives dans la région épigastrique, et vomissait fréquemment, mourut huit heures après son dîner. On trouva une perforation aux environs du cardia.

On a vu assez souvent des perforations de l'estomac à la suite de *fièvres adynamiques* ou *ataxiques*, c'est-à-dire de gastro-entérites aiguës. Mais, dans toutes les observations que l'on rapporte, et dans lesquelles on a consigné des détails sur l'état du malade avant l'invasion de la fièvre, on voit encore tous les signes d'une gastro-entérite chronique qui a passé ensuite à l'état aigu. Dans l'espace de deux mois, j'ai vu à l'hôpital de la garde royale trois perforations de l'estomac sur les cadavres d'individus morts, en peu de jours, de gastro-entérite avec la forme adynamique, et les renseignements que j'avais reçus d'eux au moment de leur entrée m'avaient appris que depuis quelques temps ils étaient affectés de gastrite chronique. La membrane muqueuse avait probablement alors été ramollie par cette dernière, comme on l'observe souvent chez ceux qui succombent à cette maladie, et la désorganisation s'était ensuite étendue rapidement aux autres membranes, quand une inflammation plus vive était survenue. Dans les cas où l'on ne nous a rien appris sur l'état antérieur de la santé des malades, on ne peut rien conclure, ni en faveur de la préexistence d'une gastrite chronique, ni contre cette opinion. Cependant M. le docteur Boisseau dit avoir observé des perforations chez des sujets qui avaient toujours joui d'une bonne santé (1). Quoi qu'il en soit, les malades qui font le sujet de ces observations n'ont succombé qu'après cinq, six, huit jours de maladie, et quelquefois même plus tard ; et il ne faut pas plus de temps à l'inflammation phlegmoneuse pour détruire le tissu

(1) *Journal universel des sciences médicales*, tome **XXVII.**

cellulaire, amincir, ramollir et perforer la peau; à une entérite aiguë, pour produire des ulcérations dans l'iléum. M. Chaussier a fait connaître plusieurs cas de perforations survenues chez des femmes affectées de péritonite puerpérale. Mais cette phlegmasie ne peut pas exister sans donner lieu à une gastrite aiguë concomitante; nous en verrions les symptômes si on avait publié en détail l'histoire des maladies. Dans la seule observation où M. Laisné n'a pas omis ce soin, on reconnaît tous les signes de cette phlegmasie. Une femme d'une constitution délicate accouche heureusement à l'hôpital de la Maternité, de son premier enfant. Le second jour, fièvre, et douleurs dans la région hypogastrique. (Mixture purgative.) Le troisième jour, le frisson se renouvelle; *la langue est rouge et sèche;* il est survenu des douleurs dans l'hypochondre gauche; il n'y pas de sécrétion du lait. (On applique trente sangsues, qui procurent beaucoup de soulagement.) Cependant le quatrième jour les symptômes reparaissent; chaleur et sécheresse de la peau, dureté et fréquence du pouls, douleurs dans tout l'abdomen; les lochies coulent peu. On réitère l'application des sangsues, qui soulagent encore.) Cependant quelques douleurs se font toujours sentir dans l'abdomen; le pouls conserve sa dureté, sa fréquence; la peau, sa chaleur et sa sécheresse; *la langue, sa rougeur et son aridité.* Le cinquième jour on applique encore douze sangsues et deux vésicatoires, l'un au sternum, et l'autre à la partie interne des cuisses : ces moyens ne suspendent pas l'intensité des accidents. Dix jours se passent dans des alternatives de douleur et de calme ; mais le seizième jour les douleurs abdominales reviennent avec intensité ; elles sont accompagnées des premiers symptômes, auxquels se sont joints des nausées fréquentes, et une *douleur très vive à l'épigastre*. Trois jours se passèrent dans cet état, et la malade succomba. A l'ouverture du cadavre, on trouva les traces d'une péritonite, et, vers la partie gauche de la portion diaphragmatique de l'estomac, une large ouverture longue de deux pouces ; la portion correspondante du diaphragme était grisâtre et ramollie.

Enfin, on a vu survenir des perforations de l'estomac en peu d'heures, chez des individus qui se portaient bien ; mais, malgré cette dernière assertion, on voit encore, chez plusieurs de ceux qui font le sujet des observations rapportées à cet égard, des signes d'une gastrite préexistante depuis un temps plus ou moins long. Un soldat revenu depuis quelques jours de congé entre au Val-de-Grâce, affecté d'un phlegmon à la fesse droite, auquel se joignaient les signes d'une gastrite d'une intensité médiocre ; trois grains d'émétique furent administrés : beaucoup de vomissements eurent lieu avec de grands efforts. Peu après, la langue était rouge et sèche, la peau froide, le pouls misérable, le malade sans connaissance. Lorsqu'on comprimait l'épigastre, sa physionomie présentait l'expression d'une vive douleur. Il mourut dans la nuit, trente-six heures après son entrée à l'hôpital. A l'ouverture du cadavre, nous vîmes une large perforation qui occupait le bas-fond de l'estomac, et plus de la moitié de sa face postérieure. La membrane séreuse seule existait, mais elle se déchira au moment où l'on souleva ce viscère pour l'examiner. Dans le reste de son étendue, la membrane muqueuse était noirâtre, et offrait quelques traces d'un rouge foncé; en l'essuyant avec un linge, on la détachait par lambeaux. On aurait pu croire que ces désordres étaient survenus tout-à-coup, si le malade n'avait appris, au moment de son entrée, que, dans les derniers temps de son séjour dans sa famille, il avait fait beaucoup d'excès de table, qu'il avait continués pendant son voyage, et qu'à son arrivée à son corps, n'ayant plus d'appétit depuis plusieurs jours, il avait pris beaucoup d'eau-de-vie et de vin chaud pour le réveiller.

Un jeune homme, âgé de trente ans, qui depuis quelque temps avait *des flatuosités et autres incommodités de cette nature*, est trouvé mort dans son lit. Son corps est examiné juridiquement trois jours après : les intestins paraissent enflammés, l'estomac aussi; de plus, ce viscère offre à son bas-fond une perforation (1).

Dans d'autres cas, où les signes par lesquels la gastrite se manifeste n'ont été ni observés ni mentionnés, elle existait peut-être encore; car on voit assez souvent des individus présenter l'apparence de la santé, quoiqu'ils soient affectés depuis quelques temps d'une phlogose gastrique; ceux qui ont fait une étude attentive de cette maladie ont eu l'occasion de

____

(1) Éphémérides des curieux de la nature, tome IX.

s'en assurer. Du reste, il n'est pas toujours possible au médecin de recueillir des renseignements sur l'état antérieur du malade; et s'il présente les caractères extérieurs de la santé, il peut facilement être induit en erreur à cet égard. M. Laisné rapporte, comme un exemple de perforation survenue tout-à-coup, une observation qui fournira la preuve de ce que nous avançons ici.

Une femme des environs de Montargis, après avoir fait deux lieues par la plus grande chaleur d'un jour d'été, se plaignit de malaise et de douleurs à la tête. Le soir elle soupa, mangea des pois et but du vin et de l'eau : elle passa la nuit sans se plaindre. Le lendemain elle se leva de bonne heure; mais bientôt après elle se plaignit d'un grand froid, de douleurs dans tout le corps, mais surtout à l'estomac; ses yeux étaient rouges, ses forces anéanties; elle éprouvait une grande soif, et elle eut plusieurs évacuations alvines accompagnées de douleurs. Elle expira dans la nuit. A l'ouverture du cadavre, on trouva l'intérieur de l'estomac phlogosé, du cardia au grand cul-de-sac, et sa face postérieure perforée dans le tiers de son étendue.

D'après ces détails, on pourrait croire que cette femme jouissait d'une bonne santé avant l'événement. Mais sa mort donna lieu à des soupçons d'empoisonnement; deux individus furent mis en jugement, et une consultation de la faculté de médecine de Paris démontra que la désorganisation était spontanée. M. Billiard, qui a aussi rapporté ce fait dans sa thèse (1), dit qu'un témoin déposa devant la cour d'assises que, trois jours avant l'invasion ostensible de sa maladie, la femme qui fait le sujet de l'observation, prenant devant lui des aliments, s'était plainte d'un défaut d'appétit, d'envie de vomir, et qu'elle eut quelques vomissements. Nous trouvons donc encore ici la preuve que la gastrite a eu plusieurs jours de durée.

Quoi qu'il en soit, M. le professeur Chaussier dit que quelquefois les perforations se forment subitement, en peu d'heures, *chez des personnes saines.* Le plus souvent, ajoute-t-il, c'est après quelques jours de maladie (2). Mais ces faits sont loin de prouver que la désorganisation n'est pas le résultat d'une gastrite; on voit au contraire dans ces cas les signes d'une violente phlegmasie de l'estomac : le malade se plaint d'une douleur violente dans la région épigastrique; bientôt il tombe dans la prostration, le pouls est petit et serré, et la peau froide ; enfin la phlegmasie est tellement intense, dès son début, et la mort survient si rapidement, que la réaction ne peut s'opérer. On voit aussi, dans la plupart des observations de cette nature, que la maladie a été causée par des irritants très énergiques, par exemple par l'ingestion de l'eau à la glace pendant que les individus avaient très chaud. Si une inflammation chronique met beaucoup de temps à ramollir et perforer

____

(1) Considérations médico-légales sur les empoisonnements par les irritants. Paris, 1820, n° 20.

(2) Bulletin des sciences médicales du département de l'Eure, n° 53.

les tissus ; si une inflammation aiguë, d'une intensité ordinaire, produit cette désorganisation en quelques jours, on est en droit de penser qu'une inflammation fort intense, qui s'étendra aux trois tuniques à la fois, pourra y donner lieu en douze ou quinze heures. Peut-être aussi est-il quelques cas de perforation rapide de l'estomac qui n'appartiennent point au ramollissement, et qu'il faut rapporter à la gangrène de l'estomac, sur laquelle nous ne possédons pas encore assez de données exactes pour pouvoir établir autre chose qu'une présomption à cet égard. Du reste, la rareté des perforations de l'estomac, opérées en peu d'heures chez un homme sain, serait bien en rapport avec celle de la gangrène de l'estomac elle-même. En résumé, les perforations de l'estomac sont presque toujours produites par une gastrite chronique qui ramollit ses membranes. Dans les cas où on l'observe après une gastrite aiguë, celle-ci a été précédée le plus souvent d'une phlogose chronique ; dans les cas contraires, on doit encore rapporter la désorganisation au ramollissement, qui est aussi bien produit par une phlegmasie aiguë que chronique. Quand les symptômes de la perforation surviennent brusquement, tantôt elle est le résultat d'une inflammation obscure qui n'a pas été aperçue ; d'autres fois, d'une inflammation très vive qui a ramolli promptement les tissus, ou peut-être de la gangrène. Enfin, il est encore des perforations qui sont la conséquence des progrès d'un squirrhe de l'estomac.

ARTICLE III.

Phénomènes de la colite aiguë et chronique.

M. Broussais décrit sous ce nom l'inflammation de la membrane muqueuse du gros intestin, à laquelle il rapporte la diarrhée et la dysenterie, qui en sont deux degrés différents.

Cette phlegmasie peut être développée par toutes les causes que nous avons assignées à la gastro-entérite; cependant elle est plus particulièrement produite par les aliments de difficile digestion, par ceux qui laissent beaucoup de résidus excrémentitiels, par ceux qui ont éprouvé quelque altération; par l'usage des eaux croupissantes chargées de substances organiques en décomposition; les fruits qui ne sont pas encore parvenus à leur maturité mangés avec excès; par les émanations animales et végétales en putréfaction, celles qui se dégagent des grands rassemblements d'individus sains ou malades. On a vu souvent des personnes affectées de diarrhée pour avoir assisté à l'ouverture de cadavres infects. On connaît ce fait, rapporté par Pringle, d'un homme qui fut atteint de la dysenterie pour avoir flairé un flacon qui renfermait du sang putréfié. M. le baron Desgenettes a vu un grand nombre de personnes affectées de cette maladie après avoir été frappées par l'odeur infecte qu'exhalait la peau putréfiée d'un énorme cerf que l'on promenait dans les rues du Caire.

L'air chaud et humide favorise singulièrement l'ac-

tion des émanations putrides, sans doute en se chargeant de ces principes en plus grande quantité que
celui qui est sec ou froid : aussi c'est presque toujours
sous son influence que l'on a vu les épidémies de
dysenterie se développer dans les villes assiégées, les
camps, les casernes, les prisons et les hôpitaux. Ces
causes agissent quelquefois avec la plus grande énergie, et alors la plupart des individus qui séjournent
quelque temps dans le foyer d'infection sont affectés
de dysenterie. Ces circonstances en ont souvent imposé à ceux qui n'ont pas établi entre la contagion et
l'infection la différence qui existe entre ces deux
modes de production des maladies. Beaucoup de médecins distingués ont admis la contagion de la dysenterie, mais aujourd'hui il est bien reconnu qu'elle
ne peut pas être transmise hors du foyer d'infection
par un malade à un individu sain, et que par conséquent elle n'est point contagieuse : on ne pourrait lui
attribuer ce caractère que lorsqu'elle est liée au typhus contagieux, comme on le voit dans certaines
épidémies.

L'action des miasmes qui émanent d'un foyer
d'infection dans lequel la dysenterie s'est développée
ne se borne pas toujours au gros intestin, et on la
voit souvent, dans les épidémies de cette maladie, s'étendre à l'estomac et à l'intestin grêle, ainsi que le
fait remarquer l'auteur des *Phlegmasies chroniques* (1); quelquefois même elle se borne à la partie
supérieure du canal digestif, et le gros intestin est

(1) Tome III, page 23.

exempt d'inflammation. C'est à cette coexistence de la phlegmasie de ce dernier, de l'estomac et de l'intestin grêle, qu'il faut rapporter ce que les auteurs ont dit de la complication de la dysenterie avec *les fièvres adynamiques et ataxiques.*

L'air froid et humide, à moins que sa température ne soit encore à quelques degrés au-dessus de *zéro*, ne paraît pas seconder l'action des miasmes, mais il produit souvent aussi l'inflammation du colon, en supprimant la perspiration cutanée. On sait qu'il suffit du refroidissement des pieds pour déterminer la diarrhée. L'on a vu des épidémies de dysenterie se développer dans des régiments qui avaient été exposés à la pluie pendant plusieurs heures par un temps froid.

M. Broussais a remarqué que les individus affaiblis et en même temps très excitables étaient ceux qui étaient le plus disposés à la dysenterie, et parmi lesquels elle faisait le plus de ravages dans les épidémies. Sous ce rapport, les affections morales tristes, et spécialement la nostalgie, constituent aussi une prédisposition très marquée à l'inflammation du colon. On sait que les émotions vives donnent quelquefois lieu brusquement à la diarrhée. Les phlegmasies aiguës et surtout les phlegmasies chroniques, et les plaies qui suppurent depuis long-temps, en affaiblissant les individus et en exaltant leur irritabilité, les prédisposent aussi à contracter la dysenterie.

La colite présente plusieurs formes très différentes les unes des autres sous le rapport du degré de la phlogose et des circonstances qui l'accompagnent; nous allons les décrire rapidement, notre but étant de ne nous arrêter qu'aux points de pathologie que la médecine physiologique a éclairés.

L'irritation du gros intestin est quelquefois tellement légère qu'elle ne constitue qu'une indisposition : telle est la diarrhée, qui est souvent la suite d'une mauvaise digestion; après deux ou trois selles liquides et quelques borborygmes, l'action du gros intestin revient à son état normal.

La diarrhée survient presque toujours subitement; quelquefois la constipation la précède pendant quelques jours; elle s'annonce par des douleurs vagues dans l'abdomen, surtout autour de l'ombilic, par des borborygmes et un sentiment de plénitude et de pesanteur dans le petit bassin. Ces phénomènes disparaissent après les évacuations, et reviennent lorsque le malade a passé quelques heures sans aller à la selle; les douleurs intestinales ou coliques sont quelquefois très vives, mais ce n'est que par intervalles, et on les calme en frottant l'abdomen, en le comprimant ou en le couvrant de linges chauds. Les évacuations alvines sont plus ou moins fréquentes; elles sont ordinairement peu abondantes. Les matières d'un aspect très différent font éprouver un sentiment de chaleur à l'anus à leur passage, mais cette ouverture n'est point douloureuse; cependant, si les évacuations se répètent souvent, elles s'accompagnent d'épreintes. Les matières, d'abord composées des fèces ramollis, sont ensuite liquides, tantôt muqueuses, d'autres fois, et plus souvent, séreuses; ordinairement elles sont jaunâtres et fétides; dans d'autres cas, verdâtres, grisâtres ou blanchâtres, et alors elles exhalent peu d'odeur: c'est d'après ces différences d'aspect des matières que l'on a établi cette division superflue de *diarrhée séreuse, muqueuse, stercorale, bilieuse, purulente, vermineuse,* etc.

Quand la colite *diarrhéique* est très légère, elle ne suscite pas de sympathies; mais si les évacuations sont fréquentes, elle s'accompagne de soif et d'anorexie, de l'état pâteux de la bouche, de la rougeur du pourtour et de la pointe de la langue, d'un sentiment de faiblesse et de lassitude dans les membres, qui est toujours porté fort loin en très peu de temps. Quand elle est primitive, il est fort rare qu'elle provoque une irritation de la partie supérieure du canal digestif, assez intense pour donner lieu aux phénomènes fébriles. Quand le contraire arrive, elle reçoit le nom de dysenterie; ou bien la gastrite existait avant elle, ou elle s'est établie en même temps.

La durée de ce degré de la colite est très variable; le plus souvent bornée à un ou plusieurs jours, elle s'étend jusqu'à douze, quinze et vingt, si les causes qui l'ont produite ont agi avec intensité, si l'atmosphère est humide, si le malade se livre à des écarts de régime, ou s'il est soumis à un traitement stimulant. Tantôt elle s'élève au degré de la dysenterie, d'autres fois elle passe à l'état chronique. Mais avant de nous occuper de ce dernier, nous devons parler de la dysenterie.

Ce degré de l'inflammation du colon est caractérisé par de vives coliques, par des besoins fréquents d'aller à la selle, des efforts souvent inutiles, et l'évacuation douloureuse d'une petite quantité de matières muqueuses, ordinairement sanguinolentes.

Le plus souvent, la nuance de la colite qui a reçu le nom de dysenterie ne se présente pas d'abord avec les symptômes qui caractérisent cette dernière; ils sont précédés de ceux de l'inflammation légère du colon, qui au bout de quelques jours acquiert plus d'intensité et donne lieu à des accidents plus graves. Quelquefois cependant, et surtout dans les épidémies, elle présente dès son début une très grande acuité. Le malade éprouve d'abord une sorte de commotion dans l'arc du colon : il lui semble, dit M. Pinel, qu'il s'en détache des matières qui s'écoulent dans la partie inférieure de l'intestin. Il ressent des coliques qui deviennent de plus en plus vives, des tortillements qui semblent se prolonger de la partie supérieure de l'intestin à l'anus, une constriction transversale dans la direction de l'arc du colon, qu'il compare au sentiment que ferait éprouver une barre placée dans l'abdomen. Bientôt des envies fréquentes d'aller à la selle, accompagnées d'épreintes très douloureuses, de prurit et d'une chaleur âcre et mordicante à l'anus, se font sentir; le malade s'y présente à chaque instant, et se consume en efforts impuissants : cependant il rend de temps en temps une petite quantité de matières glaireuses, filantes, mêlées de stries sanguinolentes, quelquefois composées de sang pur, d'une odeur dé-

'agréable et quelquefois insupportable; ces évacuations soulagent le malade pour quelques instants, et elles deviennent de plus en plus fréquentes, à mesure que la maladie fait des progrès. Malgré les douleurs intestinales que le malade éprouve, le ventre est peu ou point douloureux à la pression; et lorsque la sensibilité augmente, on doit en conclure, suivant la remarque de M. Broussais, qu'il se développe une péritonite. Le malade est dans un état de malaise et d'anxiété inexprimables. Ses forces sont prostrées dès le début, et la faiblesse est d'autant plus grande qu'il est plus tourmenté par les tranchées et le ténesme, et que les évacuations sont plus abondantes.

Il est impossible que l'inflammation du colon existe à ce degré sans provoquer des irritations sympathiques. Dès le début, on observe les phénomènes d'une gastro-entérite légère, qui s'accroît en même temps que la colite. La soif, la sécheresse de la bouche, la rougeur de la langue, la sensibilité épigastrique et tous les autres symptômes locaux et sympathiques de l'inflammation de la partie supérieure du canal digestif se manifestent alors, sous l'une ou sous l'autre des formes que nous avons étudiées précédemment. Dès le commencement de la maladie, le pouls est fréquent; il est développé si le sujet est fort et les douleurs légères; dans les circonstances opposées, il est petit et accéléré. Nous ne parlerons pas des phénomènes sympathiques que présentent le cerveau, la peau, les organes sécréteurs, etc; ils ne se manifestent que lorsque la gastro-entérite existe; et la coexistence de la colite ne les modifiant en rien, nous renvoyons à la description que nous en avons faite en traitant de la gastro-entérite aiguë.

Cette extension de l'irritation à d'autres organes donne à la dysenterie des formes très variées, dont les auteurs ont fait des espèces. M. Soudan, qui a fait à l'étude de cette maladie une application exacte des principes de la doctrine physiologique (1), a bien su rattacher les symptômes de chacune de ces espèces aux organes d'où ils partent, et faire voir qu'elles appartiennent toutes aux diverses formes de la gastro-entérite qui complique la colite. Suivons-le dans cet examen.

La *dysenterie inflammatoire* est une gastro-entéro-colite développée chez un sujet dont le système sanguin est prédominant. Elle survient souvent après la suppression d'une hémorrhagie habituelle ; on l'observe dans les saisons sèches et chaudes, après l'abus des stimulants. La céphalalgie, des douleurs musculaires, une fièvre continue fort intense, l'accompagnent ; le pouls est plein et fort, la face rouge et tuméfiée, les conjonctives injectées, la soif ardente, la langue d'un rouge vif sur ses bords.

Quand le système lymphatique prédomine sur le système vasculaire sanguin, comme chez les enfants, les femmes, les sujets soumis pendant long-temps aux causes débilitantes, et que l'irritation de l'estomac et des intestins prédomine dans les cryptes muqueux,

(1) Considérations sur l'inflammation de la membrane muqueuse du gros intestin. Paris, 1822, n° 218.

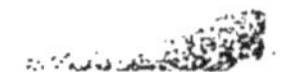

on observe la *dysenterie muqueuse*, c'est-à-dire l'union des signes de la colite avec ceux de la *fièvre muqueuse* ou *adèno-ményngée*. La langue est blanche et humide à sa surface, rouge sur ses bords; des aphthes surviennent souvent sur la face interne des joues et sur la langue; la soif est légère, l'inappétence absolue; on observe quelquefois des vomissements de matières visqueuses; le pouls est petit et faible, la chaleur de la peau âcre au toucher. Cette forme passe souvent à l'état chronique.

Quand la gastro-entéro-colite s'accompagne d'irritation du foie et de super-sécrétion bilieuse, on observe la *dysenterie gastrique* ou *bilieuse*; elle se présente souvent sous cette forme dans les épidémies. Elle est caractérisée par l'enduit jaunâtre de la langue, qui, d'abord humide, se sèche, et devient d'un rouge vif à son pourtour. Si l'inflammation augmente de gravité, on voit survenir une soif intense, un vif désir des boissons froides et acidules, l'horreur des aliments, la sensibilité ou la douleur de l'épigastre, les déjections jaunâtres et fétides, quelquefois des vomissements bilieux, la chaleur âcre et brûlante de la peau, la teinte jaunâtre des conjonctives et du pourtour des ailes du nez, la fréquence et la dureté du pouls, une céphalalgie très vive, l'insomnie, et souvent le délire. Dans cette forme, le ténesme est plus douloureux et les coliques sont plus vives. Quand elle règne épidémiquement, elle produit ordinairement beaucoup de ravages, par la facilité avec laquelle l'inflammation s'élève à un plus haut degré.

Lorsque la gastro-entérite qui complique les trois formes de la dysenterie que nous venons d'examiner acquiert une très grande intensité, la langue et les lèvres deviennent fuligineuses et la peau livide, les déjections sont très fétides, le pouls petit et très fréquent, et le malade tombe dans la stupeur : c'est ce qui constitue la *dysenterie adynamique* ou *putride*. D'autres fois, au lieu de s'élever à un haut degré dans l'estomac et l'intestin grêle, l'inflammation prédomine dans le cerveau ou les méninges, et alors on observe le délire, l'agitation, les mouvements convulsifs, les soubresauts des tendons, la carphologie, etc. Cette union de la gastro-entéro-colite avec une vive inflammation encéphalique a reçu le nom de *dysenterie maligne* ou *ataxique*. Enfin, la colite complique souvent en automne la gastro-entérite typhoïde ; et dans les épidémies de dysenterie, quand le foyer d'infection est très délétère, celle-ci vient fréquemment compliquer la colite.

La durée de l'inflammation aiguë du gros intestin est très variable, cependant, quand elle n'offre pas de complications graves, elle se termine ordinairement en huit, dix ou douze jours, ou bien elle perd de son intensité. Le ténesme diminue et cesse, les évacuations sont moins fréquentes, et reviennent peu à peu à leur état ordinaire ; en même temps les signes de la gastro-entérite disparaissent. Quand la dysenterie entraîne la mort dans son état aigu, ce n'est jamais par l'inflammation du colon seulement, mais par la coexistence de celle de la portion supérieure des voies digestives ou de l'encéphale, et souvent par l'une et l'autre à la fois. Quand ces complications, assez graves pour produire la mort, ne surviennent pas, et que la résolution de l'inflammation ne s'opère pas, elle passe à l'état chronique, et elle se termine souvent alors par l'épuisement. A moins que la colite ne soit légère, et que la gastro-entérite qui l'accompagne ait peu d'intensité, son pronostic est toujours grave, et il devient très fâcheux quand elle revêt la forme *adynamique* ou *ataxique*. Le danger n'est pas seulement relatif à l'intensité de la gastro-entéro-colite, mais encore aux circonstances dans lesquelles elle se déclare. Il est bien moins grand chez les sujets jeunes et vigoureux que chez ceux qui sont débilités par des excès, par une mauvaise alimentation, par des déperditions abondantes, ou qui sont affectés d'une autre inflammation aiguë ou chronique; quand elle est sporadique que lorsqu'elle est épidémique. Suivant M. le professeur Desgenettes, les épidémies de dysenteries sont plus meurtrières que la peste. Les déjections de sang pur annoncent une inflammation très vive. Le pouls petit et accéléré, joint à la décomposition des traits de la face, à la lividité de la peau, au refroidissement des extrémités, à la cessation de la douleur, sont d'un très mauvais augure, et font craindre la gangrène de l'intestin, qui cependant, suivant M. Broussais, survient rarement.

La colite chronique succède à la diarrhée aiguë ou à la dysenterie, ou bien elle existe primitivement sous cette forme, surtout lorsqu'elle est la suite d'une gastro-entérite, ou qu'elle est produite sympathiquement par l'inflammation chronique d'un autre organe, comme celle qui survient dans les derniers temps de la phthisie pulmonaire, de la dégénération cancéreuse, etc. Dans toutes ces circonstances, la colite chronique présente les mêmes caractères. Si elle a d'abord été aiguë, il s'opère une diminution notable dans l'intensité de tous les symptômes; les coliques et le ténesme disparaissent; les selles sont plus abondantes et moins fréquentes; elles n'ont lieu que trois ou quatre fois par jour, quelquefois cependant sept ou huit; elles présentent, comme dans l'état aigu, différents aspects : elles sont ordinairement jaunâtres, composées d'excréments liquides; lorsque la phlogose est ancienne, elles sont quelquefois purulentes : ce dernier phénomène est très fâcheux, car il annonce ordinairement la présence d'ulcérations dans le gros intestin. Quand la colite n'est point accompagnée de gastrite chronique, les malades ont ordinairement un appétit très développé, auquel ils résistent avec peine; et lorsque la maladie ne suscite aucuns phénomènes généraux d'excitation, ils éprouvent une appétence singulière pour les aliments les plus substantiels, le vin généreux et tous les toniques. L'injection de ces substances leur procure d'abord un sentiment de bien-être, mais au bout de quelques heures ils éprouvent des coliques et plusieurs évacuations d'aliments à demi digérés; quelquefois ces derniers franchissent le canal alimentaire avec une grande rapidité, et sont rendus sans avoir presque éprouvé d'altération (*lienterie*).

Du reste, le nombre d'évacuations et le malaise dont elles s'accompagnent sont en rapport avec la nature du régime que suit le malade. Lorsqu'il fait usage d'une petite quantité d'aliments fournissant peu de résidus excrémentitiels, elles sont rares et peu abondantes; et, sous l'influence de ce régime et d'autres moyens, elles cessent bientôt entièrement, s'il ne s'est pas opéré de désorganisation dans le gros intestin; le malade recouvre peu à peu ses forces et son embonpoint, et il revient à la santé. Si au contraire la colite chronique n'est pas combattue par un traitement convenable, elle persiste. Elle peut rester stationnaire pendant long-temps; cependant, lorsqu'elle dure depuis plusieurs mois, elle entraîne les accidents les plus graves, à moins qu'elle n'éprouve des interruptions fréquentes. Mais le plus souvent, surtout lorsque son existence est liée à celle d'une autre phlegmasie chronique, elle produit graduellement un épuisement mortel; l'amaigrissement fait des progrès rapides, les forces musculaires sont anéanties, la face est ridée, pâle, d'un jaune sale, la peau sèche et couverte d'une croûte d'un aspect terreux; des sueurs matutinales hâtent souvent les progrès de l'émaciation; quelquefois la peau est habituellement sèche et rude au toucher, et la perspiration cutanée paraît ne plus s'opérer. Quand la colite chronique est arrivée à cet état, elle passe quelquefois à l'état aigu, ou du moins il se manifeste des signes de gastro-entérite aiguë, à laquelle se joint bientôt une irritation encéphalique, et le malade meurt dans le délire. D'autres fois l'état chronique de la phlegmasie persiste; mais elle s'accompagne toujours dans les derniers temps d'une gastro-entérite chronique, si celle-ci n'existait pas dès le début; le soir le pouls s'élève et devient fréquent, les pommettes se colorent, et la peau devient chaude et plus sèche. Les malades meurent dans le marasme; mais le plus souvent, quand le premier mode de terminaison dont nous venons de parler ne survient pas, les extrémités inférieures s'infiltrent, et quand l'œdème arrive au niveau du bassin, il se fait un épanchement de sérosité dans le péritoine.

La mort ne survient pas toujours dans la colite chronique par l'épuisement qu'elle entraîne, ou par le développement d'une gastro-entérite, ou d'une irritation encéphalique; quand la diarrhée est produite par une autre inflammation chronique, la mort est en même temps le résultat des progrès de cette dernière.

ARTICLE IV.

Altérations produites par l'inflammation de la membrane muqueuse gastro-intestinale.

Il nous serait impossible de présenter une meilleure description des lésions produites par la gastro-entérite aiguë et chronique, que celle que mon ami le docteur Scoutetten, qui s'occupe depuis plusieurs années de l'anatomie pathologique avec beaucoup de succès, a donnée dans sa dissertation inaugurale (1).

(1) De l'Anatomie pathologique en général, et de celle de l'appareil digestif en particulier, d'après les principes de la doctrine physiologique. Paris, 1822, n° 171.

Ces détails ne se prêtant pas à une analyse, nous userons de l'assentiment que nous avons reçu de l'auteur, en insérant ici textuellement la partie de sa thèse qu'il a consacrée à l'histoire des altérations de l'estomac et des intestins.

Lésions aiguës du canal digestif, ou altérations observées après les fièvres bilieuses, muqueuses, adynamiques, ataxiques, etc., des auteurs.

1° *Langue.* Cet organe ne présente pas communément des altérations matérielles bien sensibles; cependant la langue est quelquefois brunâtre, noire, desséchée, recouverte par une mucosité très tenace. Des ulcérations très petites, des aphthes plus ou moins nombreux, existent quelquefois vers sa pointe ou ses bords; les replis muqueux, appelés *franges*, offrent, dans quelques cas, un engorgement sanguin manifeste.

2° *La membrane palatine* peut quelquefois être excoriée : cela est rare, on en trouve un exemple dans Prost (1).

3° *Le voile du palais* est quelquefois rouge et desséché : l'inflammation peut être plus ou moins violente, mais il n'y a rien de constant.

4° *Le pharynx* est assez fréquemment enflammé. J'y ai quelquefois rencontré une éruption de petits boutons blancs, contenant un pus opaque, homogène, très bien formé. On y trouve également des ulcères,

____

(1) Médecine éclairée par l'ouverture des corps, tome II, page 48.

très variables pour la grandeur et la forme; rarement cependant ils ont une grande étendue; le plus souvent ils proviennent des petits boutons dont nous venons de parler.

5° *OEsophage*. La membrane muqueuse de cet organe est très souvent enflammée dans un ou plusieurs de ses points, mais plus constamment à la partie inférieure ou supérieure; la partie moyenne conserve alors la couleur blanche ou rosée qui appartient aux membranes muqueuses saines. On rencontre quelquefois des ulcères assez étendus: j'en ai trouvé un situé quelques lignes au-dessous de l'union de l'œsophage avec le pharynx; sa largeur était d'environ douze lignes; tous les tissus du canal membraneux étaient détruits, la face intérieure d'une vertèbre fermait l'ouverture, et empêchait l'épanchement des liquides dans la cavité de la poitrine.

Baillie fait observer qu'il est digne de remarque que ces ulcères arrivent presque toujours immédiatement au-dessous du pharynx, ou près de l'orifice cardiaque de l'estomac.

Bonnet et Portal ont aussi rencontré des ulcères dans l'œsophage, et ce dernier auteur rapporte que l'inflammation peut être si vive qu'on a vu la suppuration et la gangrène survenir.

6° *Estomac*. La surface externe de cet organe ne présente presque jamais de signes de lésion; et si l'on s'en rapportait aux apparences, on le jugerait parfaitement sain; quelquefois des gaz ou des liquides le distendent, et dans d'autres cas il est fortement contracté. Il arrive cependant encore qu'il présente une couleur rouge, plus ou moins prononcée : si l'on sépare les membranes, on reconnaît qu'elle appartient presque constamment au péritoine, et que l'inflammation n'a point été transmise par la membrane muqueuse.

Les nuances d'inflammation que la membrane muqueuse peut présenter sont extrêmement variées, depuis des taches légères n'occupant que quelques parties très limitées, jusqu'à l'inflammation la plus violente, qui n'a laissé intact aucun des points de la membrane interne.

Dans les nuances légères, la membrane muqueuse semble quelquefois pointillée de rouge, ou bien ce sont des taches ordinairement d'un rouge vif, d'une ou plusieurs lignes, formées quelquefois par du sang épanché dans le tissu même de la membrane. Ces traces d'inflammation légère ne sont souvent point aperçues au premier coup d'œil : il faut racler la mucosité qui les recouvre presque toujours; on reconnaît alors facilement la phlogose dont nous parlons.

Si l'inflammation est plus prononcée, la membrane muqueuse est affectée dans une plus grande étendue; la couleur rouge est souvent uniforme, et c'est principalement vers le cardia ou le pylore qu'on la remarque; un cercle rouge, très bien formé, environne quelquefois l'une ou l'autre de ces ouvertures.

Dans quelques cas, la rougeur semble suivre la direction des vaisseaux sanguins. L'inflammation peut être assez violente pour que toute la surface muqueuse en soit attaquée: la couleur est d'un rouge plus ou moins foncé, quelquefois d'un vif écarlate, ou bien ayant une teinte obscure, presque brune; souvent on voit la rougeur se rembrunir graduellement, et passer ainsi par tous les degrés de coloration; d'autres fois les taches rouges et les taches brunes sont entremêlées, etc. Toutes ces nuances sont si variables, si multipliées, que jamais les mots ne suffiront pour les représenter.

Dans quelques circonstances où l'inflammation de l'estomac est très vive, on observe un emphysème sousmuqueux, phénomène assez rare et très remarquable. La membrane est soulevée, elle forme des bosselures inégales, de plusieurs lignes de hauteur; si l'on presse un point, l'air passe dans les cellules voisines, et distend d'autres parties; si l'on incise une portion de la membrane muqueuse, on voit l'air distendre les cellules du tissu lamineux, souvent sans pouvoir s'échapper.

Peut-être voudrait-on attribuer ce dégagement de gaz à la putréfaction, mais cela ne serait point exact. J'ai rencontré trois fois cette altération, et dans un cas le cadavre fut ouvert six heures après la mort: d'ailleurs tous les tissus étaient en bon état, et rien n'annonçait un commencement de décomposition. Pour ne laisser aucun doute à ce sujet, j'ai fait putréfier des estomacs, et jamais je n'ai observé semblable phénomène. Je crois, d'après cela, pouvoir assurer que cet emphysème est un des produits extrêmement variés

de l'irritation, qui a déterminé le tissu cellulaire à sécréter du gaz.

Prost rapporte une observation qui a beaucoup
d'analogie avec le fait que je viens de citer, mais il
n'y a ni détails ni réflexions sur cet objet.

Une inflammation violente de la membrane muqueuse peut quelquefois déterminer la gangrène: les
auteurs en rapportent plusieurs exemples; je ne l'ai
jamais rencontrée.

Les ulcères de l'estomac sont très rares dans l'inflammation aiguë; ce ne sont guère que de légères érosions, effleurant à peine la membrane muqueuse; je
n'en ai jamais trouvé qui allassent jusqu'à la membrane musculeuse.

Les follicules de la membrane muqueuse peuvent
éprouver une inflammation assez vive; dans cette
circonstance, ils se développent, présentent l'aspect
de petits boutons simulant une éruption. Prost les a
vus quelquefois; Rœderer et Wagler les ont rencontrés fréquemment; je les ai aussi trouvés, mais rarement. Je reviendrai sur l'explication de leur développement lorsque je parlerai du gros intestin, où je les
ai fréquemment observés.

Si l'estomac se trouve contracté dans cet état d'inflammation, les rides de la membrane muqueuse
sont ordinairement très marquées, et c'est sur elle
que généralement la phlogose est plus prononcée. Si
l'on vient à les déplisser, on distend les vaisseaux,
on diminue l'amas du sang, la couleur rouge devient
moins obscure; mais jamais on ne peut la faire dispa-

raître entièrement, ainsi qu'on l'a avancé; ce qui tient à ce qu'une certaine quantité de sang, attirée par l'irritation, s'est identifiée avec les tissus, et ne peut alors refluer dans les vaisseaux.

7° *Intestins grêles.* Considérés à l'extérieur, ces organes paraissent presque constamment sains à l'ouverture du cadavre. Souvent plusieurs portions sont pâles et dilatées par des gaz : si on les soulève, on trouve au-dessous d'elles des portions contractées, plongées dans le petit bassin, offrant quelquefois une inflammation manifeste, mais assez souvent aussi ne présentant aucune trace de rougeur.

L'explication de ces particularités me paraît assez facile : les portions enflammées sont resserrées; les gaz, ne pouvant plus y être contenus, passent dans les portions saines; celles-ci se laissent dilater; ainsi gonflées, elles sont forcées de se dégager pour se placer à la superficie.

Pour rendre raison de ce phénomène, on avait dit jusqu'à présent que les portions de mésentère appartenantes aux intestins malades se contractaient et se retiraient derrière ceux qui sont sains; mais rien ne prouve la contraction du mésentère, qui, si elle avait lieu, retirerait les intestins contre la colonne vertébrale, tandis qu'ils plongent dans le petit bassin. Quelquefois, il est vrai, on les trouve retirés vers la colonne épinière ; mais la contraction du mésentère n'est encore qu'illusoire : en effet, ce sont les ganglions qui en se gonflant écartent les deux feuillets du repli péritonéal, et rapprochent ainsi l'intestin de la paroi postérieure de l'abdomen.

La membrane muqueuse des intestins présente un fait très important à remarquer : c'est l'interruption de la phlogose, qui, après avoir régné dans un espace plus ou moins étendu, disparaît quelquefois tout-à-coup pour reparaître un peu plus loin ; cette circonstance en a imposé à bien des médecins, et même à des anatomistes distingués. On était assez généralement persuadé que, lorsque l'inflammation existe dans ces parties, elle devait s'étendre depuis une extrémité de l'intestin jusqu'à l'autre ; mais c'était une erreur : la membrane muqueuse est comme la peau ; un point très circonscrit peut être très enflammé, et le reste parfaitement intact.

Les différentes parties de l'intestin sont plus ou moins susceptibles d'inflammation ; la portion supérieure est souvent saine, tandis que l'inférieure présente des désordres affreux : néanmoins tout le tube intestinal peut être enflammé ; mais cela se rencontre rarement dans l'état aigu.

Si l'inflammation est peu vive, on trouve les valvules conniventes phlogosées, et souvent l'intervalle qui les sépare ne l'est pas. Quand l'inflammation est plus forte, on trouve des plaques rouges plus ou moins foncées et plus ou moins étendues. Des mucosités de nature très variable la recouvrent le plus ordinairement : comme elles y adhèrent avec beaucoup de force, il faut les enlever avec le scalpel, ou laver l'intestin pour bien apprécier sa rougeur ; alors on voit les vaisseaux sanguins gorgés de sang, et, suivant leur plénitude, donner un rouge vif ou obscur, de telle sorte qu'on peut presque à volonté produire ces variétés dans les couleurs : c'est ce que j'ai fait très fréquemment, et c'est ce qui m'a démontré que ces diverses nuances ne tiennent qu'à la plus ou moins grande quantité de sang appelé par l'irritation.

Un fait bien remarquable encore, c'est l'isolement de chacune des membranes des intestins; elles ont une vie particulière qui semble les protéger, et empêcher, dans le plus grand nombre des cas, que l'irritation de l'une se communique à l'autre. Ainsi, lors même que la membrane muqueuse présente une inflammation très violente (cependant sans ulcère ni autre désorganisation), on peut la séparer de la membrane musculeuse avec assez de facilité, et reconnaître que cette dernière n'est point altérée. Il en est de même pour les membranes séreuses. Bien plus, il arrive quelquefois que le péritoine, s'enflammant tout-à-coup, opère une véritable révulsion, et déplace la phlogose qui existait sur la membrane muqueuse; et l'on reconnaît que celle-ci a été enflammée à des traces plus permanentes que la rougeur.

La violence de l'inflammation peut déterminer la gangrène, mais cela est plus rare qu'on ne le pense. On confond souvent une dégénérescence noire de la membrane muqueuse avec la gangrène véritable: quand celle-ci existe, elle peut se borner à la membrane interne ou comprendre l'épaisseur de l'intestin. Dans tous les cas, les parties sont noires.

28.

très molles, très friables, se séparant avec la plus grande facilité; et si toutes les membranes sont gangrénées, on peut enfoncer le doigt sans rencontrer une résistance marquée.

Les ulcères des intestins grêles sont très fréquents dans l'état aigu; ils ne commencent à paraître, dans le plus grand nombre des cas, que lorsqu'on arrive dans l'iléon: ils augmentent graduellement à mesure qu'on avance vers la valvule iléo-cœcale, et ils sont quelquefois si nombreux en cet endroit que toute la membrane muqueuse est détruite.

Le nombre, l'étendue, la position, la figure et la profondeur de chacun de ces ulcères, varient singulièrement : quelquefois, larges d'une ou deux lignes, ils effleurent à peine la membrane muqueuse; dans d'autres cas, ils s'étendent profondément, détruisent les membranes musculeuse et séreuse, et donnent lieu à une perforation qui laisse épancher des matières dans la cavité du péritoine.

Les formes des ulcères sont singulièrement variées : ordinairement arrondis ou elliptiques, on en trouve encore qui sont triangulaires, quadrangulaires. Leurs bords sont coupés perpendiculairement; ils semblent avoir été formés par un emporte-pièce; d'autres fois ils sont rugueux, bourgeonnés, très épais et très irréguliers. Leur fond est souvent couvert d'une mucosité très tenace; quelquefois ils ressemblent à un ulcère de la peau dont le fond serait d'un rouge vif. Il n'est pas rare encore de rencontrer la membrane musculeuse tout-à-fait à nu; ses fibres sont très dis-

tinctes, et paraissent comme si elles avaient été dis-
séquées avec soin.

Les environs de l'ulcère sont ordinairement très
enflammés ; cependant il arrive parfois que cette
phlogose n'existe point, et même que les bords de
l'ulcère sont tout-à-fait pâles. Cette circonstance tient
généralement à ce qu'une vive inflammation s'étant
développée peu de temps avant la mort dans le péritoine ou dans une des parties de la membrane muqueuse, plus ou moins éloignée de l'altération, a fait
révulsion et a détruit la rougeur.

Il est très important de connaître ces faits pour ne
point croire que les ulcérations peuvent se former
sans inflammation, et aussi pour ne point passer trop
légèrement sur les portions décolorées des intestins,
et dire, ainsi que je l'ai entendu plusieurs fois, qu'il
n'y a rien, parcequ'on n'aperçoit point de rougeur.

Cicatrices d'ulcères. Après avoir existé pendant
un certain temps, les ulcères tendent à se cicatriser,
et il n'est pas très rare d'en rencontrer parfaitement
guéris.

Des recherches assez multipliées m'ont fait connaître la marche que suit la nature dans cette guérison ; je dois la tracer avec quelques détails, parceque chaque jour je vois des personnes confondre
diverses altérations de l'intestin avec de véritables
cicatrices.

Lorsque l'ulcère est petit, de la largeur de quatre
ou cinq lignes au plus, les bords commencent par
s'affaisser, s'ils sont épais et inégaux ; puis ils s'alon-

gent, se rapprochent, et quelquefois finissent par se toucher: alors ils s'accolent, se réunissent, et quelque temps après il ne reste qu'une petite éminence, qui finit par disparaître. Si la largeur de l'ulcère ne permet pas aux bords de se toucher, alors, vers un des points, ordinairement vers le centre, se forme une légère pellicule blanchâtre ou rosée, qui, s'étendant en tous sens, réunit bientôt les parties opposées.

Si l'ulcère a un ou plusieurs pouces d'étendue, les bords ne sont pas encore affaissés que déjà la cicatrice commence: aussitôt qu'un point est guéri, d'autres ne tardent pas; bientôt ils s'étendent, se réunissent, forment une pellicule très fine, qui semble attirer les bords de l'ulcère; la portion de membrane qui l'environne se fronce quelquefois en rayonnant, et forme ainsi une rosette très remarquable.

La cicatrice ainsi formée reste long-temps plus déprimée que la membrane muqueuse environnante; mais elle finit par s'étendre, et l'intestin reprend sa capacité. Une fois cependant je trouvai l'intestin iléon tellement rétréci par une cicatrice ancienne, qu'une grosse plume à écrire aurait eu peine à y passer.

Les cicatrices sont lisses, roses ou blanchâtres, ne présentant aucun point noir, comme quelques personnes l'ont cru mal à propos.

Après les ulcères, nous devons parler d'un état tout-à-fait opposé de la membrane muqueuse, qui consiste dans un épaississement très marqué, se présentant par plaques d'une forme assez régulière. Déjà M. Petit, médecin à l'Hôtel-Dieu, et plusieurs autres personnes, ont fixé leur attention sur cette sorte d'altération. Elle se rencontre fréquemment : nous allons donner la marche de son développement.

Lorsque ces épaississements commencent à se former, on voit la membrane muqueuse former des plis plus ou moins marqués, ayant un aspect gaufré; bientôt ces plis augmentent, se joignent, et forment une plaque épaisse d'une, deux, ou même trois lignes, s'élevant au-dessus du plan de la membrane muqueuse. La forme de ces excroissances est ordinairement depuis quelques lignes jusqu'à plusieurs pouces : de même que les ulcères, on les trouve plus abondamment vers la valvule iléo-cœcale qu'en tout autre point : ordinairement intactes, j'en ai cependant trouvé quelques unes qui commençaient à être corrodées par un ulcère; mais cela n'est pas ordinaire.

Si l'on sépare la membrane musculeuse de la membrane muqueuse, on reconnaît facilement que c'est le tissu de cette dernière qui s'est ainsi gonflé et désorganisé : quand on incise ces boursouflements, on trouve un tissu rougeâtre, grisâtre ou blanchâtre, d'une ténacité assez grande. Si l'on fait macérer pendant quelques jours une portion d'intestin qui en présente, on voit se développer un grand nombre de petites ouvertures qui paraissent être celles des follicules renfermés dans ce boursouflement.

Les intestins des jeunes gens m'ont plus fréquemment présenté cette altération que ceux des personnes âgées. J'ai remarqué depuis long - temps que l'on ne trouvait presque jamais d'altérations sur les autres portions de la membrane, lorsque ces bour-souflements existaient.

Les follicules de la membrane muqueuse peuvent s'affecter de deux manières : dans le premier cas, ils se gonflent, forment un grand nombre de petits boutons qui s'élèvent au-dessus de la membrane muqueuse; d'abord durs et charnus, ils finissent par se ramollir, et contiennent quelquefois du pus; souvent leur centre paraît déprimé, ce qui tient à l'ouverture du follicule.

Dans le second cas, les follicules ne sont point gonflés; leurs extrémités seules sont apparentes : on les remarque sous la forme de petits points très nombreux, formant des plaques brunes circonscrites, d'une forme variée, mais le plus souvent elliptique, ayant quelquefois un ou plusieurs pouces d'étendue. Les valvules qui existaient en cet endroit sont presque constamment détruites, sans cependant présenter la moindre trace d'ulcération; elles reparaissent aussitôt que la plaque vient à cesser. Si l'on place l'intestin devant le jour, on remarque qu'il est manifestement plus opaque dans cette partie que dans celle qui l'avoisine.

Les invaginations sont très fréquentes lors de l'inflammation aiguë de l'intestin; elles peuvent se faire en deux sens : le bout supérieur s'introduit dans l'inférieur, ou bien celui-ci pénètre dans le supérieur. Le dernier cas est plus rare; je ne l'ai guère rencontré que trois ou quatre fois.

Les premières portions et la partie moyenne de l'intestin grêle sont plus sujettes aux volvulus que celles approchant la valvule iléo-cœcale.

Les personnes qui ont avancé le contraire n'avaient sans doute pas fait un assez grand nombre d'ouvertures de cadavres, et s'étaient empressées de conclure d'après quelques faits particuliers.

Les parties invaginées présentent fréquemment des traces de phlogose; elles ne sont cependant pas constantes, et même il n'est pas très rare de les rencontrer plus pâles que les parties saines, ce qui paraît dû à la compression exercée par la portion invaginante : celle-ci présente plus constamment des traces d'inflammation due à l'irritation déterminée par l'intestin invaginé.

La longueur des volvulus varie singulièrement ; quelquefois ils ont à peine cinq ou six lignes; dans d'autres cas, ils ont plusieurs pouces, et même plusieurs pieds. Il existe sur ce sujet des observations étonnantes : on a vu presque tous les intestins grêles contenus dans le gros intestin (1).

La formation des volvulus est assez simple ; une portion de l'intestin se contracte circulairement ; la partie voisine reste relâchée, ou se trouve distendue par des gaz; le mouvement vermiculaire survient, et pousse la portion contractée dans celle qui est relâchée. Ceci n'est point une théorie hypothétique, c'est l'explication des faits; chaque jour on peut observer

______

(1) Voyez le Dict. des sciences méd. et le Journ. génér. de médec., n° d'octobre 1820.

et reconnaître la réalité de ce que je viens d'avancer : bien plus, il n'est pas rare de rencontrer des cas où l'invagination étant sur le point de se faire, on peut, en poussant l'intestin contracté, terminer ce que la nature n'avait pas eu le temps d'achever.

La gangrène peut quelquefois survenir aux volvulus : elle est le résultat d'une violente inflammation. Dans ce cas, les deux extrémités de l'intestin peuvent se réunir, la portion détachée sortir par l'anus, et le malade guérir. Plusieurs médecins ont rapporté des observations de ce genre.

8° *Gros intestin.* L'inflammation aiguë des gros intestins est très fréquente. La valvule iléo-cœcale, le cœcum et la partie supérieure du colon sont très souvent affectés : la partie inférieure peut l'être également ; cela s'observe surtout quand certaines causes ont déterminé un grand nombre de dysenteries.

A l'extérieur, ces intestins paraissent presque toujours parfaitement sains : ils sont contractés, si la phlegmasie est récente ; mais si elle existe depuis dix ou quinze jours, l'intestin est fréquemment distendu par des gaz ou des matières fécales.

On a trouvé plusieurs fois une portion du colon affaissée et desséchée d'une manière étonnante ; on croirait voir un morceau de parchemin jaunâtre. Prost a rencontré cette altération ; je l'ai vue une seule fois. Je n'en ai point trouvé d'exemple dans les auteurs déjà cités.

Les gros intestins ne partagent point entièrement les divers modes d'altération que nous avons observés dans l'intestin grêle; et il est très remarquable que deux parties d'une membrane qui se continue évidemment et qui semble être la même, jouissent d'une vitalité qui paraît si différente.

La valvule iléo-cœcale et les gros intestins offrent souvent une phlogose très prononcée, reconnaissable à des points rouges très nombreux, à des stries ou à des taches plus ou moins étendues.

La phlegmasie peut devenir assez violente pour déterminer des ulcères, et la valvule iléo-cœcale présente fréquemment des traces d'une altération profonde. La phlegmasie s'étend quelquefois jusqu'à l'anus.

Je n'ai jamais trouvé sur cette membrane muqueuse ces épaississements circonscrits qu'on rencontre si fréquemment dans les intestins grêles.

Je n'ai jamais trouvé d'invagination dans le gros intestin; elles ne sont cependant pas impossibles : M. Portal en cite un exemple.

Cette partie des intestins ne m'a jamais offert l'emphysème sous-muqueux, ni les plaques brunes parsemées de follicules développées sous la forme de petits points noirs placés au-dessous du niveau de la membrane muqueuse; mais on rencontre assez fréquemment un développement des follicules près la valvule iléo-cœcale; ils diminuent à mesure qu'on s'en éloigne; ils forment de petits boutons rougeâtres isolés.

Telles sont les nuances d'altération du gros intestin dans l'état aigu : on voit qu'elles sont beaucoup moins nombreuses que pour les intestins grêles. Il semble que, dans ces derniers, les fonctions étant plus multipliées, les désordres y sont pour cela même plus variés; dans les premiers, au contraire, la simplicité de la fonction semble entraîner des modifications moins nombreuses dans les lésions organiques.

M. Scoutetten passe ensuite à la description des lésions produites dans le canal digestif par son inflammation chronique, c'est-à-dire des altérations que l'on observe à la suite de la *dyspepsie*, de la *cardialgie*, de la *fièvre hectique*, etc. : il les expose comme les précédentes d'après l'ordre anatomique.

1° *Cavité buccale.* Lorsque l'estomac et les intestins sont irrités d'une manière chronique, la cavité buccale partage rarement l'affection de ces organes : aussi à la mort ne trouve-t-on point d'altération appréciable.

2° Le *pharynx* offre quelquefois des ulcères plus ou moins étendus en largeur et en profondeur; leurs caractères sont en général les mêmes que ceux des ulcères qu'on rencontre dans l'état aigu : nous ne nous y arrêterons donc pas.

3° L'*œsophage* est presque constamment intact; cependant des altérations profondes peuvent s'y développer. Ainsi, outre les ulcères, on a trouvé ses vaisseaux variqueux, sa cavité diminuée et singulièrement rétrécie par l'épaississement de la membrane muqueuse, par des concrétions cartilagineuses. Morgagni parle d'une dissection faite en Allemagne du cadavre d'un grand prince, dont l'œsophage était cartilagineux à l'extérieur, et même osseux vers l'estomac dans l'étendue d'un pouce (1).

La dégénérescence squirrheuse a quelquefois été rencontrée : la plupart des auteurs de traités sur l'anatomie pathologique en rapportent des exemples. On trouve sur ce sujet une observation très curieuse, rapportée dans la dissertation inaugurale de Gust. Kunze, publiée en Allemagne : un ulcère s'étant formé sur les membranes squirrheuses de l'œsophage, faisait communiquer celui-ci avec une vomique du poumon gauche.

4° *Estomac*. Une des altérations les plus fréquentes que l'on rencontre dans les cadavres est l'irritation chronique de l'estomac. Les caractères qui la font connaître ne sont pas toujours faciles à saisir : nous devons donc nous appliquer à bien les décrire, parceque, quoique très importants, ils sont souvent négligés, et plus souvent encore méconnus.

A l'extérieur, l'estomac paraît souvent tout-à-fait sain, quelquefois contracté dans toute son étendue, d'autres fois seulement par intervalles ; il semble alors former deux ou trois poches distinctes. Cette circonstance paraît en avoir imposé à plusieurs observateurs, et leur avoir fait avancer qu'ils avaient trouvé deux ou trois estomacs sur un même individu. Des gaz ou des liquides peuvent le distendre, et l'extrémité splénique de l'estomac présenter ses vaisseaux sanguins très prononcés, dilatés, et comme variqueux. Cette partie de l'organe est très souvent amincie,

(1) Epist. 28.

friable, se rompant avec la plus grande facilité; on rencontre encore, dans quelques cas, une perforation complète.

A l'intérieur, on observe les nuances de désorganisation les plus variées. Une des plus fréquentes est l'amincissement du bas-fond de l'organe. Lorsqu'il existe, la membrane muqueuse est d'une couleur variable depuis le blanc terne, le gris, jusqu'au rouge lie-de-vin. Quand on la gratte avec le bout du doigt, elle s'enlève avec facilité sous forme de pulpe; d'autres fois elle est érodée, présentant sur le trajet des vaisseaux sanguins presqu'à nu, des sillons d'une demi-ligne à une ligne de largeur. Lorsque le sang remplit ces vaisseaux, ils ont une couleur bleuâtre; s'ils sont vides, leur couleur est brune; quand ils sont en grand nombre, ils forment des plaques brunes ou violacées, et quelquefois noires, ou bien ce sont des réseaux magnifiques. L'altération peut être plus profonde, les membranes muqueuse et musculeuse être détruites, et la membrane séreuse rester à nu. Si l'amincissement est encore plus grand, la perforation survient: l'ouverture est généralement irrégulière; les bords sont frangés, et souvent ils contractent des adhérences avec les parties voisines.

Il est très remarquable que souvent il est impossible de dire positivement où la membrane muqueuse cesse d'exister. A mesure que l'on s'éloigne du bas-fond de l'estomac, cette membrane reparaît, s'épaissit, rougit, et présente fréquemment d'autres dégénérescences.

Cette espèce de désorganisation a reçu des noms divers : on l'a appelée *ramollissement de l'estomac*, *perforations spontanées*, *désorganisation gélatiniforme*, etc. Toutes ces expressions ont cela de vicieux qu'elles tendent à faire de cette nuance d'altération une maladie particulière, qui aurait des causes, une marche et un traitement qui lui seraient propres. Ici, comme dans les autres désorganisations, ce qu'il faut voir est l'irritation, et non ses effets.

Au lieu d'un amincissement ou d'une perforation, l'estomac peut être fortement épaissi, sa membrane muqueuse offrir une couleur rouge uniforme, aussi vive que l'écarlate. Au premier aspect, on pourrait croire à une inflammation aiguë ; mais si l'on observe avec quelque attention, on voit des vaisseaux distendus, variqueux, qui annoncent une irritation chronique ; et si l'on veut en avoir la persuasion, il faut faire macérer cet organe pendant quelques jours. La rougeur disparaîtra, si l'inflammation est aiguë ; si au contraire elle est chronique, la couleur persistera, et prendra même quelquefois plus d'intensité. Cette différence tient à ce que, dans le premier cas, le sang n'étant point identifié avec les tissus s'en sépare facilement, tandis que, dans le second, la nutrition viciée, qui s'est opérée pendant long-temps sous l'influence de l'irritation chronique, l'a combiné si intimement avec les tissus, qu'il ne peut s'en échapper.

Si les ulcères de l'estomac sont très rares à la suite de l'inflammation aiguë, ils sont assez fréquents, au contraire, lors d'une inflammation chronique ; je les ai rencontrés particulièrement près du cardia et du pylore. Leur profondeur peut être assez considérable pour détruire toutes les membranes du viscère. Dans un cas semblable, Lieutaud a vu le colon, appliqué contre l'estomac, recevoir dans sa cavité, au moyen d'un ulcère qui s'était formé en cette partie, les matières qui sans cela se seraient épanchées dans l'abdomen (1).

Les dégénérescences squirrheuses sont très fréquentes dans l'estomac; il n'est point d'anatomo-pathologiste qui n'en ait rencontré; mais un fait d'observation qui m'a paru bien remarquable, est qu'elles se développent presque toujours aux deux extrémités de l'estomac, tandis que l'amincissement dont nous avons parlé ne se rencontre qu'au bas-fond.

Lorsqu'une portion de l'estomac devient squirrheuse, la membrane muqueuse rougit, s'épaissit; les vaisseaux se gonflent, deviennent variqueux; la membrane musculeuse partage bientôt l'irritation; la tumeur prend plus de développement, et quelquefois l'estomac tout entier subit cette désorganisation; les ouvertures du cardia ou du pylore sont rétrécies, et quelquefois tout-à-fait oblitérées. Un ulcère peut se développer sur la surface de cette tumeur; son aspect est ordinairement grisâtre, inégal, recouvert d'une sanie très fétide, ou bien il ressemble à une plaie de vésicatoire bien vive.

Si l'on incise cette tumeur, on remarque des dégénérescences très variées; le gris, le noir, le blanc,

(1) Hist. med., lib. I, obs. 141.

le rouge, etc., sont mélangés de diverses manières; ou bien une de ces nuances existe seule, et constitue ce que les auteurs ont appelé *mélanose, encéphaloïde*, etc. On rencontre aussi des parties devenues cartilagineuses et même osseuses.

Des végétations plus ou moins volumineuses se développent quelquefois dans l'estomac; elles forment de véritables polypes à pédicule étroit. Morgagni rapporte que Paulini en a trouvé deux dans le même estomac : l'un avait la grosseur d'une petite pomme, l'autre celle d'une grosse noisette. Morgagni paraît n'avoir jamais rencontré cette espèce d'altération; je ne l'ai observée qu'une seule fois, encore était-ce dans l'intestin iléon. La tumeur avait le volume d'une aveline; elle était dure, d'une couleur rougeâtre, enveloppée entièrement par la membrane muqueuse, qui avait conservé son épaisseur.

Une couleur bleu-ardoisé, plus ou moins foncée, quelquefois partielle, mais le plus souvent générale, colore la membrane muqueuse de l'estomac; elle indique un état chronique entretenu par une irritation peu élevée.

Il est encore une dégénérescence qu'il importe beaucoup de connaître, parcequ'elle en impose à ceux qui observent trop superficiellement; c'est une couleur noire de la membrane muqueuse, aussi prononcée quelquefois que celle du charbon, ce qui très souvent la fait confondre avec la gangrène de l'estomac. Cette couleur ne vient pas tout-à-coup; elle met au contraire beaucoup de temps à se former. Le velouté de la membrane muqueuse commence par présenter de petits points obscurs très multipliés, laissant entre eux des espaces rougeâtres ou grisâtres; ces points deviennent bientôt plus nombreux, se touchent, se confondent, forment de petites taches noires; celles-ci se réunissent à d'autres, et la membrane muqueuse, de rouge qu'elle était, ne présente plus qu'une vaste surface tout-à-fait noire. Dans cet état, la membrane n'est point friable; on peut la détacher de la membrane musculeuse, et reconnaître que sa face externe n'est point altérée. On en acquiert encore la conviction en la raclant avec un scalpel; le velouté s'enlève, et le reste de la membrane offre sa couleur ordinaire; cependant, dans quelques cas, cette altération existe dans toute l'épaisseur. Si l'on fait macérer pendant quelques jours cette membrane muqueuse, le *pigmentum* est beaucoup moins foncé, et le moindre frottement l'enlève avec facilité.

Ces recherches me conduisent à penser que cette couleur noire n'est qu'un vice de nutrition de la surface interne de la membrane muqueuse.

J'ai encore rencontré sur cette membrane muqueuse une couleur verte très remarquable; mais elle n'était que partielle, et toujours environnée de la couleur rouge, ou mélangée avec elle.

5° *Intestins grêles.* Leur aspect extérieur varie singulièrement: quelquefois tout-à-fait pâles, distendus par des gaz, amincis et friables dans certains endroits; d'autres fois fortement contractés, et tellement rétrécis que leur cavité existe à peine.

Fréquemment on trouve, dans plusieurs parties de l'intestin, des taches rouges ou brunes, qui dénoncent l'altération intérieure. Souvent elles sont environnées de points blanchâtres, tuberculeux, ordinairement rangés en cercle, paraissant formés sous le péritoine; ils annoncent positivement l'existence d'un ulcère profond, prêt à percer toutes les membranes.

Les altérations de la membrane muqueuse des intestins ont la plus grande analogie avec celles de l'estomac. Il est digne de remarque que, dans l'état chronique, les désordres sont presque constamment plus prononcés dans la partie supérieure ou moyenne de l'intestin que dans l'inférieure. On observe l'opposé dans l'état aigu; mais souvent on s'en laisse imposer, parcequ'il y a un mélange d'aigu et de chronique. Alors, en effet, on trouve, près la valvule iléo-cœcale, des désordres considérables.

Dans l'état chronique, les ulcères sont très fréquents dans le duodénum et le jéjunum. Le reste de l'intestin grêle en présente aussi; mais ils sont peu nombreux près la valvule iléo-cœcale. Leurs caractères sont les mêmes que dans l'état aigu; en général cependant ils sont plus étendus et plus profonds.

On rencontre très communément une dégénérescence particulière de l'intestin; la couleur blanche ou rosée qui lui est naturelle est changée en une couleur ardoisée plus ou moins foncée. Souvent on regarde cet état comme tout-à-fait exempt d'altération; mais on est persuadé du contraire, lorsque des ouvertures nombreuses ont permis d'observer la marche qu'elle présente. L'intestin, qui d'abord était rouge, perd peu à peu cette couleur; ses membranes prennent ordinairement plus de consistance; la coloration bleuâtre se manifeste; elle est uniforme, et ne passe jamais jusqu'au noir foncé. Si l'on fait macérer les tissus de l'intestin, la décoloration n'est jamais complète.

Les intestins grêles sont quelquefois enflammés depuis une extrémité jusqu'à l'autre; ils présentent, dans certains cas, un aspect charnu fort singulier: les valvules sont épaisses, dressées, appliquées les unes contre les autres comme les feuillets de certains agarics; leurs bords sont inégaux, souvent dentelés et comme rugueux, se brisant net au moindre effort. Dans cette circonstance, toutes les membranes sont intimement unies et confondues, et la macération prolongée ne parvient pas à les séparer distinctement.

La dégénérescence squirrheuse ne s'observe guère que vers la valvule iléocœcale; les autres parties de l'intestin grêle la présentent rarement: je ne l'ai jamais rencontrée dans les nombreuses ouvertures de cadavres que j'ai faites.

Baillie a rencontré deux fois des ossifications de la membrane muqueuse intestinale.

6° *Gros intestin*. De même que les intestins grêles, ils sont ou relâchés ou contractés; quelquefois leur capacité est énorme: leurs membranes peuvent être séparées par de la sérosité ou par une véritable infiltration sanguine formant çà et là des ecchymoses.

La surface de la membrane muqueuse présente un grand nombre d'altérations; elles sont, en général, très violentes vers la valvule iléo-cœcale. Dans cet endroit, se rencontrent quelquefois les squirrhes et toutes les dégénérescences profondes. La partie inférieure du rectum présente les mêmes altérations; on y rencontre de plus un développement particulier des vaisseaux formant des bourrelets plus ou moins volumineux, appelés *hémorrhoïdes*; quelquefois un vaisseau variqueux se déchire; le sang s'infiltre dans le tissu cellulaire environnant, et forme une petite tumeur appelée *marisque* par quelques personnes. L'aspect intérieur de ces tumeurs est ordinairement rouge ou violet; une assez grande quantité de sang s'échappe lorsqu'on les incise; ces tumeurs éprouvent fréquemment la dégénérescence appelée squirrheuse.

Les follicules de la membrane muqueuse du gros intestin participent fréquemment à son inflammation; nous allons nous en occuper un moment, parce qu'on a déjà commis à ce sujet des erreurs grossières qui pourraient avoir une influence fâcheuse.

Lorsque les follicules sont irrités, ils commencent à paraître sous la forme d'un petit point noir, ordinairement entouré d'une auréole blanche très visible. Le point prend plus de développement, s'épaissit, et l'auréole disparaît; le bouton, gros alors comme une tête d'épingle, est épais, charnu, blanchâtre ou rougeâtre; on n'aperçoit point de pore à son sommet; mais les fluides, continuant à être sécrétés dans l'intérieur du follicule, le distendent, finissent par ouvrir le pore, et s'écoulent sur la membrane muqueuse. Les parois qui formaient le bouton s'affaissent, se dépriment, et présentent une ouverture au centre. Quand la dégénérescence continue, les boutons deviennent blanc; leur base est ordinairement environnée d'un cercle rouge; un pus opaque, bien formé, sort par l'extrémité lorsqu'on la comprime: dans cet état, ils ressemblent un peu à des boutons de petite-vérole, et même quelques personnes peu attentives les ont mal à propos regardés comme tels. Quelquefois plusieurs boutons se réunissent, forment un petit dépôt, qui, ainsi que je l'ai vu deux fois, peut contenir du pus plein un dé à coudre.

La membrane muqueuse du gros intestin, éprouvant une inflammation vive, peut la communiquer au tissu cellulaire sous-jacent; celui-ci venant à suppurer détache cette membrane par lambeaux, qui quelquefois tiennent encore long-temps par une espèce de pédicule, et d'autres fois se détachent entièrement, et tombent dans la cavité de l'intestin.

Lorsque je rencontrai ce fait, j'observai sur une portion assez large de membrane muqueuse flottante dans l'intestin, et retenue seulement par un pédicule très étroit, des ulcères de plusieurs lignes placés sur la surface externe, celle qui répond à la membrane musculeuse. Ces cas sont rares, et Morgagni n'est pas sûr de les avoir observés; il pense seulement qu'ils peuvent arriver. On trouve encore dans le gros intestin des taches noires, isolées, qui semblent appartenir à toutes les membranes; je ne les ai rencon-

trées que deux fois; je ne connais pas bien leur formation.

Les ulcères des gros intestins sont quelquefois très
étendus et très profonds; ils n'offrent guère d'autres
particularités remarquables.

La couleur noire de la membrane muqueuse a aussi
été observée dans le gros intestin, mais plus rarement.

Les diverses altérations que nous venons de décrire
pour l'état aigu et l'état chronique sont séparées par
des caractères bien tranchés, qu'il me semble impossible de méconnaître : mais il est assez fréquent de
rencontrer ces deux formes réunies, et pour ainsi
dire combinées, formant un état intermédiaire appelé
sub-aigu. Cette circonstance est assez facile à reconnaître, puisque la rougeur dénote l'activité de l'inflammation, et l'étendue des dégénérescences prouve
qu'elles existent déjà depuis long-temps.

Une autre circonstance très fréquente et très importante à connaître, est le développement subit d'une
phlegmasie aiguë sur une phlegmasie chronique. Dans
ce cas, les traces d'une vive inflammation se montrent dans certains points, et dans d'autres on trouve
les signes d'une irritation ancienne. Nous ne pouvons
point faire ici la réunion de ces divers caractères;
la mémoire peut facilement y suppléer, et un peu
d'habitude fera reconnaître promptement leur existence.

L'aspect des fluides contenus dans le tube digestif
est extrêmement variable; leur couleur est jaune,

blanche, noire, verte; quelquefois c'est du pus, de la bile, ou du sang pur.

Les fluides sont en plus ou moins grande quantité dans le canal intestinal; quelquefois ils le distendent fortement; dans d'autres cas, ils ne forment qu'une couche peu épaisse enduisant la membrane muqueuse. Il est très rare que les fluides présentent le même aspect dans toute l'étendue de la cavité digestive; souvent ils sont jaunes ou verts dans l'estomac ou le duodénum, et blancs ou rougeâtres dans d'autres points.

Lorsque du sang est épanché, il ne présente, dans le plus grand nombre de cas, qu'un suintement partiel peu abondant; d'autres fois il remplit et distend tout le tube digestif. J'en ai trouvé une fois plein l'estomac et les intestins grêles et gros: un caillot énorme existait dans l'estomac; sa couleur était d'un rouge obscur. Dans les intestins grêles, la couleur était à peu près la même, cependant un peu plus foncée: dans les gros intestins, le sang était décom-posé, sa consistance poisseuse, et sa couleur tout-à-fait noire. L'estomac et les intestins, dégagés de ce sang, avaient une couleur rouge uniforme que le lavage n'enlevait pas: le gros intestin était tout-à-fait blanc; l'exhalation ne venait que de la partie supé-rieure du canal digestif.

Un phénomène digne d'attention est que les fluides se trouvent presque toujours en abondance sur les parties enflammées où ils adhèrent avec force, tandis que les parties saines en sont dépourvues. Prost et

M. Broussais ont très bien observé ce fait ; mais ils en ont donné une explication différente. Prost dit que les parties sont enflammées, parceque le mucus étant trop abondant s'altère, contracte des propriétés stimulantes qui déterminent l'inflammation de la membrane muqueuse. M. Broussais, au contraire, pense que l'inflammation commence, puis que les fluides, quoique libres, sont attirés par le fait même de la phlogose vers les endroits malades.

Cette dernière opinion me paraît seule admissible, à moins qu'on ne veuille tomber dans l'humorisme, dont on a eu tant de peine à se débarrasser. Ne faut-il pas, en effet, pour que les fluides soient plus abondants dans le canal intestinal, qu'une cause les y attire? Or ce ne peut être qu'un excès de vie dans les parties, qu'une irritation morbide. Ce qui prouve encore que les fluides ne déterminent pas l'inflammation première, c'est qu'en guérissant celle-ci on fait disparaître l'abondance des fluides. La présence des fluides n'est donc qu'un effet secondaire; aussi peuvent-ils manquer, et l'inflammation n'en exister pas moins.

Les divers fluides que l'on trouve dans le canal digestif peuvent se dessécher et former de fausses membranes; elles sont très fréquentes sur l'œsophage, où elles ont la forme d'une pellicule blanche très fine, quelquefois dentelée sur les bords. Dans les intestins, elles peuvent être assez étendues pour former un cercle complet, et ressembler assez bien aux parties sur lesquelles elles sont moulées. Cette dernière circonstance en a souvent imposé aux praticiens, et leur a fait croire que des malades avaient rendu une portion d'intestin lorsqu'ils n'avaient rejeté qu'une fausse membrane.

Après avoir décrit les altérations que produisent dans les voies digestives les diverses nuances de l'inflammation de leur membrane muqueuse, M. Scoutetten examine les lésions qui sont produites sympathiquement dans d'autres organes par la gastro-entérite.

Le *foie* est presque constamment affecté dans cette maladie, surtout dans les pays chauds. L'inflammation aiguë se reconnaît au volume et au changement de couleur que cet organe éprouve : sous la seule influence de l'inflammation du canal digestif il s'y forme rarement un phlegmon.

Quand ce dernier a été irrité d'une manière chronique, on trouve presque toujours le foie altéré. Le changement le plus ordinaire est une coloration jaunâtre entremêlée de petits points rouges, l'organe tout entier y participe, ou une partie seulement. Lorsque cette altération est profonde, on lui a donné le nom de *foie gras*. Des observations nombreuses ont convaincu M. Scoutetten que cette altération n'était pas seulement produite par la duodénite chronique, mais que l'inflammation de toutes les parties de l'intestin grêle pouvaient la déterminer. Il n'est pas rare de rencontrer le foie devenu tuberculeux et même cancéreux.

La vésicule du fiel est rarement enflammée ; cependant on la trouve dans quelques cas d'un rouge plus ou moins foncé. Quand l'irritation est chronique, on la voit quelquefois entièrement noire : sa membrane muqueuse peut aussi s'ulcérer, et donner lieu à une perforation mortelle. La couleur de la bile présente une foule de variétés : quelquefois jaune, verte ou bleue, on en trouve encore de noire, ou tout-à-fait incolore comme de l'eau.

Le canal cholédoque peut présenter de l'inflammation, mais cela est loin d'être constant. On ne peut donc pas attribuer l'irritation du foie à la continuité des membranes muqueuses du duodénum et du canal cholédoque.

La *rate* présente très fréquemment des altérations, mais elles n'ont rien de constant. Ainsi, après une inflammation très vive du canal digestif, à peine présentera-t-elle quelque changement ; dans d'autres cas, au contraire, les intestins seront peu enflammés, et la rate profondément altérée.

Le *pancréas* n'est pas souvent affecté, cependant on le trouve quelquefois gorgé de sang, très dur, criant sous le scalpel, d'autres fois il est très blanc et très ramolli. Après des gastro-entérites chroniques, M. Scoutetten l'a trouvé plus volumineux que le poing, offrant une dégénérescence squirrheuse dans plusieurs endroits.

Le *cerveau* présente rarement des traces d'inflammation après la gastro-entérite, mais il n'en est pas de même de ses enveloppes ou du moins de la méningine. M. Scoutetten avait déjà annoncé dans sa thèse le rapport qui existe entre l'irritation de cette mem-

brane et celle de la muqueuse du canal intestinal ;
mais il a ensuite prouvé par des faits cette proposition, dans un mémoire inséré dans le *Journal universel des Sciences médicales* (1). Il avance, d'après
les ouvertures d'un très grand nombre de cadavres,
qu'il existe une liaison tellement étroite entre les
voies digestives et la méningine, que quand les premières sont irritées d'une manière aiguë ou chronique
la membrane du cerveau participe toujours aux
mêmes nuances d'irritation.

Cette sympathie n'existe pas également entre la
méningine et les différentes parties du canal intestinal. L'estomac et surtout les intestins grêles paraissent avoir avec elle des rapports bien plus étroits
que le gros intestin.

Après l'inflammation aiguë du canal digestif, les
vaisseaux de la méningine sont injectés, ils forment
des plaques rouges sur un ou plusieurs points de la
face supérieure ; quelquefois on y remarque des ex-
sudations sanguines plus ou moins abondantes. Si
l'inflammation du canal intestinal a été violente,
presque toute la membrane est d'une couleur rouge
très foncée, sèche et luisante. Quelquefois il se forme
entre ses deux feuillets une exsudation albumineuse,
qui ressemble parfaitement à du pus. Quand l'inflammation a été vive, il se forme souvent des adhérences entre les deux hémisphères cérébraux, et ce
n'est qu'avec peine qu'on les écarte. Les prolonge-

_____

(1) Tome **XXVIII**, page 257.

ments de l'arachnoïde qui pénètrent entre les cir-convolutions du cerveau sont très rouges, très injectés; ils adhèrent ordinairement avec beaucoup de force.

Après la gastro-entérite chronique, on trouve la méningine légèrement opaque; de la sérosité est infiltrée dans les mailles de son tissu aréolaire, son épaisseur paraît singulièrement augmentée, et elle prend alors un aspect gélatineux. Quelquefois il se forme dans les ventricules du cerveau un épanchement de sérosité assez considérable pour comprimer cet organe contre les parois osseuses, et empêcher l'infiltration dans les mailles du tissu laminaire de la méningine : celle-ci paraît alors sèche, mais elle est toujours épaisse et opaque.

Quand la membrane muqueuse digestive présente les traces d'une inflammation chronique, qui a passé à l'état aigu, on trouve sur la méningine des lésions correspondantes.

Dans l'état aigu, ces diverses altérations ont leur siége à la partie supérieure de la membrane, sur les lobes antérieurs du cerveau principalement. Dans l'état chronique, c'est surtout près de la grande scissure que ces altérations se présentent; les parties qui correspondent aux fosses pariétales et occipitales sont celles qui offrent le plus fréquemment l'infiltration gélatiniforme.

M. Scoutetten fait remarquer que la partie inférieure de la méningine ne présente presque jamais de traces d'irritation; de sorte que, dans les cas où l'on a des doutes sur l'état de cette membrane, il suffit d'opposer l'une à l'autre sa portion supérieure et celle qui tapisse la face inférieure du cerveau, pour reconnaître les plus légères altérations de la première.

CHAPITRE IV.

RAPPORT DE LA GASTRO-ENTÉRITE AVEC LES FIÈVRES ESSENTIELLES DES AUTEURS.

Nous avons dit, d'après M. Broussais, que les fièvres essentielles des auteurs se rapportaient à la gastro-entérite simple ou compliquée, et, dans l'examen que nous avons fait des formes diverses de cette phlegmasie, nous avons fait voir que c'était sur les différences qu'elles présentent que la division des fièvres avait été établie. Malgré son évidence, cette partie de la nouvelle doctrine médicale est celle qui a suscité le plus de contestations, et qui a rencontré le plus d'obstacles; tant on éprouve de difficultés à renverser une doctrine, quelque erronée qu'elle soit, quand elle a reçu la sanction du temps et d'un grand nombre d'hommes célèbres. Tous les arguments ont été épuisés par les fauteurs de l'essentialité des fièvres, et tous ont cédé aux preuves victorieuses de la médecine physiologique. Aujourd'hui la question est jugée pour tous les hommes éclairés et de bonne foi : ceux qui se refusent encore à l'évidence, ou n'ont pas étudié cette doctrine avec assez de soin, ou sont mus par des motifs qu'il serait pénible de qualifier.

Nous ne reproduirons pas ici la polémique que cette matière a suscitée, elle serait aujourd'hui superflue et fastidieuse; nous nous bornerons à en présenter le résumé rapide. Ceux qui désireront connaître avec plus de détails cette controverse, les trouveront dans les deux *Examens* de M. Broussais, dans les *Mémoires* de Ducamp (1) et de M. Roche (2), dans la *Pyrétologie* (3) de M. Boisseau, et dans un assez grand nombre d'excellentes thèses soutenues par les élèves du professeur du Val-de-Grâce sur la nature des fièvres.

Nous avons déjà vu précédemment que les irritations intenses de tous les organes étaient constamment transmises à leur début, au cerveau, à l'estomac et au cœur, et que l'ensemble des phénomènes produits par l'irritation de ces trois organes constituait l'état fébrile, qui, après quelque temps de durée, peut être entretenu par celle du cœur seulement lorsque le cerveau et l'estomac sont revenus à leur état normal. Ce sont là les fièvres que les auteurs ont appelées *symptomatiques*, toutes les fois qu'ils ont connu l'organe dont l'inflammation suscite les phénomènes fé-

(1) Réflexions critiques sur un écrit de M. Chomel, ayant pour titre, *De l'existence des fièvres,* 1820, brochure in-8°.

(2) Réfutation des objections faites à la nouvelle doctrine des fièvres, ou de la non-existence des fièvres essentielles 1821, broc. in-8°.

(3) Pyrétologie physiologique, ou Traité des fièvres considérées dans l'esprit de la nouvelle doctrine médicale, 2ᵉ édition, revue, corrigée, augmentée, 1824, chez J.-B Baillière, 1 vol. in-8°.

briles. Il est difficile de concevoir qu'ils aient pu admettre en même temps l'existence de fièvres produites par une lésion locale, et de fièvres dépendantes d'une affection générale de l'économie n'ayant aucun siége particulier. La connaissance de la véritable nature des premières devait les conduire à celle des secondes, en leur faisant penser qu'il existait encore d'autres phlegmasies qu'ils ne connaissaient pas, et dont les symptômes sont précisément ceux de leurs *fièvres essentielles*. L'examen des causes, des phénomènes, des lésions cadavériques, et des effets des diverses méthodes de traitement de ces affections, vont nous prouver qu'elles ne sont que des groupes de symptômes produits par l'inflammation de la membrane muqueuse gastro-intestinale.

1° Tous les agents qui développent les *fièvres essentielles* irritent directement ou sympathiquement les voies digestives, parceque toutes les stimulations intenses aboutissent à leur membrane muqueuse.

2° Les causes débilitantes rangées parmi celles des fièvres agissent aussi en irritant l'estomac et les intestins.

3° Les modificateurs stimulants n'agissent jamais sur toute l'économie à la fois, et il n'existe ni stimulation, ni débilitation générales, ainsi qu'on l'a établi au commencement de cet ouvrage.

4° Toutes les irritations sont primitivement circonscrites, ce n'est que secondairement qu'il se manifeste des troubles dans l'action d'un plus ou moins grand nombre d'organes.

5° La plupart des symptômes des *fièvres essentielles* sont ceux de toutes les phlegmasies.

6° L'anorexie, le dégoût pour les aliments, l'altération du mucus lingual, la rougeur du pourtour et de-la pointe de la langue, sont les prodromes de toutes les *fièvres essentielles :* ce sont donc les symptômes de l'irritation gastrique qui se font d'abord remarquer : leur intensité augmente progressivement, et presque toujours elle est en rapport avec celle des phénomènes généraux.

7° Quand les phénomènes fébriles se manifestent avant les symptômes de la gastrite, il existe une autre phlegmasie qui a suscité la fièvre et l'irritation gastro-intestinale.

8° L'anorexie, le dégoût pour les aliments, la soif, la rougeur du pourtour de la langue, la sensibilité ou la douleur de la région épigastrique, la constipation ou la diarrhée, et fréquemment les vomissements, sont des symptômes communs à toutes les fièvres essentielles, aussi bien que la fréquence du pouls, la chaleur de la peau et le trouble des sécrétions. Les signes de la gastro-entérite forment donc, pour ainsi dire, l'élément de toutes les fièvres. Elles présentent en outre un ou deux phénomènes plus saillants que les autres, autour desquels les ontologistes ont rangé ces derniers, et qui leur ont servi à caractériser ce groupe de symptômes. Ces phénomènes prédominants dépendent de la constitution de l'individu, du degré de l'irritation, des causes qui l'ont produite, et des sympathies qu'elle réveille. Nous renvoyons pour les développements de cette proposition à ce que nous avons déjà dit précédemment des différentes formes de la gastro-entérite.

L'un des médecins qui soutiennent avec le plus de talent la doctrine physiologique, M. le docteur Boisseau, en reconnaissant que tout état fébrile est le résultat d'une irritation locale, prétend que toutes les *fièvres essentielles* des nosographes, toutes celles qui ne sont pas accompagnées de signes de phlegmasie *connus des auteurs*, ne sont pas produites par la gastro-entérite : il excepte principalement la *synoque* ou *fièvre inflammatoire* (1). Il prétend que l'on ne remarque pas toujours parmi ses symptômes ceux de l'irritation gastrique, et que dans ces cas, malgré l'absence de tout signe d'inflammation de la peau, des articulations, des muscles, etc., la synoque déterminée par l'insolation, une marche forcée, etc., n'est pas moins produite par l'irritation de ces tissus ; et il reproche à M. Broussais de nier cette dernière parcequ'elle ne présente pas les caractères de la phlogose, tandis qu'il a appris lui-même à saisir les nuances les plus fugitives des irritations. Voyons jusqu'à quel point cette opinion est fondée.

M. Boisseau prétend que les signes de la gastrite ne s'observent pas dans toutes les *fièvres inflammatoires* : il ne donnera sans doute pas ce nom à l'accélération passagère de la circulation, à la chaleur

<hr>

(1) Journal univ. des sciences méd., tomes VII et VIII. — Pyrétologie physiologique, page 78 et suiv. — Dictionn. abrégé des sciences médicales, article FIÈVRE.

de la peau, à la pesanteur de tête que l'on observe
après un exercice forcé, et qui disparaissent après
quelques heures de repos : un trouble aussi léger ne
peut pas être considéré comme une fièvre, il est
exempt de toute irritation gastrique quand il ne doit
pas persister. Mais lorsque l'état fébrile est véritablement établi, il n'en est plus de même ; du moins je
puis assurer que, depuis que j'ai appris à reconnaître
la gastro-entérite, j'ai vu dans toutes les synoques
réputées essentielles l'altération du mucus lingual, la
rougeur plus ou moins vive du pourtour et de la
pointe de la langue, très souvent la soif, et toujours
l'inappétence ou le dégoût pour les aliments (signes
irrécusables d'une gastro-entérite). Qui ne sait qu'il
n'existe pas de fièvre sans anorexie ? Mais, suivant
M. Boisseau, l'*inappétence* n'est point un signe irrécusable de gastrite ; il faut, dit-il, qu'il y ait dégoût
pour les aliments (1). Je ne saurais voir dans ces
deux signes que la différence du moins au plus ; et
du reste toutes les fois que l'estomac est sain il fait
éprouver le désir des aliments, lorsqu'il y a inappétence, il est donc malade : or, conséquemment au
principe de dichotomie médicale admis par M. Boisseau lui-même (2), il est affecté d'asthénie ou d'irritation, et personne ne prétendra que dans la *synoque*
l'estomac puisse être débilité.

Beaucoup de médecins physiologistes m'ont assuré
avoir toujours observé les symptômes indiqués ci-

(1) Pyrétologie, page 81.
(2) Pyrétologie, *introduction*.

dessus, et, en lisant attentivement les pages dans lesquelles l'auteur de la *Pyrétologie physiologique* a soutenu l'opinion contraire, il m'a semblé qu'il avait plutôt cédé à l'autorité des nosographes que suivi les résultats de sa propre expérience (1); or M. Boisseau sait autant que qui que ce soit que les symptômes les plus fugaces de l'irritation gastrique n'ont pas toujours été notés par les observateurs les plus exacts, qui ne pouvaient pas y attacher une grande importance.

Suivant M. Boisseau, une irritation non apercevable (2), de quelque organe que ce soit, peut déterminer la *synoque essentielle;* mais pour produire la fièvre il faut que l'irritation soit élevée au degré de l'inflammation (3), et alors elle se manifeste par des signes évidents dans la partie qu'elle affecte, et elle n'est plus regardée comme essentielle. Il faut se rappeler aussi que toute irritation fébrile influence l'estomac aussi bien que le cœur et le cerveau. Ici la gastro-entérite est secondaire, il est vrai; ce n'est pas elle qui a produit les premiers phénomènes fébriles,

---

(1) J'ai remarqué surtout ce passage (page 80): « Le tableau de la fièvre inflammatoire, *tracé par les nosographes*, n'est pas favorable à son opinion (celle de M. Broussais), car *on y voit* peu de symptômes qui se rapportent à la gastrite, à l'entérite, tandis qu'on en trouve de très frappants qui sont évidemment dus à l'irritation de l'encéphale, de l'utérus, des muscles, des articulations. »

(2) Si elle l'était, la fièvre qu'elle détermine serait appelée *symptomatique.*

(3) **Examen**, prop. cxiii.

mais elle n'existe pas moins; et il est donc encore vrai que, lors même que la *synoque* est le résultat d'une autre irritation que celle de l'estomac, on observe toujours parmi ses symptômes ceux de cette dernière, du moins pendant les premiers temps de son existence. Ces considérations me déterminent à admettre, avec le professeur du Val-de-Grâce, l'identité des *fièvres essentielles* des auteurs et de la gastro-entérite. Du reste la discussion dont cette proposition est depuis long-temps l'objet entre MM. Broussais et Boisseau me paraît consister plus encore dans une simple logomachie que dans une véritable dissidence d'opinions. Mais continuons l'exposition des preuves de la non-essentialité des fièvres.

9° L'adynamie et l'ataxie ne sont pas, comme on l'a exprimé vaguement, les résultats de la débilité ou d'une modification morbide introduite dans l'action vitale de toute l'économie : l'état fébrile dans lequel elles se montrent se compose de phénomènes d'irritation; il ne peut donc jamais avoir sa source dans la débilité.

10° La prostration musculaire et les autres phénomènes qui ont fait croire à l'asthénie se dissipent quand la maladie arrive à une terminaison favorable, quoique l'on n'ait point administré de toniques, que le malade ait été astreint à une diète absolue, à l'emploi des saignées, etc.

11° La fièvre dite *adynamique* affecte aussi bien et plus souvent encore les sujets robustes que les individus débiles. Elle survient souvent brusquement au milieu de la plus brillante santé, après un excès de table, l'abus des alcooliques, chez ceux qui présentent le plus les caractères de la force; elle débute par une fièvre violente, des douleurs à l'épigastre, des vomissements, etc. L'état adynamique est accompagné d'une soif vive, de la sécheresse de la bouche, d'une chaleur brûlante de la peau, etc.; tous ces signes de l'exaltation de l'action vitale devaient exclure toute idée de faiblesse.

12° La supersécrétion muqueuse et bilieuse est le résultat de l'irritation de la membrane muqueuse gastro-intestinale et du foie; car les fonctions des organes sécréteurs et exhalants ne peuvent être exagérées qu'autant que leur action vitale est plus énergique.

13° Chez tous les individus qui succombent aux *fièvres essentielles* on rencontre des traces de phlegmasie dans les voies digestives à un degré plus ou moins marqué, indépendamment de celles que peuvent présenter les autres organes et que l'on rencontre toujours dans la méningine, et quelquefois dans le cerveau lui-même. « Que répondre, dit M. Boisseau (1), aux personnes qui prétendent qu'on ne trouve rien dans les cadavres lorsque la mort a terminé ces maladies? qu'elles n'ont pas vu, ou qu'elles n'ont pas voulu voir; qu'elles ont mal vu, ou qu'elles ont voulu voir mal. »

14° L'identité des lésions que l'on rencontre après

(1) Pyrétologie, page 128.

les diverses *fièvres essentielles* démontre celle de leur nature, et l'inexactitude de leurs divisions.

Les vomitifs et les toniques transforment souvent l'*embarras gastrique* en *fièvre inflammatoire* ou *bilieuse*, et ces dernières en *adynamique* ou *ataxique*.

15° La plupart des malades ne prennent les médicaments toniques et stimulants qu'avec répugnance, et souvent ils les vomissent ; au contraire ils désirent toujours les boissons froides, acidules ou gommeuses, et ils les ingèrent avec facilité.

16° Les stimulants exaspèrent le plus souvent les symptômes fébriles, et ce n'est, dans presque tous les cas, que par des révulsions spontanées que les malades échappent au danger.

17° Les saignées locales, la diète et les boissons délayantes, si elles ne réussissent pas toujours à prévenir une terminaison funeste, diminuent constamment pendant un temps plus ou moins long la fréquence du pouls, la chaleur de la peau, la soif, la sécheresse, la rougeur de la langue et la sensibilité de l'épigastre. C'est un fait que tous les médecins qui traitent les prétendues fièvres essentielles d'après les principes de la doctrine physiologique ont observé cent fois.

18° Dans les fièvres intenses, les malades cherchent l'air frais; ils découvrent leur poitrine et leur épigastre, et l'application du froid sur cette dernière région les soulage.

19° Enfin, il est incontestable que par le traitement antiphlogistique on guérit un plus grand nombre de fièvres que par les vomitifs, les purgatifs, les toniques et les stimulants.

Présentons maintenant le résumé des objections à l'aide desquelles on a prétendu renverser la nouvelle doctrine pyrétologique.

1° On a prétendu que la plupart des causes des fièvres agissaient sur tout l'organisme, et l'on a cité principalement les vicissitudes atmosphériques, la rétention des principes de la perspiration pulmonaire et cutanée quand le froid empêche l'action de la peau, les émanations délétères, et les autres principes que l'absorption peut introduire dans la circulation.

Toutes ces causes n'agissent d'abord que sur un seul organe, et ce n'est que par les sympathies que met en jeu l'inflammation qu'elles déterminent que l'irritation s'étend ensuite à d'autres organes. Ainsi l'action du froid et de la chaleur sur la peau n'influence que la muqueuse gastrique ou pulmonaire, ou les organes des sécrétions. La rétention des principes de la transpiration ne cause pas de maladies; mais la suppression de l'action de la peau est remplacée par la surexcitation d'un autre organe, et celle-ci peut s'élever au degré de l'irritation. Les agents morbifiques introduits dans la circulation n'exercent aussi qu'une action limitée. Ainsi le virus de la vaccine ne produit que l'éruption de quelques boutons, celui de la variole détermine d'abord une gastro-entérite dont on peut suivre les progrès dans tous ses degrés et dans le développement de ses phénomènes locaux et sympathiques. Les miasmes délétères irri-

tent, ou la membrane muqueuse gastrique, ou le cerveau, ou les poumons. Tous ces agents bornent donc
leur action à un ou deux organes, et l'on ne doit pas
en être plus surpris que de voir l'émétique et la
gomme gutte introduits par l'absorption cutanée irriter exclusivement, le premier l'estomac, la seconde
le gros intestin.

2° On objecte que toutes les causes des fièvres ne
sont pas stimulantes, qu'il en est de débilitantes.

Si on lit les causes assignées par les auteurs aux
fièvres essentielles, on voit que ce sont toutes celles
de la gastro-entérite. On remarque aussi que ce sont
à peu près toujours les mêmes pour chacune des *fièvres* que les nosographes n'attribuent cependant pas
toutes à la foiblesse, et dans plusieurs desquelles ils
reconnaissent au contraire des phénomènes d'irritation ; d'où il résulte que, suivant eux, les mêmes agents
produiraient tantôt l'asthénie et d'autres fois la surexcitation. Quoi qu'il en soit, certaines causes ne sont
regardées comme débilitantes que parcequ'elles produisent la faiblesse du système musculaire et des
vaisseaux de la périphérie, tandis qu'elles stimulent
en même temps les viscères. Tels sont le séjour dans
les prisons et les camps, les affections morales
tristes, l'inaction, la malpropreté, l'usage des aliments
altérés, l'abus du coït, les veilles prolongées, etc.
Parmi les causes *débilitantes* placées par les auteurs
dans l'étiologie des fièvres, il en est qui le sont véritablement, mais ce ne sont pas elles qui produisent la
maladie ; seulement, en affaiblissant le système san-

guin, elles donnent plus d'énergie au système lymphatique, et prédisposent ainsi à la forme muqueuse de la gastro-entérite (*fièvre muqueuse*). Tels sont le séjour dans les lieux marécageux, dans les habitations humides, les déperditions sanguines. Mais, encore une fois, ce ne sont pas ces influences qui ont déterminé *la fièvre*. M. le docteur Roche observe judicieusement (1) que le tableau étiologique des fièvres attribuées à la faiblesse n'a point été tracé d'après l'observation de causes de ces maladies, mais bien d'après la théorie que l'on s'était faite *à priori* de ces dernières. On les avait déclarées essentiellement asthéniques, il fallait nécessairement leur assigner des causes qui fussent en harmonie avec la nature qu'on leur supposait. C'est pourquoi, tout en laissant figurer parmi les causes de la *fièvre adynamique* des influences irritantes que l'on avait déjà placées dans l'étiologie de la *fièvre bilieuse*, que l'on n'attribue pas à l'asthénie, on en a retranché celles qui sont trop évidemment stimulantes, comme l'abus des vins, du café, des alcooliques, les excès de table, une grande inflammation de la peau, la suppression des exanthèmes, etc., que l'on voit tous les jours déterminer la *fièvre adynamique*, et on leur a substitué l'air sombre et humide, l'abus des saignées, une nourriture trop peu abondante, qui n'ont jamais produit cette maladie. C'est encore pour ce motif que l'on a signalé dans sa prédisposition la vieillesse et une constitution débile, tandis qu'elle est infiniment plus fré-

(1) Mémoire cité page 74.

quente dans l'âge adulte et chez les individus robustes.

3° La fièvre se compose de phénomènes généraux; elle ne saurait donc avoir de siége : elle constitue par conséquent une maladie générale.

Les adversaires de la nouvelle doctrine se plaignent sans cesse du reproche d'*ontologie* que l'on est forcé de leur adresser souvent, et cependant leurs objections en sont autant entachées que les principes qu'ils défendent. D'abord il est faux que les symptômes de la fièvre existent dans toute l'économie : beaucoup d'organes conservent leur intégrité; mais, lors même qu'il en serait ainsi, sont-ce donc les symptômes qui constituent la maladie, ou bien ne sont-ils que la conséquence de cette dernière, c'est-à-dire de la lésion d'un organe? Personne n'oserait sans doute aujourd'hui soutenir la première de ces propositions, et c'est cependant sur elle que repose l'objection que nous réfutons. La perte du sentiment et celle du mouvement volontaire déterminées par l'apoplexie sont des phénomènes aussi généraux que ceux de la gastro-entérite fébrile : direz-vous donc que l'apoplexie est une maladie générale? direz-vous aussi que le siége de l'hépatite est en même temps dans le foie, la peau, et l'épaule droite, parceque souvent, dans cette phlegmasie, celle-là est teinte en jaune, et celle-ci douloureuse? Si vous vous opiniâtrez à considérer comme des maladies les modifications d'action qu'une partie éprouve sous l'influence de la lésion d'une autre, vous ne faites plus qu'une dispute de mots, et cette dispute n'est pas seulement oiseuse, elle est subversive.

de toute doctrine médicale. Quand on recherche les causes et les symptômes d'une maladie ce n'est que pour connaître quel est l'organe malade, et comment il est malade; et l'on ne s'attache à acquérir ces données que pour se décider sur le choix du traitement. Ce n'est donc point aux symptômes eux-mêmes qu'il faut s'arrêter; on ne doit les étudier que pour découvrir la source d'où ils partent, afin de ne pas les ériger en maladie, et leur opposer à chacun un traitement particulier comme on l'a fait jusqu'ici.

4° On soutient encore que la maladie est générale lors même qu'il existe une affection plus marquée de l'un des systèmes organiques, et l'on allègue pour motif que dans la *fièvre inflammatoire,* par exemple, le système vasculaire sanguin peut fort bien être irrité dans toutes ses parties; et que, puisque ses divisions pénètrent partout, l'affection générale de ce système est celle de toute l'économie.

Pour prétendre que les vaisseaux capillaires sanguins sont irrités dans la fièvre inflammatoire, il faut avoir constaté leur irritation. Or, quels sont les phénomènes par lesquels se manifeste celle des tissus rouges? les signes de l'inflammation : pourquoi donc, ainsi que M. Broussais l'a objecté dans le premier *Examen,* toutes les parties ne sont-elles pas rouges, tuméfiées, douloureuses, dans la synoque, si elle est le résultat de l'irritation de tout le système vasculaire sanguin ?

5° S'il existe quelques symptômes prédominants appartenants au cerveau, aux poumons, ou aux organes digestifs, ils indiquent seulement que certains organes sont plus affectés que d'autres, parceque dans une maladie générale les parties les plus sensibles doivent être plus affectées que les autres.

On pourrait tout au plus soutenir cette proposition si la lésion des différentes parties s'était manifestée en même temps dans les unes et dans les autres; mais lorsque les symptômes de l'affection d'un organe précèdent ceux de l'altération de tous les autres, il est impossible de méconnaître le rôle que joue le premier dans le développement des phénomènes généraux. C'est ainsi que la douleur de l'abdomen et sa tuméfaction dans la péritonite, que la douleur pongitive et la toux sèche, dans la pleurésie, nous apprennent que la fièvre n'est que le résultat de l'inflammation du péritoine et de la plèvre; maladies locales qui étaient autrefois des *fièvres essentielles* comme la gastro-entérite et les autres phlegmasies, et dont l'anatomie pathologique a démontré la nature.

6° Les symptômes locaux rapportés à la gastro-entérite dépendent d'un état morbide particulier de l'estomac, et, s'ils sont parfois produits par l'irritation de ce viscère, ce n'est pas une irritation de même nature que l'inflammation.

Les symptômes de l'affection de l'estomac sont rapportés à son inflammation parceque l'existence de cette dernière est démontrée par le mode d'action des causes de la maladie, par l'analogie de ses phénomènes avec ceux de toutes les phlegmasies, par les altérations qu'elle laisse sur les cadavres, par les effets des stimulants et des adoucissants. Quelle est donc cette prétention de renverser un principe établi sur les bases les plus solides, par les suppositions les plus arbitraires? Quel est cet *état morbide particulier?* quelle est cette irritation *sui generis,* différente de l'inflammation? quels sont les faits qui démontrent leur existence? Il aurait fallu résoudre toutes ces questions avant de nier que les symptómes de l'estomac ne dépendent pas de son inflammation.

7° La prostration musculaire, la stupeur et le trouble des fonctions indiquent évidemment la faiblesse ou l'ataxie de l'action vitale.

Comment peut-on concevoir que des désordres qui se développent en peu de temps chez les individus les plus robustes, sous l'influence des causes irritantes les plus manifestes, caractérisées, dans le plus grand nombre des organes, par les signes de l'excitation la plus vive, la chaleur brûlante de la peau, la soif, la sécheresse de la bouche, la fréquence du pouls, le délire, l'agitation, etc., que les antiphlogistiques calment, que les stimulants exaspèrent, puissent reconnaître pour cause une atteinte profonde portée aux forces de l'organisme? La prostration musculaire est liée à la plupart des phlegmasies intenses, surtout lorsque le cerveau est irrité; la lésion de ce viscère et de la méningine rendent raison de la stupeur et du trouble des fonctions. Quant à l'idée d'*ataxie,* elle résulte de ce que l'on n'a considéré que le trouble de la fonction, sans examiner les modifications qu'éprouve l'action de l'organe qui l'exécute. Celle-ci ne peut être changée qu'en plus ou en moins, car rien ne démontre qu'elle éprouve d'autres altérations. L'ataxie n'est donc relative qu'au résultat fonctionnel, et le trouble des fonctions nerveuses ne dépend que d'une irritation encéphalique.

8° On a prétendu, à l'origine de la doctrine physiologique, qu'il existait rarement des altérations dans les cadavres des individus qui ont succombé aux *fièvres essentielles*.

Personne n'ose aujourd'hui soutenir cette assertion, si évidemment contraire aux faits multipliés recueillis chaque jour par tous les médecins qui font des autopsies. Aussi convient-on maintenant que, dans presque tous les cas, on trouve des altérations dans le canal digestif: la rougeur, l'épaississement de la membrane muqueuse, ou des ulcérations. Ces lésions sont le résultat d'une inflammation ; ainsi donc, dans presque tous les cas, de l'aveu de nos adversaires, les symptômes fébriles seraient le résultat d'une gastro-entérite.

9° Mais, a-t-on dit, ces altérations ne sont pas le résultat de l'inflammation, elles sont produites par l'asthénie, ou par le séjour de matières fécales.

On ne devra réfuter la première supposition que lorsqu'on sera parvenu à nous démontrer que la rougeur des tissus, leur épaississement et leur ulcération peuvent être déterminés par l'asthénie. Jusque-là cette hypothèse est trop absurde pour mériter une réfutation.

On trouve des ulcérations quand les malades ont

été affectés de diarrhée, aussi bien que lorsque la constipation a existé; on en rencontre quelquefois dans l'estomac, où il n'y a pas de matières fécales; et en supposant même que ces lésions sont le résultat de la cause qu'on leur assigne, ce qui n'est rien moins que prouvé, il faudrait toujours reconnaître que ces matières n'ont pu ulcérer la membrane muqueuse qu'en l'irritant, et que ces altérations sont la suite d'un travail inflammatoire. Or, cette inflammation a eu plusieurs périodes à parcourir; elle a nécessité quelques jours de durée; elle a suscité des symptômes, etc. Cette étiologie des lésions cadavériques, si elle était vraie, prouverait donc précisément le contraire de ce que l'on a voulu établir.

10° Ces altérations sont souvent trop légères pour rendre raison d'accidents aussi graves.

Nous avons déjà prévenu cette objection (1) en faisant remarquer que la mort n'était pas le résultat des désordres locaux, dans la gastro-entérite et dans l'inflammation de la plupart des autres organes, mais qu'elle était produite par les sympathies exercées sur les organes les plus importants à la vie, ceux dont l'action ne peut pas être long-temps troublée sans que la mort arrive. Si cette dernière peut être produite par une angine, une pneumonie, une pleurésie, une péritonite qui ne laissent que des traces légères sur le cadavre, pourquoi n'en serait-il pas de même de la gastro-entérite, qui joue un rôle si important dans l'économie, qui entretient avec le cerveau et le cœur

(1) Page 29.

des connexions si étroites ? Du reste, ces altérations ne sont pas des indices fidèles de la lésion qui existait pendant la vie, parcequ'elles ont pu perdre de leur intensité.

« Quelle est, dit M. Boisseau (1), cette singulière disposition d'esprit qui porte à nier l'influence meurtrière d'une lésion vitale, parcequ'on ne la retrouve pas tout entière dans un cadavre, et qui porte à accuser des organes dans lesquels on ne rencontre aucune trace de maladie, au lieu d'attribuer la mort à ceux dans lesquels on en trouve, quelque légères qu'elles soient d'ailleurs. »

11° La rougeur des intestins, qui est souvent la seule trace que laissent les fièvres essentielles, peut exister sans apporter de trouble dans les fonctions; car on l'a rencontrée chez des suppliciés et chez des hommes morts par accident.

Mais on ne nous apprend rien sur l'état antérieur de ces individus, et c'est là ce qu'il fallait établir. Nous sommes donc en droit de supposer l'existence d'une gastro-entérite chronique, ou d'une irritation survenue depuis peu de temps chez ces individus; et cette supposition paraîtra plausible à tous ceux qui réfléchiront aux circonstances dans lesquelles se trouvent depuis long-temps les individus que l'on conduit au supplice (2). Quant à ceux qui sont morts par accident, je le répète, nous ne savons rien sur l'état antérieur de leur santé, et le seul fait que rapporte à ce sujet

(1) Pyrétologie, page 241.
(2) Voyez la note de la page 334.

M. Chomel (1), d'après M. Lherminier, ne peut rien prouver ni pour ni contre l'opinion que nous discutons. J'ai ouvert le cadavre d'un individu tué en duel sept ou huit heures après avoir mangé ; la membrane muqueuse de l'estomac et des intestins était pâle dans toute son étendue. M. Boisseau (2) l'a trouvée rouge sur des individus morts de la même manière, après s'être livrés à des excès de boissons. Les individus qui vont au supplice sont ordinairement dans le même cas.

12° Quelques médecins prétendent que l'inflammation qui survient dans les voies digestives chez les sujets affectés de fièvres graves est de nature essentiellement gangréneuse, comme le charbon et la pustule maligne, et qu'elle exige comme celles-ci l'emploi des toniques.

Pour être autorisé à soutenir cette opinion, il faudrait prouver que la *fièvre adynamique* est toujours produite, comme les affections auxquelles on la compare, par des agents délétères, tandis que l'on est très rarement soumis à leur influence ; et que la gangrène de la membrane muqueuse digestive s'observe constamment après cette maladie, tandis qu'elle est extrêmement rare.

13° Enfin, pour trancher la discussion, on a soutenu que les altérations rencontrées dans les cadavres des individus qui ont succombé aux fièvres graves

(1) Mémoire sur l'existence des fièvres, lu à la société de l'école de médecine, Paris, 1820, in-8°.

(2) Dictionn. abrégé des sc. méd., article Fièvre.

étaient l'effet et non la cause *des symptômes qui la caractérisent.*

La fièvre est un être ou une abstraction ; les médecins qui sacrifient le plus à l'ontologie repoussent la première supposition, dont ils sentent tout le ridicule. Si le mot *fièvre* est une expression abstraite qui désigne un groupe de symptômes, il n'est pas moins absurde de soutenir qu'elle est la cause des altérations de la membrane muqueuse digestive, car ce n'est rien moins que prétendre qu'une abstraction peut produire un effet. Est-ce la fuliginosité de la langue, le délire, la stupeur, la prostration musculaire, la lividité de la peau, etc., *symptômes qui caractérisent la fièvre adynamique,* qui produisent les lésions du canal digestif ? Pourquoi donc ne pas attribuer aussi à la fièvre de la pneumonie et de la pleurésie, l'hépatisation du poumon et l'épanchement thoracique ? Enfin, si on entend par *fièvre* une maladie particulière *sui generis,* ces lésions prouvent toujours qu'elle avait son siège dans les voies digestives, puisqu'on n'en rencontre pas dans les autres organes, excepté dans les cas où elle était compliquée. Maintenant si nous trouvons que ces lésions sont celles que produisent toutes les inflammations, que les causes de la maladie et ses symptômes sont ceux des inflammations, que les symptômes locaux appartenants aux organes digestifs se montrent avant les phénomènes généraux, il faut nécessairement conclure que l'affection des voies digestives est une inflammation, et que celle-ci est cause de tous les symptômes qui constituent la fièvre,

14° Dans quelques cas on ne trouve aucune altérations dans les cadavres.

Ces cas sont tellement rares que les adversaires de la nouvelle doctrine ont eu beaucoup de peine à en recueillir quelques exemples dans l'espace de plusieurs années, et ils sont loin de confirmer l'opinion qu'ils soutiennent; nous savons en effet que des phlegmasies très évidentes pendant la vie n'ont pas laissé de traces après la mort : ce fait est assuré par les observateurs les plus exacts; et du reste, si toutes les preuves administrées par la doctrine physiologique contre la non-essentialité des fièvres établissent de la manière la plus évidente que les symptômes qui les constituent dépendent de l'inflammation de la membrane muqueuse gastro-intestinale, il faut nécessairement reconnaître son existence toutes les fois que l'on rencontre les phénomènes que l'observation et l'ouverture des cadavres ont appris lui appartenir.

15° Les meilleurs praticiens ont constaté les mauvais effets de la saignée dans la plupart des fièvres.

D'accord; mais ce n'est que de la phlébotomie que l'on parle, et nullement de la saignée capillaire, qui n'a jamais été employée dans le traitement des fièvres avant M. Broussais; or nous avons dit ailleurs que les effets de ces deux modes de saignées étaient très différents dans le traitement des phlegmasies membraneuses.

16° Les effets avantageux des toniques et des stimulants prouvent que les fièvres adynamiques et ataxiques ne sont pas le résultat d'une phlegmasie.

Quelle est la méthode de traitement, quelque vicieuse qu'elle soit, qui ne compte pas aussi des succès? Ceux qui traitent les péritonites, les pleurésies, les pneumonies par l'émétique et les toniques allèguent aussi des guérisons pour justifier cette méthode. Pour résoudre l'objection qui nous occupe il n'est plus nécessaire de recourir aux raisonnements, il suffit de consulter des chiffres; il ne s'agit pas de savoir si l'on guérit *les fièvres essentielles malgré* ou *par* les toniques, mais si l'on en guérit davantage par ces moyens que par la méthode antiphlogistique; or, chacun sait que dans les hôpitaux les sept douzièmes au moins des fiévreux traités par les toniques succombent. Comment donc ose-t-on vanter une méthode de traitement qui ne guérit pas même la moitié des malades. « Vous attendez donc, demande M. Roche (1), qu'il n'en échappe pas un pour commencer à douter des vertus bienfaisantes de votre admirable spécifique?... Vous auriez bien du mérite à renoncer à son usage, s'il ne vous donnait pour résultat que des cadavres... »

Tous ceux qui ont suivi la pratique du professeur du Val-de-Grâce et des autres médecins qui ont adopté ses principes savent que la *plupart des fièvres* sont arrêtées à leur début par les antiphlogistiques; que sous leur influence il est *extrémement rare* de voir les *fièvres bilieuses* et *inflammatoires* devenir *adynamiques* ou *ataxiques;* et enfin que l'on guérit encore beaucoup de ces dernières par les débilitants

(1) Mémoire cité, page 97.

sagement associés aux révulsifs. Tout le monde sait aussi que ces transmutations sont très fréquentes au contraire dans la pratique des browniens. Que nos adversaires essaient au lit des malades l'application des principes de la doctrine physiologique, et la comparaison des résultats qu'ils obtiendront avec ceux que leur fournissent l'humorisme et le brownisme les aura bientôt convaincus de l'excellence de la première et de l'absurdité et des dangers de ces derniers. Si leur conscience ne leur permet pas de tenter des essais qu'ils croient dangereux, qu'ils ne dédaignent pas au moins de suivre la pratique des médecins physiologistes, et de consulter leurs journaux de clinique. Dans cette grande lutte il ne s'agit pas de spéculations, de vaines théories indifférentes au bonheur et au malheur de l'humanité : elle a pour objet ses intérêts les plus chers. On dénonce aux médecins une erreur qui donne la mort ; on les avertit : qu'ils ne croient pas sans examiner ; mais la probité leur impose le devoir rigoureux d'éclairer leur jugement.

Telles sont en résumé les objections à l'aide desquelles on a prétendu renverser la nouvelle doctrine pyrétologique. Elles se réduisent toutes à des pétitions de principes, des hypothèses arbitraires et des dénégations des faits les plus évidents : on a vu qu'il n'en était pas une seule qui pût soutenir l'examen de la critique. Ce n'est pas par de tels moyens que l'on peut renverser des principes déduits des faits les mieux constatés et des raisonnements les plus rigoureux. Au lieu de s'avancer sur le terrain de leurs adversaires, les partisans de l'essentialité des fièvres se sont toujours renfermés dans le cercle vicieux de l'ontologie, préférant ainsi les spéculations à des opinions prouvées jusqu'à l'évidence, le vague à la certitude, et, s'il faut le dire enfin, l'absurdité et l'erreur à la vérité et à la raison.

Avant de terminer, nous devons encore nous arrêter un moment à l'examen des fièvres intermittentes. Nous avons établi ailleurs l'intermittence de l'irritation, et nous avons vu alors que les auteurs avaient appelé *fièvres pernicieuses* les phlegmasies intermittentes dans lesquelles la congestion s'opère avec violence, et qu'ils les avaient qualifiées du nom de l'organe malade lorsqu'ils connaissaient les signes de son inflammation, tandis qu'ils les avaient caractérisées par un des symptômes prédominants comme leurs fièvres continues quand ils ne voyaient aucun signe d'affection locale, telles sont les *fièvres algide, syncopale, cardialgique*, etc.; qu'ils avaient nommé *fièvres intermittentes ordinaires* celles dans lesquelles les symptômes étaient modérés et où ils ne voyaient pas de lésion locale; et qu'enfin ils avaient qualifié du nom de *fièvres larvées* les irritations intermittentes apyrétiques, ne croyant pas qu'il y eût d'autres maladies que les *fièvres* qui pussent affecter le type intermittent. Nous avons établi aussi la non-essentialité des fièvres intermittentes ordinaires; il ne nous reste donc plus qu'à parler de leur siége. Suivant M. Broussais, ces affections, ainsi que les fièvres rémittentes, sont des gastro-entérites périodiques. Il admet en outre que l'encéphale et les autres viscères sont irrités sympathiquement, de même que dans les continues, et peuvent aussi devenir le siége principal de l'irritation (1). Les considérations suivantes ne peuvent pas laisser de doute sur l'exactitude de cette opinion.

1° M. Pinel regarde les *fièvres intermittentes ordinaires* comme de même nature que les *fièvres* essentielles, et par ce judicieux rapprochement il a préparé la découverte de leur siége.

2° La plupart des auteurs se sont accordés à placer le siége des fièvres intermittentes dans les voies digestives et leurs annexes.

3° On voit souvent des fièvres intermittentes devenir des *fièvres bilieuses*, *adynamiques* et *continues*, et réciproquement des *fièvres bilieuses* et *muqueuses* se transformer en fièvres périodiques.

4° La plupart des causes assignées par les auteurs aux fièvres intermittentes agissent sur l'estomac directement ou sympathiquement.

5° Un accès de fièvre intermittente présente tous les phénomènes d'une fièvre continue.

6° L'anorexie, le dégoût, les envies de vomir, la sensibilité et quelquefois la douleur de l'épigastre, sont les prod. omes de l'accès. Ces mêmes symptômes et de plus la soif, la rougeur de la langue, l'aversion pour les boissons stimulantes, l'appétence des boissons froides et aqueuses et quelquefois les vomisse-

(1) Propos. ccxxii.

ments se font remarquer pendant la période de la chaleur. Or nous savons que tous ces symptômes appartiennent à la gastro-entérite.

7° Les praticiens ont reconnu la nécessité des antiphlogistiques, et le danger des stimulants pendant les accès.

8° Ils ont observé aussi que le quinquina, administré avant d'avoir astreint le malade à la diète et de l'avoir soumis pendant quelque temps à un traitement antiphlogistique, quand la gastro-entérite n'est pas parfaitement intermittente, que le malade conserve entre les accès quelques signes de l'irritation gastrique, lors même qu'il y a apyrexie complète, exaspérait très souvent la maladie, rendait la fièvre continue, et la faisait quelquefois passer à l'état adynamique ou ataxique. M. Broussais a fréquemment observé ces accidents en Espagne, à une époque où il attaquait les fièvres intermittentes dès leur début par l'émétique et le quinquina (1). On sait aussi qu'un grand nombre de fièvres intermittentes traitées par les stimulants laissent à leur suite, surtout dans les cas où l'on n'a pas usé préalablement des précautions que nous venons d'indiquer, des dyspepsies, des hypochondries et d'autres phénomènes morbides que nous savons appartenir à la gastrite chronique; et des hépatites chroniques, qui sont toujours liées aussi à cette dernière.

9° Un grand nombre de fièvres intermittentes, la

____

(1) Annales de la méd. physiol , t. III, pag. 332 et 336.

moitié suivant M. Broussais (1), cèdent aux saignées à l'épigastre, à la diète, et aux boissons adoucissantes. Nous reviendrons sur ce fait en parlant du traitement.

10° L'intermittence de l'irritation et l'identité parfaite des fièvres continues et des fièvres intermittentes étant démontrées, il en résulte nécessairement que les fièvres essentielles ordinaires sont des gastro-entérites intermittentes.

11° Cependant, de même que l'irritation de tous les organes peut déterminer une fièvre continue, elle peut aussi produire une fièvre intermittente simple, aussi bien qu'une fièvre pernicieuse; mais il est incontestable que l'estomac participe très souvent à l'irritation. Cette deutéropathie est-elle aussi constante que dans les fièvres continues qui n'ont pas leur siége primitif dans les voies digestives ? Il est probable que la durée de la phlogose intermittente étant peu longue, son influence ne s'étend pas toujours jusqu'à l'estomac. Mais nous ne possédons pas assez d'observations sur ce sujet pour pouvoir décider cette question. Lorsque les fièvres intermittentes auront été étudiées pendant quelque temps encore sous leur véritable point de vue, ces difficultés seront résolues.

12° On ne doit pas être étonné de voir que la phlogose gastro-intestinale existe plus souvent sous le type intermittent que les autres irritations. D'abord la

____

(1) Annales de la méd. physiol., t. III, pag. 334.

gastro-entérite est la plus fréquente des phlegmasies, puis l'estomac est un des organes qui sont le plus soumis à l'intermittence d'action dans l'état de santé, et enfin c'est sur lui qu'agissent la plupart des causes dont M. Roche a si bien établi l'intermittence d'action (1).

Si nous résumons tout ce que nous avons dit sur l'état fébrile nous voyons que :

1° La fièvre est le résultat d'une irritation du cœur.

2° Elle peut être déterminée par l'irritation de tout organe, élevée jusqu'à l'inflammation.

3° Cette dernière stimule sympathiquement le cœur, le cerveau et la membrane muqueuse digestive : et chacun de ces trois organes éprouve cette irritation sympathique à des degrés différents dans chacun d'eux.

4° L'irritation gastro-intestinale devient souvent prédominante : il en est de même de celle du cerveau ; et alors, dans le langage des ontologistes, une fièvre essentielle vient compliquer la fièvre symptomatique.

5° Toutes les fièvres essentielles des auteurs sont des groupes de symptômes produits par l'inflammation de la membrane muqueuse de l'estomac, et de l'intestin grêle, simple ou compliquée d'une autre irritation.

6° Les différences des fièvres dépendent des formes diverses que prend la gastro-entérite.

7° Les irritations sympathiques, provoquées par la

____
(1) Voyez pages 177 et suiv.

gastro-entérite, peuvent acquérir une grande intensité et devenir prédominantes. Celle-ci alors persiste ou diminue, et des symptômes nouveaux s'ajoutent à ceux de la phlegmasie primitive, ou les remplacent.

8° Les fièvres intermittentes sont des phlegmasies fébriles périodiques.

9° Les fièvres intermittentes ordinaires sont des gastro-entérites périodiques, le plus souvent primitives, quelquefois sympathiques; peut-être sont-elles produites dans quelques cas par l'irritation de tout autre organe, sans complication de gastro-entérite.

10° Les fièvres pernicieuses sont des inflammations intermittentes des poumons, de la plèvre, du cerveau, du canal intestinal, etc., pendant les accès desquelles les organes irrités sont le siége d'une congestion très active.

11° Les fièvres larvées sont des inflammations, des hémorrhagies, des névroses ou des subinflammations périodiques et apyrétiques.

CHAPITRE V.

TRAITEMENT DE L'INFLAMMATION DE LA MEMBRANE
MUQUEUSE DIGESTIVE.

Si l'empirisme a quelquefois devancé la théorie dans la découverte du traitement le plus convenable aux maladies, l'observation n'avait rien fait avant ces derniers temps pour celui de la maladie qui nous occupe. Toutes les nuances de la gastro-entérite ont été mal traitées jusqu'à M. Broussais; soit qu'on leur ait opposé les toniques, les stimulants, les vomitifs et les purgatifs, soit qu'on les ait combattues ; dans quelques cas peu nombreux, par des moyens anti-phlogistiques, différents de ceux qui procurent la guérison. On voit en effet les auteurs s'accorder à prescrire les vomitifs et les boissons amères dans la *fièvre bilieuse* et la *fièvre muqueuse :* les toniques et les stimulants dans les *fièvres adynamiques* et *ataxiques;* les purgatifs, les vomitifs et les toniques sous différents noms dans toutes les nuances de la gastrite chronique ; les astringents dans la colite, etc. Dans les cas très rares où la gastrite était reconnue, on prescrivait des saignées *générales,* des boissons adoucissantes, des *bouillons,* etc. L'application intempestive des révulsifs venait encore souvent ajouter aux fâcheux effets des irritants. Enfin on est forcé de reconnaître que, de toutes les méthodes thérapeutiques opposées aux formes multipliées de la gastro-entérite, l'expectation et le respect pour les crises , que nous devons repousser aujourd'hui que nous avons appris à traiter cette maladie , était la moins déplorable.

Il serait superflu sans doute de dire que c'est à M. Broussais que l'on doit tous les principes du traitement de la gastro-entérite, car il appartenait au génie observateur qui a changé la face de la médecine par la découverte de cette maladie de nous apprendre à la guérir. Je vais reproduire ici tous les préceptes qu'il a donnés sur ce sujet, en résumant ce que j'ai appris dans ses leçons, dans ses ouvrages et dans sa pratique, que j'ai suivie pendant plusieurs années.

Dans le traitement de la gastro-entérite, comme dans celui de toutes les maladies, le premier soin du médecin doit être d'écarter du malade les causes qui l'ont produite, et celles qui pourraient l'entretenir ou l'aggraver. S'il est en général facile d'y parvenir dans l'état aigu de cette maladie, il n'en est pas de même quand elle est chronique; les affections morales tristes, l'indocilité des malades, la crainte continuelle de perdre leurs forces en s'astreignant à la diète, le plaisir momentané qu'ils éprouvent à se stimuler, le zèle indiscret de ceux qui les entourent, sont autant de circonstances qui luttent contre les efforts des médecins.

Lorsque les premiers prodromes de la maladie se manifestent, on doit s'attacher à l'arrêter aussitôt. L'appétit est-il plus vif qu'à l'ordinaire, on ne doit y céder qu'avec modération, et loin de prendre une plus grande quantité d'aliments, il faut se borner aux végétaux, à l'eau, ou à une très petite quantité de vin. Si l'appétit est diminué comme on le voit le plus ordinairement, si les individus éprouvent du malaise après le repas, une chaleur inaccoutumée, de la soif, etc., ils doivent s'astreindre aux potages, aux végétaux herbacés, aux œufs, aux crèmes de riz, à l'eau pour boisson, et faire usage entre les repas de limonade ou d'eau sucrée. Par ce moyen, on arrête le plus grand nombre des irritations gastriques à leur début, et la plupart des hommes, s'ils pouvaient s'y soumettre, échapperaient au danger; mais aussitôt qu'ils sentent leur appétit diminuer, ils ont recours aux amers, et si deux jours après ils n'ont pas obtenu l'effet désiré, ils prennent un vomitif, surtout lorsque l'état saburral de la langue, l'amertume de la bouche, et le sentiment de plénitude à l'épigastre, ont fait prononcer le nom d'embarras gastrique. A ce degré de la gastrite, l'émétique réussit souvent, mais, dans des cas trop nombreux encore, il exaspère l'irritation et la fait arriver rapidement aux degrés les plus élevés. Souvent alors on voit réitérer son administration malgré l'exaspération évidente que la maladie a éprouvée; les boissons amères viennent ajouter à ses effets, et à la moindre apparence de faiblesse elles sont remplacées par des toniques plus énergiques et des stimulants. Par cette méthode on transforme l'*embarras gastrique* en *fièvre bilieuse,* et celle-ci en *adynamique* ou *ataxique;* c'est-à-dire que l'on ajoute graduellement à l'intensité de l'irritation, et que l'on fait éclater de violentes phlegmasies trop souvent irremédiables, et qui ne se seraient presque jamais développées si la maladie avait été traitée dès le principe par les antiphlogistiques.

Les vomitifs doivent être bannis, dans presque tous les cas, du traitement des irritations les plus légères de la membrane muqueuse digestive : M. Broussais y a complètement renoncé depuis plusieurs années. Nous reconnaissons qu'ils procurent souvent une guérison rapide ; mais cent succès sont achetés trop chers par la mort d'un seul individu , lorsque l'on peut recourir à une méthode qui n'est pas toujours aussi promptement efficace , mais qui l'est constamment, et qui ne produit jamais d'accidents ; d'ailleurs les bons effets des vomitifs ne sont pas aussi nombreux que nous venons de le supposer ; et nous ne craignons pas d'exagérer en disant que les cas où ils aggravent la maladie sont au moins dans le rapport de un à dix. Ceux qui préconisent l'émétique vantent beaucoup ses succès, et se taisent sur les effets fâcheux qu'il produit ; peut-être sont-ils de bonne foi, les principes qu'ils ont adoptés les empêchent de lui attribuer les accidents qu'ils observent. S'ils n'étaient pas aveugles ils excepteraient des cas heureux 1° ceux où l'irritation gastrique, sans passer à un degré élevé, est cependant sensiblement exaspérée, car ils voient souvent après son administration l'appétit disparaître complètement et la soif le remplacer, la langue se charger davantage et rougir sur ses bords, la peau se sécher, etc.; 2° ceux où les prétendues fièvres essentielles succèdent aux premiers phénomènes de la gastrite; 3° enfin les cas nombreux où l'état du malade s'améliore pendant deux ou trois jours, et après lesquels l'embarras gastrique reparaît, et ceux où cette amélioration momentanée est bientôt suivie des signes d'une gastrite chronique.

La bile et les fluides muqueux vomis ne préexistaient certes pas à l'administration de l'émétique, leur sécrétion a été accrue par la stimulation qu'il exerce sur l'estomac et qui se transmet jusqu'au foie; et, en supposant qu'une certaine quantité de ces liquides existât déjà dans le ventricule et irritât la membrane muqueuse en administrant l'émétique, on manque doublement le but qu'on se propose, puisqu'il doit accroître l'irritation et déterminer une sécrétion plus abondante de bile et de mucosités. C'est en effet ce qui arrive, et si cette exaspération est souvent exempte de suites fâcheuses, c'est parceque la stimulation de l'estomac provoque alors dans la peau une action extraordinaire qui détermine la diaphorèse, et par suite la révulsion de l'irritation gastro-intestinale. Puisque les effets de l'émétique sont incertains, même dans les irritations les plus légères, qu'ils ne procurent une guérison rapide que dans peu de cas, que, dans la plupart, les individus ne se rétablissent pas plus promptement qu'en suivant une autre méthode de traitement, et que quelquefois il exaspère l'irritation et donne lieu à une phlegmasie trop souvent mortelle, il doit être proscrit presque toujours du traitement des affections gastriques. Il est ordinairement avantageux quand l'irritation est très légère, qu'elle est récente, qu'elle n'a pas été précédée d'une gastrite chronique; que les individus sont gras, lymphatiques, peu irritables; dans les saisons et les contrées froides et humides; lorsque la langue est couverte d'un enduit muqueux, et que ses bords et sa pointe ne sont pas rouges; que l'épigastre n'est nullement sensible; que la chaleur de la peau et la soif ne sont pas augmentées; que le malade n'a aucun organe affecté de phlegmasie chronique; et il n'est pas douteux que, même dans les cas les plus favorables à l'administration de l'émétique, il ne soit encore plus prudent de s'en abstenir, car on n'est pas encore à l'abri de tout accident. Je possède trois observations qui justifient bien cette crainte. Chez deux individus, j'ai vu le vomitif donner lieu à une gastrite qui fut très intense; chez un troisième, placé comme les deux autres dans toutes les circonstances que je viens de signaler, je crus pouvoir prescrire l'émétique : des vomissements incoercibles survinrent, une inflammation des plus aiguës éclata, et, malgré le traitement antiphlogistique le plus actif, elle continua ses progrès, et le malade succomba le sixième jour avec les symptômes de la *fièvre adynamique*. Je ne pus faire l'ouverture du cadavre; mais le sujet avait toujours joui d'une bonne santé, et je m'étais bien assuré qu'il ne portait aucun foyer d'irritation chronique.

Ces motifs doivent donc décider les praticiens à préférer à une méthode souvent avantageuse, il est vrai, mais quelquefois dangereuse, un mode de traitement qui ne peut jamais leur laisser de regrets.

Lorsqu'un individu se présente avec les prodromes de la gastro-entérite, il faut sur-le-champ l'astreindre à la diète, ne lui permettre que de l'eau de veau ou de poulet, quelques fruits cuits, s'il a encore de l'appétit, et lui prescrire de boire de la limonade ou autres préparations analogues. Si le malade est sanguin, que la chaleur de la peau soit augmentée, il ne faut pas se borner à ces moyens, l'application de huit à douze sangsues à l'épigastre arrêtera plus sûrement la phlogose commençante. Presque toujours ce traitement ramène la santé en deux ou trois jours, et, si quelquefois il ne réussit pas à arrêter l'irritation, il l'empêche, dans presque tous les cas, d'acquérir une grande intensité.

Lorsque la fièvre est déjà déclarée, il faut appliquer un plus grand nombre de sangsues : cette quantité est déterminée par l'intensité de la phlegmasie, sa durée, l'âge, le sexe et l'état du système vasculaire sanguin. Chez les adultes qui présentent la gastro-entérite sous les formes inflammatoire ou bilieuse il faut toujours appliquer de trente à quarante sangsues, et se garder d'arrêter l'écoulement du sang, que l'on doit au contraire favoriser par des fomentations émollientes. Quand les sangsues sont placées en trop petit nombre, on calme pour quelques heures l'irritation, mais elle reparaît le plus souvent avec son intensité première, et la faiblesse que le malade a éprouvée est en pure perte. Il faut laisser couler le sang jusqu'à ce que le pouls perde sa fréquence et devienne mou, que la chaleur de la peau diminue, que cette membrane s'humecte, et que la face perde de sa coloration. Plusieurs circonstances apportent à ce précepte des modifications qu'il est fort important de connaître. Chez les individus qui ont peu de sang, et chez ceux qui sont affectés depuis long-temps d'une gastro-entérite chronique, il faut être très modéré dans l'emploi de la saignée; une évacuation sanguine abondante jetterait le malade dans un état de faiblesse dont il serait long-temps à se relever, et qui serait d'autant plus dangereux que les viscères sont actuellement le siége d'une congestion que la débilité favorise. On ne doit saigner dans ces cas que lorsque le pouls présente de la dureté et de la résistance, et que la face est colorée; il faut alors se borner à un plus petit nombre de sangsues que celui que nous avons indiqué, et arrêter l'écoulement du sang lorsque l'état du pouls et la chaleur de la face annoncent qu'il ne deviendrait pas impunément plus abondant. Si le pouls malgré sa fréquence n'offre pas de dureté, si la peau est décolorée, si l'embonpoint est beaucoup diminué, si avant la maladie le sujet était faible, il est plus prudent de s'abstenir entièrement des saignées locales et générales, et de se borner à l'emploi des autres moyens (1). Chez les jeunes gens, les femmes et les vieillards, lors même qu'ils ne se trouvent pas dans les circonstances que nous avons signalées plus haut, on doit aussi pratiquer la saignée locale avec plus de modération; car s'il est important d'occasioner une déperdition sanguine assez abondante pour que la résolution de la phlegmasie s'opère rapidement, il ne faut pas cependant jeter le malade dans une débilité

(1) Examen, prop. CCLXVI, CCLXVII et CCLXVIII.

qui retarde la convalescence, et qui favorise l'établissement des inflammations chroniques.

L'emploi des sangsues exige chez les enfants la plus grande circonspection et la surveillance la plus attentive; on ne doit jamais en appliquer qu'un très petit nombre, même lorsqu'ils sont forts et que la gastro-entérite est intense, parceque les capillaires de la peau sont très développés dans le jeune âge, et que les piqûres des sangsues fournissent souvent une grande quantité de sang; on a vu des enfants périr anémiques parcequ'on avait abandonné l'hémorrhagie cutanée à elle-même. Le médecin qui fait appliquer des sangsues à un enfant doit donc le surveiller lui-même, et le visiter trois ou quatre heures après l'application, pour s'assurer si l'état du pouls et la décoloration de la peau ne commandent pas d'arrêter l'écoulement du sang. Ce n'est pas seulement chez les enfants que l'on doit craindre l'accident sur lequel nous fixons l'attention, on l'a observé aussi chez des jeunes gens et chez des adultes dont la peau était délicate. Un jeune soldat robuste entra en 1820 à l'hôpital du Val-de-Grâce, affecté d'une légère gastro-entérite; le lendemain de son entrée M. le docteur Damiron prescrivit quinze sangsues à l'épigastre : le sang coula abondamment, et l'infirmier de service changea deux fois l'alèze. Le soir le malade se plaignit d'être faible; mais le chirurgien de garde ne fut point averti, et pendant la nuit l'infirmier ne s'occupa plus de ce jeune homme. A cinq heures du matin il le trouva mort : une énorme quantité de sang coagulé couvrait l'abdomen et l'alèze. A l'ouverture du cadavre, nous trouvâmes tous les tissus décolorés et les veines vides. L'examen du cerveau, des viscères thoraciques et abdominaux, ne présentèrent aucune altération, et il fut évident que le malade était mort d'hémorrhagie, M. Damiron me rapporta alors avoir déjà été témoin d'un accident semblable, chez un individu âgé de vingt-cinq ans environ.

Lorsque la première application de sangsues n'a pas produit dans l'espace de quinze ou vingt-quatre heures une amélioration bien marquée, que le pouls conserve encore de la fréquence, que la peau est chaude et sèche, l'épigastre sensible, la soif intense, la bouche sèche et la langue d'un rouge vif sur ses bords, il faut réitérer l'application des sang-sues. On est quelquefois obligé d'y revenir encore une troisième et une quatrième fois. Cette persistance est indispensable pour arrêter la phlegmasie, et je l'ai vue nombre de fois, dans la pratique de M. Brous-sais, couronnée des plus heureux succès. La faiblesse n'est pas aussi grande, après ces déperditions sangui-nes réitérées, qu'on pourrait le penser, et la conva-lescence n'est pas aussi longue que l'ont dit les détrac-teurs de cette pratique qui ne l'ont jamais vu mettre en usage. La débilité est bien plus profonde quand on a laissé marcher la phlegmasie ou qu'on l'a exas-pérée par des toniques.

Souvent, après une amélioration d'un ou plusieurs jours, on voit les premiers symptômes reparaître avec la même intensité, il faut alors revenir aux sangsues comme dans le cas précédent. Mais souvent il faut renoncer à leur emploi avant d'avoir obtenu l'amélioration que l'on désire, parceque, loin de diminuer l'intensité de la phlegmasie, elles ne feraient qu'ajouter au danger. M. Broussais veut que l'on s'abstienne de la saignée lorsque la phlegmasie a été précédée d'une inflammation chronique, qu'elle n'a pas perdu de son intensité après la première application de sangsues, et que le pouls perd sa force en conservant toute sa fréquence; quand plusieurs organes sont enflammés à la fois, et dans une grande étendue; si l'angoisse, la prostration et la fréquence du pouls sont extrêmes: « On évacuerait tout le sang, dit-il, plutôt que d'arrêter la maladie (1). » L'auteur de l'*Examen* veut aussi que l'on soit très circonspect dans l'emploi des saignées quand les typhus ne sont pas à leur début, parceque, tout en produisant des phlegmasies dans les viscères, le poison gazeux affaiblit la puissance vitale à tel point que les pertes ne peuvent plus être réparées.

Dans un autre chapitre nous avons assez insisté sur la supériorité de la saignée capillaire sur la saignée générale dans le traitement des inflammations membraneuses, pour être dispensé d'y revenir encore ici. On ne doit recourir à la phlébotomie que lorsque la phlegmasie suscite une grande excitation dans le système vasculaire sanguin, et que la maladie est à son début, ou bien lorsque la gastro-entérite s'accompagne d'une pneumonie, ou que le sang se porte

____

(1) Prop. cclix et ccxxxiii.

avec force vers l'encéphale; mais, dans ces cas, la saignée capillaire pratiquée à l'épigastre n'est pas moins nécessaire pour combattre l'inflammation gastro-intestinale.

Nous avons dit qu'aussitôt que les premiers phénomènes de cette maladie se manifestaient on devait défendre l'usage des aliments, et ne permettre aux malades que les bouillons; mais quand la fièvre est allumée, la diète doit être absolue. M. Broussais est le premier qui ait défendu le bouillon dans les gastrites-fébriles, et l'exécution de ce précepte est de la plus grande importance pour le succès du traitement. Combien de fois n'avons-nous pas vu quelques cuillerées de cette préparation, administrées quand la maladie avait déjà éprouvé de l'amélioration, faire subitement reparaître les premiers symptômes? M. Broussais étend cette proscription à tous les liquides qui exigent une digestion, tels que les décoctions des graines farineuses et des fruits charnus et mucoso-sucrés. Il veut que l'on n'accorde pour boisson que l'eau chargée d'une petite quantité de sucre et de gomme adragant, qui est préférable à la gomme arabique à cause de la partie extractive qui colore souvent cette dernière. La dissolution ne doit en contenir qu'assez pour être légèrement onctueuse au toucher; à défaut de gomme, on emploie la semence de lin ou la racine de guimauve. On doit renoncer aux plantes mucilagineuses qui contiennent en même temps un principe aromatique. Les boissons gommeuses sont préférables à toutes les autres; cependant beaucoup de malades préfèrent les acidules : on leur donne alors une limonade légère préparée au citron, ou le sirop de groseilles simple ou framboisé étendu dans une grande quantité d'eau; à leur défaut, on emploie l'acide tartarique, qui doit être fort affaibli. L'acide acétique produit toujours de l'irritation, même lorsque l'eau est à peine acidulée; on doit donc renoncer à l'oxycrat et au sirop de vinaigre, ainsi qu'aux acides minéraux; il en est de même du sirop de mûre, l'acide qu'il contient étant extrêmement piquant. Si les boissons acidules provoquent la toux, on doit leur substituer les mucilagineux. Il est préférable d'administrer les unes et les autres froides, surtout pendant l'été ou quand il y a des vomissements; les liquides chauds stimulent l'estomac : l'existence de la toux nécessite cependant qu'ils soient pris tièdes. Le malade ne doit boire qu'autant que sa soif l'exige; et il ne doit pas ingérer une grande quantité de liquide à la fois; car alors il s'accumule dans l'estomac, le distend et le fatigue.

Plus tard, quand la maladie est sur son déclin, que la langue se nettoie et que le malade a de l'appétence, et surtout s'il est à la diète depuis long-temps et qu'il soit très affaibli, on lui donne des boissons nourrissantes. On substitue alors aux premières les décoctions d'orge, de pommes douces, de pain, sucrées et très légèrement aromatisées avec l'eau de fleurs d'oranger, le lait coupé, etc.; et quand la fréquence du pouls a disparu, le bouillon de veau ou de poulet, et celui de bœuf quand la convalescence se déclare.

Plusieurs topiques sont d'une grande utilité dans le traitement de la gastrite. Nous mettrons au premier rang les fomentations émollientes sur l'épigastre et la région ombilicale. Elles ne doivent pas être appliquées à une température trop élevée, dans la crainte de stimuler la peau. Quand l'inflammation est très vive, qu'il y a beaucoup de chaleur, si l'individu n'est pas trop débilité, s'il cherche l'air frais, il faut préférer les applications froides. On place alors sur l'épigastre une vessie remplie de glace ou d'eau très froide, que l'on renouvelle quand elle s'échauffe. Si les poumons ou la plèvre sont irrités, M. Broussais fait couvrir le thorax d'un cataplasme chaud pour les soustraire à l'influence du froid; et si, malgré cette précaution, la toux s'exaspère, il renonce à ce moyen.

Le froid sur l'abdomen est très efficace dans les circonstances que nous indiquons; il dispense souvent de réitérer la saignée, et M. Broussais conseille surtout son emploi dans l'été et dans le traitement des gastro-entérites des pays chauds (1).

La méthode révulsive n'est que d'un faible secours dans le traitement des inflammations aiguës de la membrane muqueuse digestive, et le plus souvent même elle est très nuisible. M. Broussais a très souvent signalé les dangers de l'usage des vésicatoires, qui, avant lui, jouaient un si grand rôle dans le traitement des *fièvres essentielles* graves. L'inflammation cutanée qu'ils produisent n'est pas assez vive pour opérer la révulsion

Prop. cccxix.

d'une phlegmasie qui occupe une grande étendue, et le plus souvent ils accroissent l'excitation générale, et ajoutent à l'intensité de la gastro-entérite. On lit dans les *Annales de la médecine physiologique* plusieurs observations dans lesquelles on voit les mauvais effets des vésicatoires dans le traitement de cette maladie. Plusieurs fois j'ai vu M. Broussais obligé d'y recourir lorsqu'elle était compliquée d'une phlegmasie thoracique dont il craignait le passage à l'état chronique : il attendait toujours que les signes de la gastro-entérite eussent presque entièrement disparu. Eh bien ! dans presque tous les cas, le lendemain, le malade avait la langue rouge, de la soif, de la chaleur à la peau et de la fréquence dans le pouls ; il fallait le remettre à la diète, et quelquefois même revenir aux sangsues.

On ne doit donc pas tenter la révulsion de la gastro-entérite ; on ne doit recourir aux révulsifs que lorsqu'elle est compliquée d'une irritation cérébrale que les saignées du cou n'ont pas calmée ; nous en parlerons plus tard : cependant lorsqu'elle s'accompagne de vomissements que la saignée de l'épigastre et les boissons froides n'ont pas calmés, il faut appliquer sur les pieds ou sur les jambes des cataplasmes chauds, que l'on peut rendre plus excitants en les arrosant d'eau de Cologne ou d'alcool simple. On peut aussi recourir aux sinapismes, que l'on ne doit laisser sur la peau que pendant une heure environ, à moins qu'ils n'aient pas encore agi ; mais si l'on observe que la douleur qu'ils déterminent souvent produit trop d'excitation, il faut les enlever, et leur substituer les cataplasmes chauds. La stimulation de la peau retentit avec tant de facilité dans la muqueuse gastrique, que les bains chauds exaspèrent souvent son inflammation.

Qu'il y ait constipation ou diarrhée, il est toujours utile d'administrer deux demi-lavements émollients chaque jour. Si la chaleur est considérable, si le colon n'est pas enflammé, et si le malade n'est pas très faible, il faut leur préférer les lavements d'eau froide ou d'oxycrat froid. L'existence de la diarrhée, du ténesme et des coliques, ne doit jamais déterminer à y ajouter des préparations opiacées pendant le cours de la gastro-entérite aiguë.

Lorsque l'irritation cérébrale est légère, que le malade ne se plaint que de la céphalalgie, elle n'exige pas de soins particuliers; mais lorsque la douleur est très forte, que la physionomie est animée, on doit craindre le délire et calmer aussitôt l'irritation encéphalique par l'application des sangsues aux tempes ou au cou, et réitérer la saignée de l'épigastre, si les signes de la phlegmasie gastro-intestinale annoncent qu'elle est encore très intense; et, s'il n'existe aucune contre-indication à la répétition de la saignée, lorsque le délire est survenu, on doit joindre à ce moyen l'application de la glace sur la tête, et celle des cataplasmes chauds ou des sinapismes aux pieds et aux jambes. C'est en employant simultanément la saignée locale, le froid et les révulsifs, que l'on obtient souvent les résultats les plus heureux, que ne produit pas l'application successive de chacun de ces moyens. Le froid et la saignée locale, en même temps qu'ils calment directement l'irritation encéphalique, empêchent celle de la peau de tourner à son profit. Toutefois il faut se garder de laisser les sinapismes appliqués assez de temps pour produire la douleur, car celle-ci stimule vivement le cerveau, et l'on accroîtrait ainsi son irritation.

Il survient souvent pendant le cours de la gastro-entérite des hémorrhagies, qui tantôt sont avantageuses, et d'autres fois jettent le malade dans le plus grand danger. Lorsqu'il n'était pas débilité avant la maladie, qu'il présente encore beaucoup de réaction, que le pouls offre encore de la force et de la dureté, il faut respecter ces écoulements, qui souvent procurent rapidement la résolution de la phlegmasie. On ne doit les arrêter que s'ils deviennent trop abondants. Dans le cas au contraire où la prostration est extrême, le pouls petit et faible, la peau livide, la bouche fuligineuse, il faut les supprimer aussitôt qu'ils paraissent; mais ce n'est pas par les toniques et les astringents qu'il faut le faire, comme le pratiquent ceux qui les attribuent à l'adynamie : on doit leur opposer les révulsifs, dont l'emploi est alors sans danger. Ainsi on appliquera des vésicatoires extemporanés à la nuque pour l'épistaxis, sur le haut du sternum pour l'hémoptysie, sur l'abdomen pour l'hémorrhagie intestinale.

Ce que nous venons de dire des hémorrhagies s'applique aux phlegmasies extérieures qui se montrent quelquefois dans le cours des gastro-entérites. Lorsqu'il survient une parotide, un érysipèle, un phlegmon, on doit les respecter si l'on s'aperçoit que l'intensité de l'inflammation gastro-intestinale diminue. Si, au contraire, la fièvre augmente, si la sécheresse de la langue devient plus grande, il faut combattre l'inflammation secondaire par les sangsues, puisque, loin de devenir révulsive de la gastro-entérite, elle ajoute à son intensité; il faut même dans ce cas en appliquer encore à l'épigastre, si les forces du malade le permettent.

Toutes les inflammations viscérales qui viennent compliquer la gastro-entérite doivent être combattues par les saignées locales, s'il n'existe pas de contre-indications à leur emploi, parcequ'elles ajoutent manifestement au danger de la maladie. Ainsi, lorsque dans les premiers jours de son existence il se manifeste une péritonite, on doit appliquer des sangsues sur l'abdomen; si la difficulté d'uriner annonce que l'irritation s'étend à la vessie, on doit en placer à l'hypogastre; il en est de même des organes thoraciques. Si l'on n'observe que cette petite toux sèche sans expectoration que nous avons dit être sympathique de la gastrite, elle n'exige pas de soins particuliers. Si par l'excès de cette sympathie il se manifeste un catarrhe pulmonaire, on doit appliquer des sangsues au-dessous des clavicules ou bien immédiatement au-dessus du sternum, entre l'insertion des muscles sterno-mastoïdiens. Si l'irritation s'étend au parenchyme du poumon et que le pouls devienne large, il faut pratiquer une saignée générale, ou bien recourir aux

sangsues sur le thorax si le malade a déjà perdu beaucoup de sang. Dans les deux cas, on tiendra la poitrine
couverte par de larges cataplasmes émollients renou-
velés deux ou trois fois par jour. L'angine qui complique souvent la gastro-entérite cède à une application
de sangsues à la partie supérieure du cou, et aux cataplasmes. Les arthrites sympathiques qui surviennent
aussi quelquefois doivent être combattues par les
mêmes moyens.

La phlegmasie du colon est une de celles qui compliquent le plus souvent l'inflammation de l'estomac
et de l'intestin grêle, on doit lui opposer les lavements émollients et les sangsues à l'anus, qui sont
très efficaces dans cette affection, comme nous le verrons en parlant de son traitement en particulier.

Lorsque le traitement dont nous venons de tracer
les règles est opposé de bonne heure aux gastro-entérites les plus intenses, il en triomphe presque toujours. Mais lorsqu'elles ont été précédées d'une inflammation chronique, que plusieurs organes sont en
même temps affectés profondément, que l'on n'a
pas attaqué la maladie dans son début, que le malade a pris auparavant des toniques ou des vomitifs,
le mal est souvent au-dessus des ressources de l'art;
et malgré ces circonstances, qui ne se rencontrent
que trop fréquemment, il existe une différence notable dans la mortalité des hôpitaux, et des différentes
salles du même hôpital, où les malades sont traités
par la méthode antiphlogistique ou par les toniques
et les émétiques. Dans la pratique des médecins phy-

siologistes on voit beaucoup moins de *fièvres* arriver à la forme adynamique que dans celle des médecins qui suivent une conduite opposée. Or, on sait que le danger n'existe que quand cette transformation s'opère ou lorsque l'ataxie survient.

Lorsque, sous l'influence d'un mauvais traitement ou des moyens antiphlogistiques méthodiquement appliqués, le malade tombe dans la prostration, que la bouche devient fuligineuse, la peau livide et le pouls faible en même temps qu'il conserve sa fréquence, ou bien qu'à une époque avancée de la maladie le délire et les mouvements convulsifs se réunissent, quelle est la conduite que doit tenir le praticien? Il faut avouer qu'il ne possède que peu de moyens pour conjurer le danger, et qu'en général ils sont peu efficaces. Les saignées ne peuvent plus être admises : dans cet état de la maladie, elles sont souvent mortelles en peu d'heures ; cependant j'ai vu plusieurs fois quatre ou cinq sangsues appliquées alors à l'épigastre faire disparaître rapidement les accidents ; mais on ne saurait donner le conseil d'imiter une conduite aussi hardie. Peut-on recourir aux toniques? Tous les symptômes, nous le savons, dépendent d'une inflammation ; la prostration, la stupeur, etc., sont le résultat de l'accroissement de cette lésion : que peuvent donc faire les toniques, si ce n'est ajouter à son intensité? Cependant malgré cette contradiction théorique il faudrait les prescrire, si l'observation avait constaté leurs avantages. Mais il s'en faut de beaucoup qu'il en soit ainsi. On sait combien peu de *fièvres adynami-*

qués échappent au traitement stimulant qui n'a jamais de succès que lorsqu'il détermine dans les organes sécrétoires des actions révulsives. On doit donc le bannir même dans les cas les plus désespérés, puisque ses avantages sont fort incertains, et que lorsqu'il ne favorise pas la guérison du malade il hâte certainement sa mort. D'ailleurs, la médecine physiologique offre encore ici des ressources auxquelles il n'est pas permis de renoncer pour recourir à des moyens dangereux. Dans cet état de gravité de la maladie, j'ai vu souvent la méthode révulsive alliée aux adoucissants arracher le malade au danger ; et dans plusieurs cas, j'en ai obtenu moi-même les effets les plus avantageux : il faut appliquer des sinapismes sur les pieds ou sur les jambes en même temps que l'on fait sur le ventre des fomentations. Si la peau n'est pas livide et si elle n'est pas couverte d'une sueur visqueuse, il faut appliquer un peu avant les sinapismes quatre ou cinq sangsues à l'épigastre, elles sont alors sans danger, et elles favorisent l'action des irritants cutanés : du moins c'est dans ces circonstances que je les ai vues réussir. Si, lorsque leurs piqûres saignent depuis une heure environ, on voit le pouls reprendre un peu de force et de développement, il faut favoriser l'écoulement; et si, plus tard, l'amélioration est encore plus sensible, il faut réitérer l'application et renouveler les sinapismes. Si, au contraire, on s'aperçoit que la petitesse et la faiblesse du pouls augmentent, il faut se hâter d'arrêter l'hémorrhagie. Si les sinapismes produisent assez d'irritation pour causer de la douleur,

33

il faut leur substituer des cataplasmes de farine de lin très chauds, ou bien un mélange de cette dernière et de farine de moutarde; si au lieu de la stupeur il existe du délire, il faut insister sur l'application du froid sur la tête en même temps que l'on stimule les parties inférieures. Il faut en même temps continuer l'usage des boissons mucilagineuses ou acidules, et ne rien donner qui puisse ajouter à l'irritation des voies digestives; ainsi il faut s'abstenir des bouillons de veau ou de poulet, du petit-lait et des émulsions.

Lorsque la maladie est arrêtée dans les premiers temps de sa durée, que les vomissements cessent, que l'épigastre n'est plus douloureux, que la langue a perdu de sa rougeur, la peau de sa chaleur, la soif de son intensité, et que la fréquence du pouls est bien réduite, il est inutile d'insister sur les saignées; la diète, les boissons délayantes, les lavements et les fomentations, suffisent alors pour achever la cure. Lorsque la fréquence du pouls a cessé, on prescrit les boissons nourrissantes dont nous avons parlé précédemment; et lorsque la rougeur de la langue a disparu, on donne des bouillons dont on augmente graduellement la quantité et la qualité nourrissante. Quelquefois l'appétit se déclare avec énergie pendant que la fièvre persiste encore, il faut alors accorder quelques bouillons; car la faim non satisfaite ajouterait à l'inflammation de l'estomac. On doit surtout céder aux besoins du malade lorsqu'il a été pendant quelque temps dans l'état adynamique. Mais il faut se garder de confondre l'expression d'un besoin réel avec des sollicitations qui n'ont d'autre source que la crainte de périr d'inanition, et la prévention du vulgaire qui pense que l'on ne peut pas vivre sans prendre d'aliments.

Lorsque le malade fait usage de bouillon depuis deux ou trois jours, on lui donne des soupes, des potages légers, des fruits cuits, puis des viandes blanches et du vin vieux étendu de beaucoup d'eau. Nous ne rappellerons pas ici tout ce qui a été dit à l'article de la convalescence sur les soins et la surveillance attentive qu'elle exige. Nous nous bornerons à rappeler que l'on ne doit augmenter que graduellement la quantité des aliments et leur nature stimulante ; qu'aussitôt que le convalescent se plaint de mal à la tête, de perte d'appétit, de dégoût et de malaise, il faut retrancher les aliments et le soumettre pendant un jour ou deux au bouillon et à la limonade ; avec ces précautions il sera bientôt revenu à son premier état. Il faut se rappeler aussi que, si malgré l'usage d'aliments de bonne nature et l'observation de toutes les règles hygiéniques, le malade ne reprend pas ses forces et son embonpoint, il porte un foyer de phlegmasie chronique qu'il faut détruire.

Quand, par l'effet de la diète, des boissons aqueuses et des saignées, l'estomac se trouve dans un état de débilité qui ne lui permet plus de faire de bonnes digestions, ce que l'on reconnaît à la pâleur de la langue qui est en même temps large, à l'absence de la soif, à une chaleur extraordinaire à la peau, à la sensibilité épigastrique, il faut donner quelques légers toniques pour exciter l'estomac. On prescrira alors des infusions amères et aromatiques, de l'extrait de kina et un peu de vin généreux; mais plus souvent, comme nous l'avons vu, il subsiste après la maladie une grande irritabilité de la muqueuse gastrique, et l'on voit s'établir pendant la convalescence une gastrite-chronique. Nous nous trouvons ainsi conduit à parler de son traitement, avant de nous occuper de celui de la colite et des gastro-entérites intermittentes et rémittentes.

Le traitement de la gastro-entérite chronique est hérissé d'une foule de difficultés dont le médecin ne peut triompher qu'en déployant toutes les ressources de l'art, et en persistant dans l'emploi des moyens qu'il lui fournit avec la persévérance la plus opiniâtre. Ce traitement exige une foule de modifications suivant les différentes formes que la maladie affecte, sa durée et l'état du malade.

Lorsque la gastro-entérite chronique est primitive, qu'elle affecte un individu robuste, sanguin, adonné à la bonne chère, il faut commencer le traitement par l'application de douze ou quinze sangsues à l'épigastre; et y revenir, dans les premiers temps, tous les six ou huit jours, suivant que la phlogose l'exige, et que les forces du malade le permettent. Quand, au contraire, elle succède à une gastrite aiguë, que le sujet est débilité, ou bien lorsqu'elle est primitive, et que celui-ci a déjà perdu beaucoup de forces et d'embonpoint, on doit renoncer à ce moyen qui produirait une faiblesse dont le malade serait long-temps à se relever, et qui rendrait plus difficile la guérison de la gastrite chronique. Il faut se souvenir que celle-ci se fait souvent long-temps attendre, qu'il faut persister pendant plusieurs mois dans l'usage d'une petite quantité d'aliments peu substantiels, et qu'il faut par conséquent ménager les forces du malade, qui aura à lutter contre la débilitation exercée par la maladie et par son traitement.

Le régime en constitue la partie la plus importante, et souvent même il se réduit tout entier aux soins de la diététique. Le grand art est d'alimenter le malade en stimulant le moins possible la membrane muqueuse gastrique; il ne faut donc prescrire que les aliments les plus légers, les plus doux et ceux qui nourrissent le plus sous un moindre volume. Il faut en général bannir du régime des individus affectés de gastrite chronique toutes les substances tirées du règne animal, même le bouillon gras. Il ne devra se composer que de pain très blanc et bien fermenté, que de sagou, de salep, de gruau, de semoule, de bouillies, de lait, d'œufs frais, de fruits cuits et de végétaux herbacés pris en petite quantité. On variera ces aliments suivant le goût du malade et son aptitude à les digérer ; car tel individu se trouve très bien de l'usage du lait, tandis que tel autre ne peut pas le supporter. Ces aliments seront pris en petite quantité à chaque repas, pendant lesquels on n'accordera que l'eau pour boisson; on en augmentera progressivement la dose quand on verra la phlogose diminuer de plus en plus. Il est un soin, d'une exécution facile et très important à noter à cause de l'efficacité de ses résultats, que l'on doit toujours recommander au malade, c'est celui de rafraîchir l'estomac après chaque repas par des boissons aqueuses, prises par intervalle jusqu'au repas suivant, ou jusqu'au moment du sommeil; l'exécution de ce précepte de M. Broussais ne saurait être trop recommandée, car on voit les malades qui s'y soumettent digérer avec facilité, et être délivrés presque toujours de la chaleur des mains, de la pesanteur et de la sensibilité à l'épigastre, et de la sécheresse de la gorge qui les fatiguent après le repas.

Les individus robustes, pour lesquels nous avons conseillé l'emploi des sangsues, doivent être mis pendant les premiers jours du traitement à la diète des maladies aiguës. On ne leur accordera que quelques bouillons légers et des boissons gommeuses et acidulées; cette sévérité est surtout de rigueur s'il existe de la douleur à l'épigastre, et si la maladie est le résultat des excès de table. On s'en relâchera peu à peu, lorsque la phlogose passera à une nuance plus obscure.

Nous avons dit, dans l'histoire de la gastro - entérite chronique, que cette maladie éprouvait souvent, sous l'influence des causes stimulantes et d'un traitement bien dirigé, des alternatives de rémission et d'exacerbation. Toutes les fois qu'elle s'exaspère, il faut retrancher une partie des aliments jusqu'à ce que l'on remarque de l'amélioration, et même, si les douleurs épigastriques sont vives, il faut appliquer quelques sangsues sur la région de l'estomac.

Entre les repas, les malades doivent boire toutes les heures environ une tasse d'eau sucrée, de tisane gommeuse ou acidule, suivant leur goût. Ces boissons doivent être prises froides; on est dans la nécessité de les varier souvent, ainsi que les aliments; car, au bout de quelque temps, les uns et les autres fatiguent les malades et leur inspirent de la répugnance.

La constipation habituelle, chez les individus affectés de gastro-entérite chronique, ajoute presque toujours à leur malaise, à la pesanteur de tête et à la sensibilité épigastrique, on doit donc y remédier en faisant prendre chaque jour un lavement émollient.

Les malades doivent faire tous les jours un exercice modéré en plein air, surtout après les repas. On leur conseillera les promenades à pied, préférables à l'exercice en voiture et en bateau, à moins qu'ils ne soient très faibles, et à l'équitation qui ne peut avoir d'avantages que lorsque le malade n'éprouve pas de douleurs; les distractions, le séjour à la campagne, les voyages aux sources d'eaux minérales, dont ils n'useront pas intérieurement; enfin, ils devront se livrer à tous les actes capables d'accroître la vitalité dans les parties extérieures, aux dépens des viscères et du système nerveux. Il est donc indispensable d'interdire, presque complètement aux malades, le travail de cabinet, et tout ce qui excite une contention cérébrale soutenue, à laquelle ils ne peuvent se livrer sans ajouter à la susceptibilité nerveuse déjà trop exaltée chez la plupart.

Les individus affectés de gastrite chronique ne doivent pas séjourner dans un appartement trop échauffé; ils doivent également éviter l'air froid et humide, et ne pas se charger pendant la nuit de couvertures trop épaisses. On calme souvent les douleurs épigastriques par l'application des cataplasmes émollients, et beaucoup de malades se trouvent bien du contact d'une pièce de flanelle doublée d'une peau de cygne ou d'une fourrure délicate.

Un des moyens les plus précieux dans le traitement de la gastro-entérite chronique est l'usage fréquent des bains; ils doivent être pris à une température fort peu élevée, aussi basse que les malades peuvent la supporter. Pendant les chaleurs de l'été, on doit prescrire à ceux dont les forces ne sont pas épuisées les bains de rivière. Je les ai vus souvent produire en peu de temps les effets les plus avantageux.

Tels sont les principes du traitement de la gastro-entérite chronique: nous répétons que cette maladie, toujours très opiniâtre quand elle a quelque temps de durée, ne peut être guérie que par la patience et la docilité du malade, et la persévérance du médecin dans l'emploi des moyens adoucissants.

Lorsque les signes de la phlogose chronique de la membrane muqueuse digestive ont disparu depuis quelque temps, le malade peut revenir graduellement à l'usage de la viande et du vin. Mais pendant plusiurs mois, et souvent même pendant des années, il doit encore se considérer comme convalescent, et apporter la plus grande attention à éviter toutes les influences qui peuvent développer de nouveau l'irritation de l'estomac; car cette maladie, lorsqu'elle a existé pendant plusieurs mois, éprouve très souvent et avec une grande facilité des récidives dont la guérison devient de plus en plus difficile.

Les vésicatoires, les sétons et les moxas, sont d'un très faible secours dans la gastrite chronique, et souvent même ils ajoutent à l'irritation. On ne doit les employer que pour rétablir un exanthème à la disparition duquel la maladie peut être attribuée.

La gastrite chronique est de toutes les maladies celle dans laquelle on a le plus abusé des purgatifs, des toniques et des stimulants, à titre d'antispasmodiques. Tout ce que nous avons dit précédemment sur la nature des *dyspepsies*, de l'*hypocondrie*, etc., nous dispense de nous arrêter à démontrer le danger de ces médicaments dans ces formes diverses de la gastrite chronique; l'inflammation de la membrane muqueuse digestive traitée par les toniques guérit encore moins quand elle est chronique que lorsqu'elle est aiguë; souvent ils produisent du soulagement, du bien-être pendant quelques heures, mais les souffrances augmentent bientôt, et ils finissent par rendre la maladie incurable; souvent même ils produisent des désorganisations mortelles. Les purgatifs, en irritant le gros intestin, opèrent quelquefois la révulsion de la phlogose de la partie supérieure des voies digestives, mais presque toujours ils ne produisent qu'un soulagement de peu de durée, et ils rendent la guérison plus difficile. Les antispasmodiques ne doivent être prescrits que lorsque l'on est certain que les signes de l'affection gastrique ne dépendent pas d'une phlogose chronique, mais d'une irritation purement nerveuse. On peut encore y avoir recours quand la désorganisation est certaine, que les malades éprouvent de vives douleurs, que l'on est réduit enfin à faire la médecine du symptôme. Ainsi on pourra donner les préparations opiacées pour leur procurer quelques heures de calme, la potion anti-émétique de Rivière pour arrêter des vomissements opiniâtres, etc.; mais il faut être persuadé que c'est encore par les moyens adoucissants que l'on parviendra davantage à rendre moins pénibles les derniers temps de l'existence du malade, seul résultat auquel le médecin puisse alors aspirer.

Peu de maladies nécessitaient autant que la colite une réforme dans leur traitement dirigé par l'humorisme, l'empirisme et le brownisme : celui de cette phlegmasie ne consista jusqu'à ces derniers temps que dans l'emploi des vomitifs, des purgatifs, des astringents, des toniques et des opiacés; et, malgré les propriétés spécifiques attribuées à plusieurs de ces médicaments, on ne pouvait opposer qu'un petit nombre de succès à beaucoup de terminaisons funestes. Pour apprécier la valeur de ce traitement, il suffit de se rappeler les ravages produits dans tous les temps par les épidémies de dysenteries et de diarrhées, qui étaient considérées à juste titre comme le fléau des armées.

C'est encore à l'historien des *phlegmasies chro-*

niques, que la médecine est redevable de posséder contre la colite un traitement aussi rationnel qu'efficace; et parmi les nombreux bienfaits qu'elle a reçus de ce grand observateur, celui-ci sera sans doute signalé dans ses fastes comme un des plus précieux.

Épargner à la membrane phlogosée la présence des corps étrangers qui pourraient augmenter son irritation, lui faire parvenir ceux qui jouissent d'une propriété opposée, et calmer l'inflammation par les saignées locales, telles sont les indications curatives que M. Broussais a établies dans le traitement de la colite.

Lorsque l'irritation du colon est légère, qu'elle se présente sous la forme de diarrhée, il faut, si elle est récente, astreindre le malade à une diète absolue autant de temps qu'il peut la supporter, et ne lui accorder que des boissons mucilagineuses, ou une décoction de riz ou d'orge mondé. Si l'appétit du malade ne lui permet pas de supporter ce régime pendant plusieurs jours, il faut faire une application de sangsues à l'anus : la maladie sera ainsi terminée plus promptement, et l'on pourra venir plus tôt à l'usage des aliments légers que nous indiquerons dans la suite. Sous l'influence de ce traitement, il est bien rare que la diarrhée persiste pendant plusieurs jours, même lorsqu'elle est chronique.

Quand la colite est plus intense, qu'elle s'accompagne de ténesme et de coliques, il faut aussitôt faire une application de sangsues à la marge de l'anus;

elles seront prescrites en plus ou moins grand nombre suivant la violence de l'inflammation et les forces du malade. Dans le plus grand nombre de cas, une vingtaine de ces animaux sera nécessaire; et il faudra encore y revenir si les accidents reparaissent après avoir été calmés. Quelquefois il existe une douleur plus vive sur un des points du trajet du colon, le ventre est aussi plus rénitent dans cette partie, il faut alors y faire une seconde application de sangsues. Si la colite est compliquée d'une gastrite intense, on devra aussi en appliquer à l'épigastre.

Appliquées à l'anus dans le traitement de l'inflammation du colon, elles sont aussi efficaces que placées à la région épigastrique dans celui de la gastrite. Les heureux effets qu'elles produisent sont même encore plus constants dans le premier cas que dans le second. Aussi l'on est certain d'enlever rapidement les colites par ce moyen, si le malade est en même temps astreint au régime le plus sévère. Il doit être privé de toutes substances nutritives; car celles qui ne sont pas résorbées en totalité, irritent la membrane muqueuse de l'intestin; on n'accordera donc que des solutions légères de gomme arabique ou adragant, des décoctions de graine de lin ou de semence de coing. M. Broussais prescrit de n'en user encore qu'avec réserve; car, donnés en trop grande quantité, ces liquides pourraient fatiguer les intestins comme corps étrangers. Il ne faut les administrer qu'à petites doses aussi éloignées que la soif du malade le permettra.

On couvrira en même temps le ventre de fomentations émollientes ou de cataplasmes assez bien maintenus pour que les malades ne les dérangent pas quand ils v ont à la selle. M Broussais regarde les lavements de mucilage ou d'huile, conseillés par beaucoup de médecins, comme plus nuisibles qu'utiles par la distention qu'ils font éprouver aux intestins. Quel que soit l'état de faiblesse du sujet, lors même qu'il serait déjà débilité par une autre maladie, on doit toujours recourir à ces moyens beaucoup plus efficaces que les toniques et les astringents. Seulement on appliquera les sangsues en plus petit nombre; et, dès que les douleurs auront cessé, que les évacuations seront devenues moins fréquentes, qu'elles ne seront plus accompagnées d'épreintes, on donnera des crèmes de riz, des bouillies, etc., car il serait dangereux de soumettre trop long-temps le malade à l'abstinence, à moins qu'elle ne soit commandée par une autre affection.

Tels sont les principes du traitement de la colite aiguë. Cette affection est sans contredit une des phlegmasies dans lesquelles la méthode antiphlogistique procure le plus de succès. « Enlever les colites commençantes par des applications de sangsues au lieu convenable, c'est anéantir, dit M. Broussais, les épidémies de dysenteries (1). » Depuis la publication de l'*Histoire des phlegmasies chroniques*, l'expérience a mille fois confirmé cette assertion.

On doit persister dans l'emploi des moyens que

(1) Prop. cclxxvi.

nous venons d'indiquer tant que le malade éprouve du ténesme et des coliques vives, et que les selles sont fréquentes ; quelque fatigué qu'il soit par l'abondance des évacuations alvines, on ne doit pas recourir aux toniques, ou bien l'on verrait tous les accidents se reproduire avec la plus grande violence. Quand le ténesme et la fièvre ont cessé, que les matières rendues par les selles ne contiennent plus de sang, on retire de grands avantages des préparations opiacées administrées en potion, ou en lavement si l'estomac est irrité. Donné dans ces circonstances, l'opium termine ordinairement la maladie en fort peu de jours ; on l'emploie souvent aussi avec le plus grand succès à son début, lorsque la phlogose du colon n'est pas arrivée à un haut degré d'intensité, et qu'elle n'a pas encore suscité de troubles généraux. J'ai entendu rapporter par M. Gama, chirurgien en chef de l'armée des Pyrénées orientales, que, dans l'épidémie de dysenterie qui a régné en Catalogne pendant la dernière guerre d'Espagne, l'opium, administré aussitôt que les premiers phénomènes de la maladie se manifestaient, avait presque toujours réussi à arrêter sa marche.

Quand les symptômes ont éprouvé une amélioration bien marquée, on substitue les boissons féculentes aux mucilagineuses, et quand le malade entre en convalescence, on lui accorde les potages maigres, les crèmes de riz, les bouillies : ce n'est que lorsque la guérison est bien confirmée qu'il est permis de revenir aux substances animales.

M. Broussais dit que, lorsque les malades étaient dociles à ses conseils, les dysenteries les plus graves cédaient à ce traitement en dix ou douze jours, et qu'ils pouvaient après quinze ou vingt supporter les aliments ordinaires de l'état de santé. Ces résultats sont bien différents de ceux que l'on obtenait par l'emploi des vomitifs, des purgatifs, des toniques et des astringents, sous l'influence desquels une foule de dysenteries passaient à l'état chronique quand le malade ne succombait pas dans l'état aigu, épuisé par les douleurs et les évacuations.

Le traitement de la colite chronique présente les mêmes indications à remplir que celui de l'état aigu de la phlegmasie; mais il n'est plus possible d'*épargner à la membrane enflammée tous les corps qui pourraient augmenter son irritation;* il faut nourrir le malade, car si la phlogose est ancienne, elle ne peut pas céder à une abstinence de quelques jours, et celle-ci ne peut guère être poussée plus loin dans les maladies chroniques. Il faut alors faire choix des aliments qui contiennent le plus de substance assimilable, qui fournissent par conséquent une moindre quantité de féces. On doit exclure de cette classe toutes les substances organisées, parceque, malgré la coction, l'action de l'estomac ne peut pas dissoudre complètement toutes leurs parties. Le régime se composera donc principalement de fécules : le sagou, le salep, le riz, la farine de froment privée autant que possible de son, celle de maïs, le pain blanc et bien fermenté, constitueront la nourriture ordinaire des diarrhéiques.

Ces substances seront employées en panade ou en bouillies préparées à l'eau ou au lait. Il faut joindre à ces aliments les bouillons de viande, lorsque les malades les supportent bien, les fruits mucoso-sucrés, et, à la fin du traitement, les œufs et les végétaux herbacés.

Il faut commencer le traitement de toutes les colites chroniques, comme celui des colites aiguës, par l'application des sangsues à l'anus. La faiblesse du malade peut bien faire borner leur nombre à six ou huit, mais elle ne peut déterminer à y renoncer complètement. Ce moyen abrège singulièrement la cure de la maladie, et, secondé du régime, il réussit souvent à la terminer aussi rapidement que si elle était aiguë. Tant que le malade éprouve du ténesme, que les selles sont fréquentes et difficiles, on doit l'astreindre à la diète absolue et aux boissons mucilagineuses, à moins que cet état ne persiste avec opiniâtreté, et qu'il ne devienne pressant de soutenir les forces.

Lorsqu'il sera permis de donner des aliments, on devra ne les accorder d'abord qu'en très petite quantité; on en augmentera graduellement la dose, suivant les progrès de la diminution de la phlogose, et les besoins du malade. Dans les premiers temps, il se bornera aux boissons adoucissantes; si l'estomac n'est pas irrité, on préférera les infusions légèrement aromatiques, telles que celles de fleurs de violette ou de bouillon—blanc: elles seront administrées chaudes. Quand il n'existe pas d'éréthisme général, que les selles sont rares et faciles, et que l'estomac est sain, on prescrit quelques toniques à petites doses pour favoriser la digestion. On ajoute alors une petite quantité de vin vieux à l'eau de riz ou à l'eau que le malade boit à son repas; on donne aussi une infusion amère ou une légère décoction de quinquina; mais il faut surveiller avec soin l'effet de ces médicaments, et, pour peu qu'ils ajoutent au malaise du malade, au lieu de lui procurer du bien-être, et que les selles deviennent plus fréquentes, on doit aussitôt renoncer aux toniques. J'ai eu plusieurs fois à me repentir de les avoir administrés dans des circonstances où leur emploi paraissait cependant le mieux indiqué.

Les lavements, qui fatiguent les intestins quand leur inflammation est aiguë, sont d'un emploi avantageux dans la colite chronique, surtout ceux que l'on compose avec l'eau amylacée dans laquelle on a fait bouillir des têtes de pavot. Pour éviter de distendre l'intestin, on ne donnera que des demi-lavements, que l'on pourra répéter plusieurs fois par jour, suivant le soulagement qu'ils procureront.

Quand les sangsues et le régime ont calmé l'irritation, qu'il n'y a plus d'excitation générale, on a recours à l'opium, qui produit alors d'excellents effets. On administre le soir le laudanum, ou l'extrait aqueux d'opium, dans une potion gommeuse; mais on ne peut obtenir de bons résultats de l'emploi de ce médicament qu'autant qu'il est secondé par un régime sévère.

On a souvent obtenu des succès de l'emploi des bains chauds: on conçoit, d'après ce que nous avons dit sur les sympathies du gros intestin avec la peau, que l'excitation qu'ils déterminent dans cette membrane doit opérer une action révulsive salutaire. On retire aussi, dans les colites chroniques, de bons effets d'une stimulation cutanée plus vive. M. le professeur Desgenettes a employé avec succès, dans ce cas, les vésicatoires sur l'abdomen. J'ai vu souvent à l'Hôtel-Dieu l'application d'un vésicatoire à la partie supérieure et interne des cuisses arrêter des diarrhées rebelles ; mais, tant que l'abdomen est chaud et douloureux, et l'estomac irrité, on doit s'en abstenir.

Nous ne parlerons pas des soins qu'exige la convalescence des colites aiguës et chroniques ; on conçoit que ce n'est qu'avec la plus grande réserve que l'on doit user des aliments ; qu'il faut éviter tous ceux qui exercent une stimulation trop vive sur les voies digestives, et qui fournissent beaucoup de résidu excrémentitiel ; et que, toutes les fois que les douleurs abdominales et les selles liquides reparaissent, on doit revenir à un régime sévère, dans lequel on persistera encore jusqu'à ce que l'action de la membrane muqueuse du gros intestin soit revenue à son état normal.

Après avoir exposé le traitement des phlegmasies aiguës et chroniques de la membrane muqueuse gastro-intestinale, nous devons parler de celui de la gastro-entérite intermittente ; ce que nous en allons dire s'applique en tout au traitement des autres irritations du même type : c'est pour ce motif que nous avons renvoyé cet objet ici, au lieu de le placer dans la thérapeutique générale des irritations.

Avant que l'application de la physiologie à l'étude des maladies eût éclairé leur théorie et leur traitement, celui des fièvres intermittentes reposait déjà sur des bases solides ; et des succès multipliés avaient depuis long-temps déposé en faveur de l'efficacité des méthodes curatives qu'on leur opposait. Cependant des revers assez fréquents appelaient encore de nouvelles recherches sur cet objet. Les travaux de M. Broussais ont perfectionné cette partie de la thérapeutique, et la connaissance de la gastro-entérite, en dévoilant la cause de ces insuccès, a fourni en même temps les moyens de les prévenir.

Les praticiens avaient insisté sur la nécessité de faire subir aux malades affectés de *fièvres* intermittentes une *préparation* avant de leur administrer le quinquina ou tout autre stimulant ; mais cette préparation consistait à saigner lorsque le sujet était pléthorique, à prescrire un vomitif et un purgatif. La saignée pouvait produire de bons résultats quand un organe parenchymateux était le siége de l'irritation, mais quand elle affectait la membrane muqueuse gastro-intestinale, elle n'était que d'un faible secours, et elle débilitait le malade sans avantages. Les vomitifs réussissent quelquefois à guérir l'irritation intermittente quand ils sont administrés pendant une apyrexie complète ; mais comme on donnait ce nom à la cessation de la fréquence du pouls, de la chaleur de la peau et de la céphalalgie, parcequ'on ne voyait que la fièvre, que l'on ne connaissait pas l'irritation des voies digestives qui la détermine, et que l'on prenait pour des signes d'embarras gastrique ceux qui annoncent que l'irritation des voies digestives persiste pendant les accès, il s'ensuit que l'on administrait les vomitifs à presque tous les malades. Or, comme ces agents, lorsqu'ils ne produisent pas d'heureux effets, sont rarement innocents, dans les cas très nombreux où ils n'enlevaient pas la maladie, loin de favoriser l'action du quinquina, ils disposaient au contraire la membrane muqueuse gastrique, le foie et la rate, à en éprouver de fâcheux résultats.

Les stimulants jouissent de la plus grande efficacité dans le traitement des fièvres intermittentes, quand ils sont administrés pendant l'apyrexie, et que cette dernière est parfaite; dans les autres cas, ou bien ils n'arrêtent pas la maladie, ou ils la rendent plus opiniâtre en compliquant l'irritation de l'estomac de celle du foie et de la rate. En effet, ils exaspèrent alors la phlegmasie et la font passer à l'état continu, ou ils font cesser les accès en la faisant persister dans une nuance chronique, et déterminent des inflammations de la même forme dans les viscères parenchymateux. C'est ainsi que le quinquina produit les *obstructions* (1). La première indication que présente le traitement des gastro-entérites intermittentes est donc de rendre cette phlegmasie parfaitement apyrétique, lorsque dans l'intervalle des accès la langue reste rouge sur ses bords, la peau chaude, que le malade conserve du dégoût, de la soif, de la céphalalgie et un malaise général ; la seconde, de faire

____

(1) Proposition CCCLXXXIV.

cesser les accès de l'irritation par l'emploi des médicaments dont l'expérience a démontré l'efficacité dans
ces circonstances.

On remplit la première indication à l'aide des antiphlogistiques employés pendant l'accès et dans ses intervalles. On applique des sangsues à l'épigastre, en
plus ou moins grand nombre, suivant l'intensité de
la phlogose, pendant la période de chaleur; on couvre l'abdomen de fomentations émollientes; on prescrit les boissons mucilagineuses ou acidules, et
quand l'accès est passé, on astreint encore le malade
à l'usage de ces dernières et à une diète sévère : cependant on lui accorde quelques bouillons, et même
des aliments plus substantiels, si les signes de l'irritation gastrique sont peu prononcés; mais il est fort
rare que, tant qu'ils persistent, les malades éprouvent
de l'appétit. Au second accès, on devra tenir la même
conduite; si le sujet est fort, on réitérera l'application
des sangsues, sinon, on se contentera de l'administration des adoucissants. Sous l'influence de ce traitement, on verra les signes d'irritation gastrique disparaître dans l'intervalle des accès, et très souvent ces
derniers perdre de leur intensité; si cependant ils per-
sistaient encore pendant quelque temps, il faudrait astreindre le malade à la diète absolue.

Souvent la méthode antiphlogistique ne borne pas
là ses heureux effets; on voit fréquemment les accès
cesser complètement sous son influence quand la maladie est récente, et même lorsqu'elle a un mois et six
semaines de durée; un grand nombre d'observations

publiées sur ce sujet depuis plusieurs années attestent la vérité de cette assertion ; elles sont trop multipliées aujourd'hui pour que nous en rapportions ici ; nous nous bornons à renvoyer le lecteur aux *Annales de la médecine physiologique*, et à la thèse de M. Fabre (1), dans laquelle on en trouve neuf d'autant plus remarquables que, chez les individus qui en font le sujet, la fièvre avait déjà éprouvé un grand nombre d'accès.

Lorsque les antiphlogistiques n'ont pas procuré la guérison de la maladie, mais que dans l'apyrexie la langue est pâle dans toute son étendue, que la peau présente sa température accoutumée, que le malade ne conserve plus de soif ni de dégoût pour les aliments, de douleurs à la tête et dans les membres, on est assuré que l'intermittence de la phlogose gastrique est parfaitement intermittente ; il faut alors recourir aux stimulants : ceux qui méritent la préférence sont le quinquina en substance, en décoction, en extrait ou en teinture, administrée par la méthode ïatraleptique, le sulfate de kinine, la pommade et la potion stibio-opiacée de M. le docteur Peysson. Il serait superflu de nous arrêter à décrire le mode d'administration de ces médicaments, mais nous devons encore présenter quelques considérations sur leur emploi. Quand l'estomac, malgré l'usage préalable des moyens antiphlogistiques, est trop irritable pour supporter l'écorce du Pérou ou le sulfate de kinine, il faut recourir aux frictions avec la pommade du doc-

(1) Observations sur des fièvres intermittentes guéries par les évacuations sanguines, Montpellier, 1820, n° 16.

teur Peysson ou la teinture du quinquina ; j'ai vu très souvent M. Broussais obtenir d'excellents résultats de l'emploi de cette dernière. Lorsque, sous l'influence des stimulants, la phlegmasie passe au type continu, il faut la combattre, comme si elle était primitive, par les sangsues à l'épigastre, les boissons adoucissantes et la diète ; si elle passe à l'état chronique en conservant le type continu, si elle s'accompagne d'engorgements des viscères, il faut lui opposer le traitement de la gastro-entérite chronique. Quelquefois les *obstructions* s'établissent quoique la fièvre persiste dans le type intermittent ; alors elles cèdent avec elle au quinquina. Si l'irritation prend le type rémittent, il ne faut pas s'opiniâtrer, comme le font beaucoup de médecins, à prescrire les stimulants ; il faut se conduire comme nous le dirons bientôt.

C'est toujours dans l'apyrexie des gastrites intermittentes que le quinquina et les autres stimulants doivent être administrés. M. Broussais conseille de ne jamais les employer pendant la période de chaleur, car ils réussissent rarement alors à guérir la maladie ; ils la font ordinairement passer à l'état continu, et le plus souvent alors la phlogose persiste dans une nuance chronique, et détermine l'engorgement des viscères parenchymateux. On ne doit pas les administrer non plus pendant le frisson, car souvent ils donnent plus d'intensité à la période de chaleur (1). Pendant la durée du premier, on ne doit donner que

(1) Propos. ccclxxx et ccclxxxi.

des infusions chaudes légèrement stimulantes, celles de thé, d'arnica, par exemple.

Les gastro-entérites rémittentes guérissent plus souvent encore par la méthode antiphlogistique que celles qui affectent le type intermittent. Elles nous présentent aussi la première indication que nous avons établie pour les précédentes : il faut combattre la phlegmasie pendant la chaleur par les applications de sangsues à l'épigastre ; et comme il reste dans l'intervalle des exacerbations un degré de phlogose assez intense pour entretenir l'état fébrile, on doit encore en appliquer pendant la rémission, et faire observer au malade une diète absolue. Il est rare, nous le répétons, que l'on n'obtienne pas la guérison par cette méthode. Dans les cas où la phlogose résiste, elle passe ordinairement au type intermittent par le soin que l'on prend de la combattre par les antiphogistiques pendant la rémission ; alors on a recours aux stimulants.

Le traitement des phlegmasies intermittentes et rémittentes pernicieuses doit être soumis aux mêmes principes que celui des inflammations périodiques bénignes ; cependant la gravité des accidents et l'imminence du danger doit y faire apporter quelques modifications.

Quand la maladie n'a encore éprouvé qu'un ou deux accès, que, pendant leur durée, le pouls est plein et fort, la peau chaude et colorée, la langue rouge, il faut appliquer immédiatement des sangsues à l'épigastre et même recourir à la saignée générale, si la congestion s'opère sur un organe parenchymateux. Quand l'accès est passé, il faut recourir de suite au sulfate de kinine administré en potion à doses pressées.

On ne peut plus ici, comme dans les irritations intermittentes ordinaires, attendre de nouveaux accès pour les combattre par les débilitants; on réussirait peut-être à les rendre moins graves, mais le succès n'est pas certain, et le malade peut succomber pendant leur durée. Les stimulants pourront faire passer la phlogose à l'état continu, ou lui faire revêtir la forme chronique; mais, dans l'un et l'autre cas, elle fera toujours moins courir de dangers au malade que les accès ou les exacerbations, et on pourra la combattre alors par les antiphlogistiques. Ainsi donc, lors même que la langue reste rouge pendant l'intermittence ou la rémission, et que l'état fébrile persiste, il faut, dès que l'accès a cessé, administrer le sulfate de kinine à l'intérieur. Cependant si l'estomac conserve une trop vive irritation, si le sujet, avant l'invasion de la maladie actuelle, était affecté d'une gastrite chronique, il faudrait donner ce médicament en lavement si le colon n'était pas enflammé, et prescrire en même temps des frictions fréquentes sur toute l'étendue de la peau, excepté à l'épigastre, avec la teinture de quinquina. Lorsque les accès ont disparu, si le malade conserve une irritation gastrique ou autre, il faut la combattre par la diète, les saignées locales pratiquées le plus près possible du point enflammé, et les boissons adoucissantes.

Lorsque la phlegmasie intermittente ou rémittente a déjà éprouvé plusieurs accès; que le pouls est petit, faible, intermittent, la peau livide; que le malade a perdu connaissance, on doit se garder de recourir aux saignées locales comme dans le premier cas. M. Broussais insiste sur le danger des évacuations sanguines dans ces circonstances, et conseille de recourir aussitôt aux stimulants révulsifs, et de ne pas ingérer le quinquina dans l'estomac pendant l'accès, à cause de la vive irritation dont les viscères sont alors le siége (1); il faut donc sur-le-champ appliquer sur les jambes et les cuisses des vésicants dont l'action soit très rapide, faire frictionner en même temps les membres, le thorax et le dos avec la teinture de quinquina, et donner, si le gros intestin n'est pas enflammé, un demi-lavement avec cinq ou six grains de sulfate de kinine. Aussitôt que l'accès sera passé, on administrera cette substance à l'intérieur, hors les cas que nous avons signalés plus haut, et on continuera encore pendant quelques jours les lavements avec la kinine et les frictions avec la teinture de quinquina. Ce ne sera qu'à l'époque où on n'aura plus à craindre d'accès que l'on pourra employer les antiphlogistiques pour combattre les restes de l'inflammation.

(1) Voyez les Annales de la médecine physiologique, tome IV, pag. 441 et suiv.

RAPPORTS

DE LA GASTRO-ENTÉRITE

AVEC LES AUTRES PHLEGMASIES.

Nous avons souvent signalé l'influence que l'irritation des divers organes de l'économie exerce sur le développement de la gastro-entérite : nous avons vu que c'était à cette dernière qu'il fallait rapporter ces complications de *fièvres bilieuses, adynamiques* et *ataxiques* que l'on observe si fréquemment pendant le cours d'un grand nombre de phlegmasies, et qui les modifient souvent de la manière la plus remarquable, parceque l'inflammation des voies digestives réagit à son tour sur celle qui l'a déterminée, et très souvent ajoute à sa violence. Les médecins avaient déjà entrevu ce fait lorsqu'ils insistèrent sur la nécessité de surveiller l'état des premières voies au début de toutes les maladies ; mais, dominés par des théories vicieuses, ils se bornèrent à prescrire des évacuants pour expulser des liquides à la présence desquels ils attribuaient le développement des accidents qui venaient compliquer la première lésion. Les chirurgiens ont souvent vu qu'un *état vicieux* de l'estomac s'opposait à la guérison des plaies et d'une foule d'autres affections ; et ceux qui sont éclairés par la doctrine physiologique remarquent chaque jour l'influence que la gastro-entérite exerce sur les lésions extérieures. On sait qu'un écart de régime change brusquément l'état d'une plaie qui suppure : sa surface, recouverte de bourgeons charnus exhalant un pus de bonne qualité, marchait naguère vers la cicatrisation ; elle devient tout-à-coup blafarde, les bourgeons et les bords de la solution de continuité s'affaissent, un pus ichoreux en découle, et les progrès du mal augmentent de jour en jour, si le malade continue ses excès, ou si l'on ne traite pas l'irritation gastrique par les moyens convenables. On a toujours reconnu la nécessité d'astreindre à la diète les individus affectés de plaies et d'ulcères ; et si les effets de cette méthode n'étaient pas toujours heureux, c'est que l'on administrait en même temps des toniques pour soutenir les forces, si la lésion extérieure était le siége d'une suppuration abondante, ou si le malade était débile. J'ai vu un grand nombre d'ulcères anciens résultant de bubons vénériens, rebelles à toutes les applications locales et au traitement général le plus complet, évidemment entretenus par une gastrite chronique, s'améliorer rapidement sous l'influence de la diète et guérir lorsque la phlogose gastrique avait disparu.

Ce ne sont pas là les seuls bienfaits que la chirurgie a reçus de son alliance avec la doctrine physiologique ; éclairée davantage sur la nature d'un grand nombre d'affections auxquelles elle ne savait opposer que des opérations, et sur les accidents que développent si souvent ces dernières, elle obtient aujourd'hui plus de guérisons sans le secours de l'instrument tranchant, et les résultats de l'application de celui-ci sont plus souvent heureux. Pendant long-temps, les chirurgiens ont eu à déplorer les suites fâcheuses d'un grand nombre d'opérations dans l'exécution desquelles on avait suivi rigoureusement les préceptes de l'art, parcequ'ils méconnaissaient souvent les inflammations qui se développent après elles, ou parcequ'ils ne traitaient pas ces dernières par les moyens convenables. « Si les opérations, malgré l'habileté incontestable des chirurgiens français, sont fréquemment suivies de revers, dit M. Broussais, c'est que l'on n'apporte pas assez d'attention à prévenir les inflammations qui doivent leur succéder, et que l'on ne met pas assez de persévérance et de rigueur dans le traitement débilitant, et dans les évacuations sanguines qu'il convient de leur opposer. »

On sait à combien de dangers les blessés et les individus qui avaient supporté une opération étaient exposés par le développement de la fièvre traumatique, qui *dégénère* fréquemment en *fièvres bilieuse, adynamique* ou *ataxique*. Loin de rien faire pour la prévenir, on favorisait le développement de la gastro-entérite par l'habitude où l'on était d'administrer indistinctement l'émétique à presque tous les blessés. Lorsqu'elle était survenue, la saignée générale était le seul moyen que l'on employât pour la modérer si elle était violente, et on ne dirigeait jamais le traitement contre l'organe dont l'inflammation produisait les symptômes fébriles. Si cette dernière s'accompagnait de phénomènes bilieux, adynamiques ou ataxiques, on s'empressait de revenir aux vomitifs et d'administrer les toniques et les stimulants. Aujourd'hui on réussit le plus souvent à prévenir la fièvre traumatique en combattant par les saignées locales l'inflammation extérieure aussitôt qu'elle acquiert trop d'intensité, et en soumettant le malade à une diète très sévère : j'ai vu plusieurs fois l'abstinence absolue suffire pour empêcher le développement de la fièvre après de grandes opérations et après l'accouchement. Enfin, si l'on ne peut prévenir l'inflammation des viscères, on l'arrête bientôt par des saignées locales.

La méthode antiphlogistique, appliquée au traitement des maladies chirurgicales chroniques, ne produit pas des résultats moins satisfaisants ; on connaît déjà un grand nombre de guérisons de tumeurs blanches, de cancers, de sarcocèles, d'ulcères rongeants, de fistules lacrymales, obtenues par les saignées locales. J'en ai vu beaucoup d'exemples à l'hôpital militaire de Strasbourg, dans la pratique de M. Gama, entre les mains de qui la chirurgie est devenue plus conservatrice, en restreignant considérablement les cas où les opérations étaient jugées nécessaires.

Nous n'étendrons pas davantage cette digression, à laquelle nous a conduit l'examen des rapports de la gastro-entérite avec les autres phlegmasies ; nous avons voulu seulement appeler un moment l'attention sur la nécessité d'appliquer à la chirurgie les principes de la médecine physiologique. Dans un discours prononcé dans la séance pour la distribution des prix du Val-de-Grâce, M. Broussais prédit, il y a quatre ans, les heureux résultats que devait produire cette alliance; et dans une circonstance analogue, M. le professeur Gama annonça, deux ans après, à l'hôpital militaire de Strasbourg, dans un discours rempli de vues profondes et lumineuses, les succès nombreux qu'il a obtenus en portant dans l'exercice de la chirurgie l'esprit de la médecine physiologique. En quittant ce sujet, nous ne saurions mieux faire que de renvoyer au dernier ouvrage de M. le docteur Bégin (1), qui a le mérite d'avoir le premier, dans ses écrits (2), appliqué à l'étude des maladies chirurgicales les principes d'une doctrine dont il est un des plus fermes et des plus brillants défenseurs.

Il serait superflu de passer en revue toutes les inflammations pour établir les rapports qui existent entre elles et la gastro-entérite; dans l'histoire de cette maladie, nous avons présenté assez de considérations générales sur cet objet pour faire sentir la nécessité de la prévenir dans toutes les maladies et d'arrêter ses progrès toutes les fois qu'elle se manifeste; il nous suffira de nous arrêter aux phlegmasies sur lesquelles elle exerce une influence particulière, je veux dire celles du foie, de la peau, des articulations et du cerveau. Nous trouverons ainsi l'occasion de présenter un grand nombre de principes de la doctrine physiolo-

____

(1) Application de la doctrine physiologique à la chirurgie. Paris, 1823.

(2) Voir les principaux articles de chirurgie du Dictionnaire abrégé des sciences médicales.

gique, dont l'exposition n'aurait pu être placée ailleurs.

ARTICLE PREMIER.

Rapports de la gastro-entérite et de l'hépatite.

Suivant M. Broussais, l'hépatite est consécutive à la gastro-entérite, quand elle ne dépend pas d'une violence extérieure (1). Cette opinion est d'une trop grande importance en médecine pratique pour que nous ne devions p as nous arrêter à en démontrer toute l'exactitude.

Uni par les connexions les plus étroites à la membrane muqueuse digestive, à la surface de laquelle son canal excréteur vient s'ouvrir, le foie participe très souvent à l'irritation qu'elle éprouve, sous l'influence des *ingesta* stimulants: aussi voit-on cette glande irritée dans un grand nombre de gastro-entérites, depuis le degré qui donne lieu à l'embarras gastrique bilieux et à la fièvre bilieuse jusqu'à l'hépatite la plus aiguë, principalement dans les temps et les pays chauds, et chez les individus doués de la prédominance hépatique. Si nous recherchons quelles sont les causes de cette inflammation, autres que les violences extérieures, nous voyons que l'hépatite est déterminée par l'usage des viandes noires, de tous les mets rendus trop stimulants par les assaisonnements; par celui des vins généreux, des alcooliques, des éméti-

____

(1) Proposition CXLIX.

ques, des drastiques, du quinquina dans les fièvres intermittentes ; par les affections morales vives, par les chaleurs de l'été, par une vie sédentaire et le travail de cabinet, lorsqu'en même temps les individus qui s'y livrent n'observent pas un régime sobre ; or, toutes ces causes irritent nécessairement la membrane muqueuse gastro-intestinale, elles ne développent donc l'hépatite que par l'intermédiaire de la phlogose gastro-duodénale. Les inflammations du foie sont très communes dans les régions méridionales, tandis qu'on les rencontre rarement dans les pays tempérés, et encore moins dans les contrées septentrionales : or, nous connaissons l'influence de la chaleur sur le développement des gastro-entérites, et d'ailleurs ce sont bien moins des hépatites pures que l'on observe sous les latitudes chaudes que des *fièvres bilieuses* intenses, des *fièvres jaunes*, des *cholera-morbus*, affections dans lesquelles on ne peut pas nier l'alliance de la gastro-entérite à l'irritation du foie.

Les plaies de tête, ou plutôt les inflammations traumatiques du cerveau et des méninges, sont, comme on sait, des causes fréquentes d'hépatites. On s'accorde à les regarder comme un effet sympathique de l'irritation encéphalique ; car le grand nombre d'exemples d'inflammations du foie développées dans ces circonstances sans que l'individu eût éprouvé de commotion générale, dans laquelle ce viscère aurait pu être déchiré, et sans que l'hypochondre eût été soumis à aucune violence directe, n'a pas permis d'adopter l'opinion d'un nosographe, qui prétend que les inflammations du foie qui surviennent après les plaies de tête sont les résultats primitifs de la lésion que ce viscère a éprouvée dans la chute du blessé. M. Broussais a établi que les inflammations encéphaliques sont toujours accompagnées d'une irritation gastro-intestinale; les hépatites qui les compliquent ne font donc pas exception au principe qu'il a établi sur leur mode de production. Mais il reste à expliquer pourquoi les irritations du cerveau et des méninges qui ne sont pas l'effet d'une violence extérieure ne s'accompagnent pas d'hépatites, quoiqu'elles développent aussi bien une irritation gastro-intestinale que celles qui sont traumatiques.

Passons à l'examen des symptômes, il nous fournira les mêmes résultats : à la douleur obtuse de l'hypochondre droit, à la tuméfaction de cette région, aux urines latéritiées, à la couleur ictérique de la peau, et à la douleur de l'épaule droite, on voit se joindre le goût amer de la bouche, l'aspect mucoso-bilieux de la surface de la langue, la rougeur de son pourtour et de sa pointe, la soif, le dégoût pour les aliments, et souvent des vomissements, signes manifestes de la gastro-entérite, tellement que dans beaucoup de cas on avait d'abord cru, nous disent les auteurs, à l'existence d'une *fièvre bilieuse*. Les phénomènes que l'on vient d'indiquer démontrent, il est vrai, que la phlogose de l'estomac et des intestins existe, mais ils ne prouvent pas, dira-t-on, que l'hépatite lui est consécutive. Si l'on examine les histoires d'inflammations du foie recueillies par des observateurs exacts, on

voit que l'anorexie, la soif, la rougeur de la langue
et la fièvre, précèdent toujours les signes de l'hépatite
quand elle n'est pas traumatique, et que, quand ces
derniers augmentent d'intensité, ceux de la gastro-
duodénite s'exaspèrent aussi. On voit au contraire
l'emploi des adoucissants et des saignées, en même
temps qu'il calme la gastro-entérite, diminuer aussi
l'intensité de l'hépatite. On se convaincra de cette
vérité en lisant un mémoire fort intéressant, inséré
par le docteur Lasserre dans les *Annales de la médecine physiologique* (1), dans lequel toutes les opinions que ce médecin émet sont fondées sur une série
d'observations qu'il rapporte.

Quels sont les phénomènes de l'hépatite chronique? Aux signes qui sont particuliers à l'affection du
foie, ne voit-on pas toujours se joindre ceux de l'hypochondrie, la dyspepsie, la constipation, l'anorexie,
la soif et un sentiment de pesanteur à l'épigastre après
le repas, la chaleur et la sécheresse du pharynx, etc.,
c'est-à-dire les signes de la gastrite chronique; et ce
n'est même qu'après que les malades en ont présenté
les phénomènes pendant plusieurs mois que l'on
voit se manifester les symptômes de l'hépatite. On
sait que c'est en leur ingérant de force une nourriture sèche, en les privant de liquides et de mouvement, en leur procurant enfin une gastro-entérite,
que l'on détermine chez les oies et les canards cette
altération du foie connue sous le nom de *foie gras.*

L'anatomie pathologique confirme aussi ces princi-

(1) Tome II.

pes. M. Broussais a fait remarquer que chez tous les individus dont on trouve à l'autopsie cadavérique le foie plus volumineux, jaune et huileux, la membrane muqueuse du duodénum est en même temps épaissie, brune ou noire, et quelquefois ulcérée.

Il ne s'agit pas ici de la discussion stérile d'un point de théorie; le principe établi par M. Broussais est de la plus haute importance en pratique : il a pour but de démontrer qu'en calmant dans leur début les irritations gastriques, on prévient ou on arrête l'hépatite, et que le traitement doit être spécialement dirigé contre la gastro-entérite que l'on a toujours exaspérée jusqu'ici par les vomitifs, les purgatifs, les *fondants*, les *désobstruants*, etc. Ainsi donc, lors même que l'on persisterait à soutenir que le mode de production assigné à l'hépatite par le professeur du Val-de-Grâce est trop exclusif, on serait toujours forcé de convenir que, dans toutes les hépatites aiguës et chroniques, il existe une gastro-entérite concomitante, et que par conséquent toute l'importance pratique de l'opinion de M. Broussais persiste ; car il faudra aussi reconnaître que l'inflammation de la muqueuse de l'estomac et du duodénum, qu'elle soit primitive ou consécutive, doit nécessairement influencer celle du foie qui lui est uni par les connexions les plus étroites. Sous ce point de vue, il convient de rapprocher les hépatites traumatiques de celles qui ne le sont pas; car elles ne manquent pas de développer aussi une gastro-entérite.

Ces nouvelles données sur les inflammations du

foie doivent donc changer entièrement le traitement de cette maladie; elles nous expliquent pourquoi, sous l'influence des moyens qu'on lui opposait, elle passait si souvent à l'état chronique, et pourquoi, lorsqu'elle affectait cette forme, elle était presque toujours incurable. En effet, si les purgatifs et les vomitifs produisent du soulagement chez les individus affectés d'hépatite chronique par les évacuations qu'ils procurent, ils ne réussissent que bien rarement à guérir la maladie en établissant une révulsion sur le gros intestin, et presque toujours ils accroissent et perpétuent la phlogose chronique de l'estomac et de l'intestin grêle, et par conséquent celle du foie. Il en est de même des amers, des savonneux et des eaux minérales salines, dont on gorge les malades dans ces affections. Il faut encore remarquer que les vomitifs et les purgatifs provoquent eux-mêmes ces sécrétions abondantes de bile que les malades rendent après leur ingestion. Les individus affectés d'hépatite chronique, qui font un usage habituel des évacuants, présentent continuellement les signes de la supersécrétion de la bile, ce qui détermine les médecins à recourir plus fréquemment encore aux vomitifs, au calomélas et aux sels cathartiques, tandis que, si, fatigués d'un traitement sous l'influence duquel leurs maux s'exaspèrent de plus en plus, ils réclament les soins d'un médecin physiologiste, ces signes de *turgescence bilieuse* disparaissent après quelque temps du régime des gastrites chroniques.

Puisque la stimulation ressentie par le foie lui vient

de la membrane muqueuse gastro-intestinale, on doit toujours s'attacher à calmer l'irritation de cette dernière, et ce précepte doit être considéré comme la base du traitement de l'hépatite.

En général, cette phlegmasie n'exige pas d'autres soins que la gastro-entérite; souvent même la maladie principale existe dans l'estomac, et le duodénum et le foie n'éprouvent qu'une irritation sympathique, légère, qui disparaît en même temps que celle de ces organes. Nous ne répéterons pas ici ce que nous avons dit de la saignée et du régime dans l'histoire de la gastro-entérite, nous nous bornerons aux considérations suivantes.

On doit commencer le traitement de l'hépatite aiguë par l'application des sangsues à l'épigastre; elles doivent être en plus grand nombre que si l'inflammation était bornée aux voies digestives : on en posera une partie sur l'hypochondre droit. On pratiquera en même temps une saignée générale si un pouls large, dur et plein, annonce une inflammation intense du parenchyme du foie. Si après la première saignée cet état de la circulation persiste, on devra la répéter, à moins que la faiblesse du sujet ne s'y oppose; mais il est rare que dans les phlegmasies aiguës elle vienne apporter des contre-indications à l'emploi des saignées copieuses. On persistera aussi dans l'emploi des saignées capillaires tant que les signes de la phlegmasie gastro-hépatique conserveront de l'intensité. Il est inutile de dire que ces moyens devront être secondés par la diète absolue, des boissons acidules froides et les fomentations sur la partie supérieure de l'abdomen.

Guidés plutôt par les données de l'anatomie que par les résultats de l'expérience, plusieurs praticiens ont conseillé d'appliquer de préférence les sangsues à l'anus, pour dégorger la veine-porte par l'intermédiaire des vaisseaux hémorrhoïdaux. Sans doute il est nécessaire de diminuer la masse du sang qui arrive aux organes enflammés lorsque, indépendamment de celui qu'ils reçoivent pour leur nutrition, ils sont encore pénétrés comme le poumon et le foie par celui destiné à leur fonction. Mais est-ce bien par la saignée pratiquée à la marge de l'anus qu'on obtiendra ce résultat? Quelle influence pourra exercer sur la circulation de la veine-porte l'émission lente de quelques onces de sang, par une saignée capillaire, aussi promptement réparé qu'il est évacué? On agira bien plus efficacement sur la circulation du foie par une saignée générale dans laquelle on soustrait brusquement une grande quantité de sang. D'ailleurs, en supposant qu'on diminuât d'une manière notable la quantité de ce liquide en circulation dans la veine-porte, on ne remplirait pas complètement le but qu'on se propose; car le foie en reçoit beaucoup par l'artère hépatique, et celui qu'elle lui apporte est bien plus stimulant que celui qui lui arrive par la première

Cependant on devra appliquer des sangsues à l'anus dans l'hépatite si le malade était sujet à un flux hémorrhoïdal supprimé ou devenu moins abondant depuis quelque temps, ou bien si le colon est simultanément affecté d'irritation; mais elles ne dispenseront pas de l'emploi de celles qui doivent être placées à l'épigastre.

On sait que l'inflammation du foie sympathique de l'encéphalite traumatique se termine souvent par des abcès dans ce viscère, tandis que la suppuration est fort rare dans les hépatites déterminées par d'autres causes. Cette différence tient-elle à ce que l'affection est plus profonde dans le premier cas que dans le second, ou à l'usage continuel que font presque tous les chirurgiens de l'émétique en lavage suivant la méthode de Desault pendant le temps de la maladie? Quoi qu'il en soit, ce que nous savons sur l'influence de la gastrite sur l'hépatite devrait faire renoncer à cette pratique, lors même qu'on ne saurait pas que l'irritation des voies digestives réagit très facilement sur le cerveau, et ajoute ainsi à son irritation.

Le traitement de l'hépatite chronique ne diffère pas de celui de la gastrite du même type; nous renvoyons donc à ce que nous en avons déjà dit : seulement comme ici un organe très riche en vaisseaux capillaires est irrité, on doit plus souvent recourir aux saignées locales tant que les forces du malade le permettent, et qu'il n'y a pas de signes de désorganisation. La méthode révulsive a quelquefois produit de bons effets; on a obtenu des guérisons par l'application du moxa et des cautères sur l'hypochondre droit. Avant d'y recourir, on doit pratiquer une ou plusieurs saignées locales, surveiller leur effet sur les voies digestives pour les supprimer aussitôt si la langue devenue plus rouge, la peau plus chaude, etc., annonçaient que l'irritation cutanée a exaspéré celle de l'estomac. Enfin, on doit bannir avec la plus grande sévérité du traitement de la gastro-hépatite chronique, les évacuants, les amers, les savonneux et tous les prétendus fondants, qui ne font qu'ajouter à la phlogose chronique, et amener des désorganisations.

ARTICLE II.

Rapports de la gastro-entérite avec les phlegmasies cutanées.

Les inflammations aiguës de la peau étaient, avant l'origine de la doctrine physologique, une des parties les plus obscures de la pathologie : elles doivent, sous ce rapport, être placée après les *fièvres essentielles*, et l'on ne peut en êre surpris si l'on fait attention que la même lésion qui constitue les dernières joue dans les premières le rôle principal, et tient les autres phénomènes sou la plus étroite dépendance. Quoique l'on ait prétendu que les théories n'exerçaient aucune influence sur la pratique, le traitement des phlegmasies cuptives était aussi défectueux que celui des fièves, parceque leur théorie était entachée des même vices ; aussi connaît-on les ravages exercés autrefoi par les épidémies de scarlatine et de rougeole, et eux bien plus terribles encore de la variole. La dcouverte de la gastro-entérite devait dévoiler la natur des maladies éruptives, aussi elle conduisit bientôt auteur de l'*Examen* à établir que la fièvre d'incubation des phlegmasies cutanées est une gastro-entérite, que la cessation de la fièvre, quand l'éruption est opérée, est le résultat de la révulsion de la phlogose gastrique sur la peau, et la fièvre secondaire celui de la réaction de la phlegmasie cutanée sur la muqueuse gastrique; que les prodromes des inflammations cutanées apyrétiques appartiennent à la gastrite, que la fièvre produite par les inflammations de la peau de causes externes l'est suivant le même mécanisme que la fièvre secondaire de la variole. M. Talma a fort bien développé ces propositions dans sa dissertation sur les maladies éruptives (1); elle mérite que nous en présentions ici une analyse étendue

Les phénomènes fébriles qui signalent l'invasion ou les prodromes des *fièvres éruptives* bénignes sont : un frisson léger suivi bientôt d'une chaleur halitueuse de la peau, de la fréquence du pouls, de la rougeur des bords e de la pointe de la langue, d'une soif plus ou moins vive, du dégoût pour les substances animales et pour les boissons chaudes, du désir des boissons froides et acidules. A ces phénomènes se joint un sentiment de lassitude dans les membres, la répugnance pour les mouvements, des douleurs dans les lombes et dans les articulations, et enfin le trouble des sécrétions. La durée de cet état est de trois à quatre jours. A l'irritation des voies digestives se joint encore, dans la rougeole et la scarlatine, une inflammatio de la conjonctive, de la

(1) Paris, 1819, n° 251.

membrane muqueuse du pharynx, et souvent de celle des bronches.

Lorsque la maladie doit être maligne, les phénomènes qui caractérisent cette période sont plus graves, plus nombreux, plus variés; mais ils indiquent toujours la lésion des mêmes organes à laquelle se joint l'irritation sympathique d'un ou plusieurs autres. Le frisson est plus violent; il est accompagné d'un malaise insupportable, de douleurs contusives dans les membres, de lassitude générale; la peau est seche, très chaude et âcre au toucher; le pouls frequent, petit, dur, concentré; la langue sèche, et d'un rouge vif à sa pointe et à ses bords, quelquefois elle est recouverte d'un enduit fuligineux; le cerveau ou les méninges sont plus irrités que dans le premier cas, et le délire se joint à tous ces symptômes.

Les phénomènes qui signalent l'invasion des maladies éruptives sont absolument semblables à ceux qui, suivant les auteurs, caractérisent les *fièvres essentielles;* l'identité des phénomènes morbides indique constamment l'identité de lésions, et si un individu qui n'aurait jamais eu la variole mourait pendant les prodromes de cette maladie, aucun indice ne pourrait établir que c'est à une *affection éruptive maligne* plutôt qu'à une *fièvre adynamique* ou *ataxique essentielles* qu'il a succombé. La coexistence d'une épidémie variolique ne prouverait rien; elle ne pourrait fournir que des probabilités; car les *fièvres essentielles* peuvent survenir pendant le cours des épidémies varioleuses aussi bien que dans toute autre circonstance. Cette ressemblance parfaite entre les prodromes des maladies éruptives et les *fièvres essentielles* démontre donc que les mêmes organes sont enflammés dans les unes et dans les autres; et s'il restait quelques doutes à cet égard, les autopsies cadavériques viendraient les dissiper. Elles ont fait voir souvent l'inflammation des voies digestives dans des cas où la mort était survenue au commencement de l'éruption.

Dans toutes les maladies éruptives, lorsque l'irritation intérieure qui en signale les prodromes est modérée, l'éruption, à mesure qu'elle s'opère, est suivie de la cessation graduelle et complète des phénomènes fébriles; l'irritation se déplace; à l'affection des membranes muqueuses succède celle des téguments; et, comme la peau n'entretient pas des sympathies aussi étroites que les premières avec les autres organes, son inflammation n'est point accompagnée des mêmes troubles dans les fonctions. On observe ce résultat de l'irritation secondaire de la peau, non seulement dans les *fièvres éruptives*, mais encore dans les gastro-entérites appelées *fièvres essentielles;* mais on a négligé de rapprocher des premières les éruptions dont elles s'accompagnent quelquefois, et l'on s'est borné à les considérer comme des phénomènes critiques.

L'éruption s'opère avec d'autant plus de difficulté que la gastro-entérite des prodromes est plus intense; elle est alors moins complétement révulsive de l'irritation intérieure, et souvent même les deux phlegmasies coexistent. Aussi les médecins ont-ils remarqué que plus les symptômes fébriles de l'invasion de la variole ou de la rougeole sont alarmants, plus aussi on doit redouter de voir l'inflammation cutanée se développer difficilement, et la fièvre parcourir ses périodes sans être interrompue.

L'intensité de la phlegmasie éruptive est en général en rapport avec celle de la gastro-entérite ; « plus la fièvre varioleuse (celle des prodromes) est modérée, dit Stoll, plus l'éruption est légère (1). » Si cette dernière n'est pas toujours en rapport avec la violence de la phlegmasie gastro-intestinale, c'est que cette dernière empêche, ainsi qu'on vient de le dire, que l'irritation extérieure s'élève à un haut degré.

Lorsque la phlegmasie cutanée a opéré la révulsion de la gastro-entérite, et qu'elle est peu intense, la fièvre ne se reproduit pas, et la maladie est bientôt terminée. Mais si l'inflammation de la peau est vive et très étendue, elle réagit à son tour sur les viscères, et surtout sur la membrane muqueuse digestive, et alors tous les phénomènes fébriles sont reproduits. Tel est le mécanisme de la *fièvre secondaire :* elle ne diffère pas de celle qui se manifeste toutes les fois qu'un organe quelconque est affecté d'une vive inflammation. Cette reproduction de la fièvre ne peut donc pas être constante, et les divers degrés qu'elle présente dans son intensité sont en rapport avec ceux de l'irritation extérieure. Il existe plusieurs maladies éruptives dans lesquelles la fièvre secondaire n'a pres-

____

(1) Aphor. 536.

que jamais lieu : telles sont la rougeole, la scarlatine et la varicelle; au contraire, la variole la présente dans le plus grand nombre des cas. Il est inutile de faire remarquer que dans les maladies éruptives malignes, comme on le dit, la gastro-entérite ne cessant pas, il n'y a pas reproduction, mais continuation des phénomènes qu'elle détermine.

La phlegmasie cutanée ne se borne pas toujours à reproduire la gastro-entérite ; elle suscite quelquefois des irritations dans d'autres organes, et spécialement dans le cerveau et les méninges; mais l'inflammation des voies digestives prend plus de part encore que celle de la peau au développement de ces affections sympathiques.

Les phlegmasies éruptives apyrétiques présentent les mêmes rapports que les précédentes avec la gastro-entérite. Dans les premières, l'irritation gastro-intestinale était au degré d'intensité qui produit la réaction fébrile : si dans d'autres cas celle-ci ne se manifeste pas, l'affection cutanée n'en est pas moins sous la dépendance de l'irritation gastrique lorsque les signes de cette dernière se manifestent. L'érysipèle et le furoncle sont ordinairement précédés de l'inappétence, de la fétidité de l'haleine, de l'état blanchâtre ou jaunâtre de la langue, et souvent de diarrhée et de vomissement. L'affection cutanée est tellement liée à celle de la muqueuse gastrique que, si l'on fait cesser celle-ci, la première disparaît promptement, tandis que l'on voit les furoncles se reproduire avec la plus grande opiniâtreté tant que l'irritation gastrique persiste ; car il est remarquable qu'elle n'est point révulsée par l'inflammation cutanée comme dans les *fièvres essentielles*.

Les phlegmasies de la peau produites par des causes extérieures ne sont plus, comme celles de cause interne, sous la dépendance de la gastro - entérite ; mais, lorsqu'elles s'élèvent à un certain degré d'intensité, il est fort rare qu'elles ne provoquent pas une irritation de la membrane muqueuse gastrique qui peut acquérir la plus grande violence, et entraîner les conséquences les plus fâcheuses. C'est à cette circonstance que l'on doit rapporter ce que les auteurs ont dit de la complication des *fièvres essentielles* avec les inflammations de la peau.

Tous ces faits démontrent l'exactitude des principes établis par le professeur du Val-de-Grâce sur ces maladies. Examinons maintenant les inductions pratiques qu'ils nous fournissent.

Puisque l'irritation des organes digestifs joue un rôle si important dans les maladies éruptives, le médecin, dans le traitement de ces affections, doit toujours fixer son attention sur l'état de la membrane muqueuse gastro-intestinale. Aussitôt que les signes de sa phlogose se manifestent, qu'elle suscite ou non des phénomènes fébriles, on doit se conduire comme s'il ne devait pas y avoir d'éruption ; il faut combattre par les moyens convenables la gastro-entérite, comme dans toute autre circonstance. Ainsi, dès le début, on astreindra le malade à la diète et à l'usage des boissons acidulées ; et si la phlegmasie est intense, on appliquera des sangsues à l'épigastre. On remplira ainsi la première indication que présentent les inflammations cutanées; en calmant celle de l'estomac et des intestins, l'éruption sera plus facile et très légère.

On connaît l'abus que l'on faisait autrefois des stimulants sudorifiques pour susciter l'éruption chez les individus faibles, et l'on sait combien de *fièvres adynamiques* et *ataxiques* étaient le résultat de cette pratique. Puisque la violence de l'irritation viscérale est le seul obstacle à l'établissement de l'éruption, il est évident que l'on ne peut la favoriser qu'en insistant sur les moyens les plus propres à la modérer.

Lorsque l'éruption est terminée, et que la phlegmasie cutanée a amené la cessation des phénomènes fébriles, on doit la combattre comme si elle était indépendante de toute affection interne, si elle acquiert assez d'intensité pour exiger des soins particuliers. On doit surtout s'attacher à prévenir la suppuration, en calmant l'inflammation par des lotions tièdes, des fomentations émollientes, et des applications de sangsues autour des parties qui sont le plus phlogosées.

On a observé que c'est surtout à la violence de l'inflammation de la face que sont dus les accidents les plus graves dans les phlegmasies cutanées. L'application d'un grand nombre de sangsues au cou, plusieurs fois répétée si l'on n'obtient pas promptement l'effet désiré, procure alors les effets les plus avantageux. Par cette méthode, M. Broussais réussit très souvent dans le traitement de la variole à rendre insensible ou presque nulle la fièvre secondaire et l'irritation cérébrale. Quand l'éruption est confluente, il applique en même temps des sangsues à l'épigastre pour prévenir la gastro-entérite consécutive. Lorsque d'autres organes sont irrités, on doit aussi appliquer des sangsues sur les parties de la peau qui leur correspondent. Ainsi, dans la rougeole et la scarlatine, on combattra l'angine et le catarrhe pulmonaire par l'application des sangsues à la partie supérieure et antérieure du cou, dans le premier cas; au-dessous des clavicules, dans le second.

Lorsque ces moyens, secondés par une diète absolue et les boissons délayantes, n'ont pu prévenir la fièvre secondaire, il faut encore la traiter comme si elle était primitive; il faut revenir aux sangsues à l'épigastre; et, quelle que soit la faiblesse du sujet, ne pas accorder les aliments les plus légers avant la disparition de tous les signes de la gastro-entérite. En suivant la méthode que nous venons de tracer, on aura rarement à déplorer les conséquences funestes des phlegmasies éruptives les plus graves.

ARTICLE III.

*Rapports de la gastro-entérite avec les phlegma-
sies articulaires.*

Les rapports qui existent entre l'irritation de la membrane muqueuse gastro-intestinale et celle des articulations ne sont pas moins remarquables que ceux que nous venons d'observer entre les affections de la

36

première et celle de la peau. Leur étude n'offre pas non plus une moindre importance; car c'est à elle que nous devons les connaissances récentes que nous possédons sur la nature d'une classe de maladies qui a été l'objet de tant de divagations, et contre laquelle on ne possédait pas encore naguère de traitement rationnel. Examinons rapidement les principaux phénomènes de l'arthrite : ils justifieront ces assertions.

Les causes des phlegmasies articulaires qui ne sont pas produites par une violence extérieure peuvent être rapportées à deux ordres : le premier comprend l'action du froid, et surtout du froid humide, et la métastase d'une irritation quelconque. Au second se rapportent les écarts de régime, l'habitude d'une vie splendide, l'abus des toniques, enfin toutes les influences qui développent la gastro-entérite.

La chaleur, une douleur plus ou moins forte, et ordinairement la tuméfaction, constituent les phénomènes locaux de l'arthrite. Mais telle est l'étroite sympathie qui existe entre les tissus articulaires et les organes digestifs que l'irritation de ces derniers ne tarde pas à se manifester, si déjà elle n'existait pas, et si elle n'a pas produit celle des articulations qui le plus souvent en est le résultat, à tel point que beaucoup d'auteurs ont regardé les viscères de la digestion comme la source des phénomènes de la goutte. La langue devient alors blanche à son milieu, rouge sur ses bords; l'appétit se perd ; la soif se développe; enfin, la peau est chaude, et le pouls fréquent, si la phlegmasie articulaire est intense. Cet état dure plus ou moins de

temps pour ne plus reparaître, surtout si une grande
articulation a été affectée; d'autres fois il se reproduit à
des époques fixes ou irrégulières, et alors il présente
toujours le développement des mêmes phénomènes
d'irritation dans les voies digestives et dans les articulations malades. Ces phénomènes sont plus ou moins
prononcés, suivant la constitution sanguine ou lymphatique des individus, et l'ancienneté de la maladie.
Tantôt l'irritation cérébrale n'existe pas dans l'intervalle des attaques de l'arthrite; d'autres fois elle est
permanente, s'exaspère si celle-ci ne paraît pas aux
époques accoutumées, fait souvent alors courir aux
malades les plus grands dangers, et diminue quand
l'inflammation articulaire se manifeste.

Ces différences constituent plusieurs nuances d'arthrite dont les auteurs ont fait plusieurs maladies auxquelles ils n'ont pas reconnu la même nature, et qu'ils
ont désignées sous des dénominations diverses. Quand
la phlegmasie n'affecte qu'une grande articulation, ou
qu'elle commence par plusieurs petites à la fois, ils
l'ont appelée *rhumatisme articulaire;* quand elle débute par une petite articulation, qu'elle s'y borne, ou
qu'elle s'étend ensuite à plusieurs, ils l'ont nommée
goutte; et ils ont ensuite admis plusieurs variétés de
cette dernière, suivant les circonstances dont elle s'accompagne.

Nous allons établir, d'après M. Broussais, l'identité des diverses nuances de cette maladie; montrer le
rôle que joue la gastro-entérite dans la production de
ses phénomènes. Nous exposerons en même temps

les opinions de l'auteur de l'*Examen* sur la goutte. Nous aurons recours souvent, pour la rédaction de cet article, à l'excellente dissertation de M. Roche sur les phlegmasies du système fibro-séreux des articulations (1). Je reproduirai aussi en partie ce que j'ai déjà dit sur ce sujet dans une addition à la seconde édition de l'ouvrage de Scudamore sur la goutte et le rhumatisme.

Quelle que soit l'analogie des caractères de la goutte et du rhumatisme articulaire, Scudamore, ainsi que tous les auteurs qui l'ont précédé, ont établi un partage entre ces deux modes d'affection. Sans doute la goutte des auteurs et leur rhumatisme articulaire présentent entre eux de grandes différences; mais celles-ci s'étendent-elles à la nature même, à l'essence de ces deux états maladifs, ou sont-elles seulement relatives à des circonstances accessoires? Comme la pneumonie aiguë et chronique, ces deux formes de l'irritation articulaire devaient être décrites avec soin; mais il ne fallait pas les isoler, les considérer séparément, parceque cette méthode, en présentant comme différentes des maladies identiques dans leur nature, consacre deux entités morbides, et, outre l'inconvénient de rendre plus obscures les théories médicales, exerce sur la thérapeutique une influence fâcheuse. Ainsi, en reconnaissant que le rhumatisme articulaire est une irritation, les auteurs qui l'ont distingué de la goutte ont été conduits à considérer celle-ci comme

(1) Paris, 1819, n° 241.

une maladie d'une autre nature; bien plus, ceux qui ont, comme Darwin, M. Pinel et Scudamore, reconnu une irritation dans cette dernière, ont été conduits à l'idée de spécificité par l'effet même de cette division erronée. En effet, puisqu'ils regardaient le rhumatisme articulaire comme une phlegmasie, et qu'il était reçu que la goutte était une autre maladie, ce ne pouvait plus être une inflammation, ou bien celle-ci devait avoir quelque chose de spécifique que l'autre ne possédait pas. Cette opinion a été trop généralement admise, et obtient encore aujourd'hui trop de crédit, pour que nous ne devions pas attacher quelque importance à en examiner et à en combattre les motifs. Nous allons voir qu'elle n'est fondée que sur la diversité des causes, des symptômes, de la durée des irritations articulaires, comme si ce n'était pas seulement le mode de lésion des tissus qui dût servir à établir la nature des maladies.

Suivant beaucoup d'auteurs, l'apparition de la goutte est précédée d'une affection chronique des organes de la digestion (gastrite chronique), et ne se manifeste d'abord que sur une petite articulation, tandis que le rhumatisme articulaire est le résultat de l'impression accidentelle du froid, et attaque les grandes articulations ou plusieurs petites à la fois ; mais M. Broussais fait remarquer (1) que le froid peut se borner à irriter une petite articulation, et que l'affection simultanée de plusieurs petites et celle d'une grande peut être produite par la phlegmasie des

(1) Examen, tome I, page 276.

voies digestives. On voit en effet quelquefois des individus dont toutes les grandes articulations, ou une
d'entre elles seulement sont affectées d'inflammation,
et, si on les interroge sur la succession des symptômes qu'ils présentent, on apprend que ceux de la
gastro-entérite se sont manifestés quelque temps avant
ceux de l'arthrite. Que l'on couvre alors les articulations de sangsues, que l'on pratique des saignées
générales, on ne réussit que très rarement à éteindre
l'irritation articulaire, ou bien, si l'on parvient à faire
disparaître celle d'une articulation, elle se manifeste
bientôt dans une autre ; tandis que la diète, les boissons aqueuses, et l'application de trente ou quarante
sangsues à l'épigastre, font cesser rapidement cet appareil de douleurs. Ajoutons encore que, quelle que
soit l'influence de l'inflammation des voies digestives sur
la production de la forme de l'irritation articulaire appelée goutte, il est fort rare qu'elle suffise pour déterminer
elle-même son développement qui est ordinairement
produit par l'action du froid, surtout quand il succède
brusquement à la chaleur. Ainsi on sait que les accès
de goutte sont bien plus fréquents pendant les équi-
noxes, époque de l'année où les vicissitudes atmosphériques brusques sont habituelles ; on sait aussi
que cette affection est rare dans les temps et les pays
chauds, quoique les phlegmasies de la muqueuse digestive soient beaucoup plus communes dans ces circonstances que dans les temps et les pays froids. Quand
une irritation articulaire s'est développée sous l'influence du froid, les accès peuvent se répéter, il est

vrai, sous celle de la stimulation des voies digestives, comme on le voit fréquemment après un excès de table; mais nous le concevons d'autant plus facilement qu'en vertu d'une loi de physiologie pathologique, que nous avons souvent rappelée dans le cours de cet ouvrage, les sympathies produites par la phlogose d'une partie retentissent principalement dans celles qui sont déjà irritées, ou bien dans celles qui ont déjà souffert une irritation, parceque les organes qui ont déjà été irrités sont plus aptes que les autres à contracter une nouvelle irritation. Ce point de l'économie, auquel vont aboutir les stimulations reçues par tous les autres, n'est pas le plus débilité ainsi qu'on l'a prétendu. Nous avons fait remarquer ailleurs que la faiblesse d'une partie était une disposition opposée à celle qui favorise l'établissement de l'irritation.

Le siége de la phlegmasie articulaire ne peut mériter aucune considération pour établir une différence entre la goutte et le rhumatisme, puisque nous avons déjà vu le froid sans inflammation gastrique phlogoser une petite articulation, et la gastrite produire l'irritation d'une grande. Au reste, comme l'observe M. Roche, ce début par une petite articulation est particulier à la *goutte régulière*, et ne peut par conséquent pas servir à caractériser la *goutte irrégulière* qui se manifeste tantôt dans les grandes articulations, tantôt dans un grand nombre de petites à la fois; il faudrait donc alors n'appeler *goutte* que celle qui est régulière. Il est donc évident que les causes et le siége des irritations articulaires ne peuvent pas apporter de différences dans la nature de la maladie, mais seulement dans ses formes.

Celles que les symptômes présentent dans chacune de ces dernières ont servi aussi à établir la distinction que nous combattons; mais il suffirait de réfléchir à l'influence des dispositions individuelles, des nuances variées de l'irritation, à la nature différente des deux tissus articulaires qui peuvent être affectés séparément, pour apprécier la nullité d'un caractère établi sur des bases aussi peu solides. Ces différences s'observent dans les phlegmasies de tous les tissus; s'avise-t-on pour cela d'ériger chacune de leurs formes en autant de maladies différentes?

On a donné la périodicité de la goutte comme un de ses caractères distinctifs; mais alors comment la distinguer du rhumatisme périodique, que d'autres admettent? et du reste l'admission d'une *goutte vague*, d'une *goutte continue*, d'une *goutte irrégulière*, suffirait pour renverser ce principe; à moins que l'on ne prétendît que la goutte régulière est seule *légitime*, et que les autres sont des *gouttes bâtardes*. Quoi qu'il en soit, tel est le peu de solidité de cette théorie sur la goutte et le rhumatisme articulaire que ses fauteurs eux-mêmes avouent son incertitude et la difficulté de les distinguer l'une de l'autre. Ce n'est pas dans la diversité des causes, du siége et des symptômes des maladies, qu'il faut chercher leurs différences, c'est sur leur nature même qu'elle doit être établie; et celle-ci ne peut l'être que par la comparaison des phénomènes de la vie dans

l'état de santé et de maladie avec les altérations trouvées dans les tissus après la mort.

On dit encore que le rhumatisme se termine presque toujours par résolution, et qu'il n'en est pas de
même de la goutte; mais on peut en dire autant de
chaque phlegmasie en particulier. Et on ne leur reconnaît pas de nature différente suivant qu'elles se
terminent ou non par résolution; et d'ailleurs, remarque M. Roche, de quelle utilité est un tel caractère pour le médecin? Faut-il donc qu'il attende que
la phlegmasie soit parfaitement dissipée, ou qu'elle
ait laissé quelque tophus dans l'articulation, pour
savoir si elle est goutteuse ou rhumatismale? Malgré
tous les motifs qui ont engagé les médecins à séparer
la goutte du rhumatisme articulaire, l'identité de ces
deux formes de la même affection est donc bien démontrée.

Peu de maladies ont été autant que la goutte l'objet de théories plus erronées les unes que les autres;
ce n'est que dans ces derniers temps que l'on a su
apprécier sa nature et se rendre compte de tous les
phénomènes qu'elle présente. Cullen et Brown
avaient déjà signalé la coexistence de l'affection des
voies digestives avec celle des articulations; mais, en
considérant la première comme une *atonie* ou une
dyspepsie dont la lésion des articulations n'était
qu'un symptôme, ils ne diminuèrent en rien l'obscurité dont la connaissance de la goutte était enveloppée,
et ils furent conduits à une thérapeutique directement opposée à celle qu'elle exige. Darwin et, après

lui Scudamore, se sont approchés davantage de la vérité; mais leur théorie présente encore deux erreurs capitales. 1° S'ils ont reconnu avec d'autres médecins le caractère inflammatoire de l'affection articulaire, ils n'y ont vu qu'une irritation particulière spécifique différente de toutes les autres, en un mot, l'*irritation goutteuse*; et s'ils ont rejeté l'*humeur goutteuse* de leurs prédécesseurs, ils ont conservé l'*état goutteux* spécifique de Barthez, ils ont cru que l'*être goutte* se transportait sur les viscères dans les cas où il s'opère une métastase de l'irritation articulaire; et tous ces principes erronés les ont conduits à conclure qu'elle ne devait pas être traitée comme les autres irritations. En un mot, ils ont été tout aussi ontologistes que leurs devanciers, puisqu'ils ont vu comme eux dans cette maladie une entité morbide qui n'existe pas. Rien ne démontre la spécificité de l'irritation arthritique; elle doit par conséquent être rejetée, d'autant plus que son admission est entièrement superflue pour se rendre compte de ses divers phénomènes. Ceux qui admettent un *principe goutteux* donnent pour preuve de son existence la présence dans les viscères de certains goutteux qui ont été affectés de *gouttes déplacées*, c'est-à-dire qui ont éprouvé des métastases de l'irritation articulaire, de concrétions tophacées, semblables à celles que l'on rencontre souvent dans leurs articulations. Mais, suivant la remarque de M. Roche, ces faits sont moins nombreux que les faits contraires, et ne peuvent par conséquent servir à établir un principe général. On trouve des concrétions calcaires dans les poumons et les membres d'hommes qui n'ont jamais eu de phlegmasies articulaires, et il n'est pas une inflammation qui ne puisse laisser après elle de concrétions tophacées sans avoir été précédée ou accompagnée de goutte. 2° Scudamore a rapporté le siége primitif de la maladie au foie, dans lequel l'*affection goutteuse* est, suivant lui, élaborée pour se répandre de là dans les autres points de l'économie ; et il a parlé si vaguement de l'état du foie qu'il semble plutôt y voir une obstruction, un état maladif particulier, qu'une irritation. Du reste, ils ont méconnu entièrement les connexions qui existent entre cette glande et le duodénum, et ils lui ont attribué exclusivement une affection qu'il partage avec cette partie de l'intestin et souvent avec l'estomac, ainsi que nous l'avons établi précédemment.

Si nous résumons maintenant ce que nous avons déjà dit sur la nature de la goutte, nous voyons que cette maladie est une forme de l'arthrite liée à une phlegmasie chronique des organes digestifs, c'est-à-dire une *gastro-arthrite*. La nature inflammatoire de l'affection articulaire ne peut plus être révoquée en doute ; ses symptômes offrent tous les caractères de l'inflammation, et l'on ne peut rapporter qu'à cette dernière les lésions que l'on trouve dans les tissus qui ont été affectés de la goutte. Quand celle-ci disparaît brusquement, ou ne se montre pas aux époques accoutumées, elle est remplacée par une irritation viscérale et réciproquement ; et ce seul fait eût suffi pour faire reconnaître sa véritable nature, si on avait rapporté à l'irritation ces affections viscérales; mais elles étaient, au contraire, attribuées ou à la débilité, ou à des obstructions, ou à un état maladif particulier. Mais aujourd'hui que nous connaissons la gastro-entérite, nous ne pouvons rapporter qu'à cette affection les symptômes qui se joignent à ceux de l'arthrite. L'irritation articulaire est souvent précédée de celle des voies digestives, et dans les cas où celle-là est primitive, elle ne tarde pas à être développée sympathiquement. Ce que nous savons sur les étroites connexions qui existent entre les organes digestifs et les articulations, et l'examen des causes de la goutte, que nous voyons presque toujours porter leur action sur les premiers, nous rend facilement raison de ces phénomènes. Pour établir davantage le rôle que joue la gastro-entérite dans la goutte, nous devons encore faire remarquer que ce sont très souvent des écarts de régime qui déterminent l'apparition des accès de la goutte, que le régime végétal et l'eau pour boisson les rendent fort rares, et produisent assez souvent une guérison radicale; et que lorsque des malades qui s'y étaient soumis ont cru pouvoir revenir à leur premier régime, parceque depuis long-temps ils étaient débarrassés de leurs souffrances, ils ont bientôt après été soumis à de nouvelles attaques.

Avant d'établir les indications curatives que présente la goutte, nous devons parler de la constitution goutteuse, de son hérédité et des maladies qui ont reçu ce titre.

On sait que les systèmes organiques, et les organes

qui jouissent d'une action plus énergique que les autres, sont ceux qui reçoivent plus facilement l'influence des stimulants; car plus l'excitation d'une
partie est énergique, plus facilement elle se porte au
degré de la maladie. Ces prédominances constituent,
comme nous l'avons dit ailleurs, les tempéraments
et les idiosyncrasies; or, il est des individus chez lesquels les articulations deviennent facilement douloureuses, soit qu'elles aient été soumises à l'action des
stimulants, soit que les sympathies les aient fait participer à la souffrance d'une autre partie. Cette prépondérance, jointe ordinairement à celle du système
sanguin, est aussi marquée chez ces sujets que celle
du foie, du système nerveux et du système lymphatique chez d'autres ; et M. Bégin a proposé, avec
raison, d'admettre une idiosyncrasie fibro-articu-
laire (1). Cette prédominance peut être transmise par
voie d'hérédité comme les traits du visage, et c'est à
cela que se réduit la prédisposition à la goutte, et
l'hérédité prétendue de cette affection qui n'est,
comme celle de toutes les maladies, qu'une aptitude
à la contracter; il ne peut y avoir de véritablement
héréditaires que les lésions transmises par les parents,
et qui sont en même temps congéniales; car les malades n'ont pas les germes d'une goutte, d'une phthisie, etc., qui restent dans l'inertie pendant quelque
temps, et qui se développent ensuite. Et il est si vrai
qu'il n'y a d'héréditaire que la prédisposition, que
cette aptitude peut être corrigée et détruite par les

(1) Physiologie pathologique.

moyens hygiéniques convenables. Les enfants des riches, observe judicieusement Brown, héritent de la goutte avec la fortune de leur père; mais qu'ils soient déshérités, ils n'auront pas la goutte.

Comme nous l'avons déjà dit, cette forme de l'irritation articulaire est très souvent jointe à une phlegmasie viscérale, et l'existence de celle-ci est constante quand l'affection articulaire est chronique. Ceux qui ont admis l'humeur goutteuse, et ceux qui ont vu dans cette maladie un être morbide, ont prétendu que toutes celles que les goutteux éprouvent ont un caractère spécial analogue à celui de la lésion articulaire, sont en un mot des *maladies goutteuses*. Il est difficile de concevoir une ontologie aussi absurde: comment prouverait-on qu'une lésion, qui ne présente certains caractères déterminés que parcequ'elle affecte tel tissu, pourra les posséder encore lorsqu'elle siégera dans un autre d'une nature toute différente? Examinons les bases de cette étrange théorie. On a prétendu reconnaître le caractère goutteux à des maladies qui survenaient chez des individus qui n'avaient jamais eu la goutte, seulement parceque leurs parents en avaient été affectés, et qu'ils présentaient la constitution goutteuse qui est tout aussi bien la constitution apoplectique, hémorrhagique, etc. Dans ces circonstances, a-t-on dit, on doit penser que la maladie qui se présente n'est qu'une *goutte larvée* si elle a été produite par les causes habituelles de cette affection. Il semblerait, à ce langage, que la goutte est suscitée par des agents spécifiques ; or, comme on ne

les a pas démontrés, et que rien ne peut les faire soupçonner, on renoncera à cette preuve. On lui reconnaîtra le même caractère, ajoute-t-on, si elle présente beaucoup de mobilité; car la goutte est elle-
même très mobile. Alors pourquoi ne serait-ce pas
aussi bien une maladie dartreuse ou érysipélateuse;
car celles-ci éprouvent souvent des changements de
siége? Nous trouvons encore là une preuve du vice
de cette doctrine qui ne s'occupait que de symptômes,
et qui négligeait complètement l'action des organes.
Il était impossible, en construisant sur de telles bases,
de sortir de l'ontologie, puisque, pour expliquer
chaque phénomène des maladies, il fallait attribuer à
chacune d'elles un caractère spécial qui produisait
certains résultats : ce qui était véritablement ériger
les maladies en *êtres* qui avaient, comme les corps
inorganiques, des propriétés particulières; ainsi on
attribuait les fréquents déplacements de la goutte à
ce que cette maladie a un grand caractère de mobilité.
Cette explication paraîtra peut-être tant soit peu
niaise; mais passons: *les maladies se déplacent* parcequ'un organe peut sympathiquement contracter l'irritation à un degré supérieur à celui de l'excitation
dont une autre partie est affectée, et opérer ainsi la révulsion de cette dernière; et si la goutte présente une
mobilité plus fréquente que les autres maladies, si l'irritation affecte successivement plusieurs articulations,
si elle disparaît de celles-ci et se manifeste dans les viscères, c'est que les diverses articulations ont entre
elles des sympathies étroites, et sont unies en même

temps à la membrane muqueuse gastro-intestinale par des connexions intimes. Enfin, disent les défenseurs du *principe goutteux*, il ne sera pas permis de douter de la nature de la maladie, si celle-ci a été terminée par un accès de goutte lors même que ce serait le premier que le malade éprouverait. Cette preuve, à laquelle on ajoute une grande importance, est cependant tout aussi futile que les autres. Nous savons que le premier accès d'une irritation arthritique peut être déterminé par l'impression du froid ou par une phlegmasie viscérale. Dans les cas dont on parle, il y a eu simplement coïncidence éventuelle de l'apparition d'un accès de goutte, et de l'irritation d'un viscère de laquelle l'affection articulaire est devenue révulsive d'autant plus facilement que des sinapismes ont été peut-être appliqués sur les pieds.

Si l'on s'est obstiné à voir la goutte dans les maladies des individus qui n'en avaient pas été affectés, ou qui n'en avaient pas éprouvé d'accès depuis long-temps, *à fortiori* a-t-on reconnu cette maladie dans toutes les affections des personnes actuellement en proie aux douleurs arthritiques ; de là ces expressions de *goutte remontée, goutte portée sur l'estomac, sur le cerveau*, etc. Mais pour affirmer que la goutte elle-même, c'est-à-dire l'ensemble de phénomènes qui porte ce nom, peut occuper des tissus différents, on érige en principe un fait qui ne peut même pas être mis en question, c'est-à-dire la spécificité de la goutte, l'existence d'un principe morbide particulier. Si l'on abandonne cette hypothèse, on sera forcé d'avouer que l'état morbide appelé *goutte* ne sè présente avec les caractères qu'il nous offre que parcequ'il affecte des tissus séro-fibreux, et qu'il ne peut plus les posséder quand il a pour siége une membrane muqueuse, par exemple.

Les prétendues métastases de la goutte rentrent dans tous les autres phénomènes de révulsion, et tout ce que l'on a écrit sur ce sujet se réduit aux considérations de physiologie pathologique suivantes : 1° un viscère affecté d'inflammation chronique, plus exposé par conséquent que tous les autres à éprouver un surcroît d'irritation, reçoit sympathiquement l'influence exercée par la phlogose d'une articulation, la concentre sur lui-même, et celle-ci est à peine établie qu'elle disparaît, parce que la première en a opéré la révulsion ; 2° d'autres fois un organe sain devient le siége de cette dernière, parceque l'articulation enflammée l'a fait participer sympathiquement à son irritation, et que cette affection secondaire est devenue plus forte que celle qui l'a suscitée ; 3° pendant l'accès d'une irritation articulaire, ou bien à l'époque où le retour périodique de cet accès devait s'opérer, une cause quelconque d'irritation a agi sur un viscère, y a déterminé une phlegmasie qui, devenue plus intense que celle de l'articulation, arrê sa marche ; 4° en irritant les articulations qui étaient le siége de l'excitation disparue, on peut la reproduire et donner lieu dans cette partie à une seconde révulsion qui met fin à la phlegmasie viscérale. Nous ne nous arrêterons pas à combattre les divisions multipliées que l'on a faites de la goutte; ce ne sont que des variétés de la même maladie, dont les phénomènes sont différents suivant le mode d'action de causes, la constitution individuelle, l'état des viscères, etc. Ainsi on a admis une goutte atonique, parceque les douleurs articulaires étaient légères et fugaces, et qu'il existait, au contraire, des symptômes d'irritation gastrique que l'on attribuait à la débilité de l'estomac, ou bien parceque l'affection locale se joignait à un état de débilité générale.

Si toutes ces erreurs n'avaient d'autres résultats que de répandre de l'obscurité sur les théories médicales, il serait moins important sans doute de les signaler; mais elles ont exercé une influence funeste sur le traitement, que nous voyons encore fondé sur les principes de l'humorisme et du brownisme. Exposons les principales règles auxquelles il doit être soumis.

On doit d'autant plus attacher d'importance à prévenir une maladie que sa guérison présente plus de difficultés; puisque les irritations articulaires reconnaissent pour causes les alternatives du froid et de la chaleur et l'irritation des voies digestives, on se soustraira autant que possible à l'influence des vicissitudes atmosphériques, on s'astreindra à un régime sobre, on se livrera à un exercice habituel, et on écartera encore les autres causes d'irritation, telles que les contentions cérébrales prolongées, le coït immodéré, etc.

Lorsque l'irritation est établie, si elle est intense, il faut l'attaquer avec activité par toute la série des moyens antiphlogistiques. Si le sujet est robuste, si l'irritation est fébrile, il faut débuter par une saignée générale, et appliquer en même temps des sangsues en grand nombre sur l'articulation phlogosée; dans les autres circonstances, on se bornera à l'emploi de ces dernières. Si l'irritation articulaire paraît être sous l'influence d'une irritation gastrique, ce que l'on reconnaîtra à la perte de l'appétit, à la rougeur de la langue, à la soif, etc., et à l'existence de ces signes, avant l'apparition de l'affection de l'articulation, on devra appliquer en même temps des sangsues à l'épigastre; si la gastrite est consécutive on devra suivre la même méthode, si elle présente une certaine intensité, on insistera sur les saignées locales jusqu'à ce que l'on ait vu beaucoup diminuer la douleur et la chaleur de l'articulation. En même temps, et pendant toute la durée de l'accès, on astreindra le malade à une diète sévère; et, après la cessation des accidents, on le soumettra à un régime sobre et à tous les moyens propres à prévenir le retour des accès que l'on attaquera, du reste, toujours comme le premier.

Quand la maladie est ancienne, que les articulations sont le siége de douleurs habituelles, que les viscères sont affectés de phlegmasies chroniques, on ne peut plus opposer aux accès des moyens aussi énergiques, qui n'auraient, du reste, qu'une efficacité très bornée. Cependant on ne peut pas rester spectateur oisif des douleurs des malades, et l'on doit encore appliquer sur l'articulation quelques sangsues pour calmer la phlogose. Scudamore vante beaucoup dans ces cas les effets des topiques sédatifs; mais leurs succès seraient bien plus marqués et plus constants s'ils avaient été précédés de l'application de sangsues, dont il n'a pas apprécié l'utilité. Il ne faut pas renoncer aux moyens antiphlogistiques parceque la goutte est invétérée; s'ils ne parviennent pas à la guérir, du moins ils calment les souffrances en abrégeant la durée des accès et en diminuant leur fréquence. L'emploi des toniques, le retour à un régime succulent, etc., outre qu'ils produisent des effets contraires, aggravent les phlegmasies viscérales, et finissent par produire des désorganisations qui deviennent funestes aux malades.

Lorsque l'irritation articulaire est remplacée par une phlegmasie viscérale, on doit sur-le-champ couvrir l'articulation d'un cataplasme stimulant pour y produire une excitation révulsive; en même temps, on opposera à l'affection interne les moyens antiphlogistiques convenables.

Enfin le principal objet que doit avoir en vue le médecin, est de détruire les irritations viscérales qui existent presque toujours dans cette maladie, et qui l'accompagnent constamment quand elle est ancienne. Si l'affection gastrique n'est pas invétérée, on réussira complètement à guérir la goutte par la diète, les saignées locales, les boissons aqueuses, l'abstinence absolue des aliments stimulants, du vin , du café et des liqueurs alcooliques. Darwin et Scudamore sont restés loin de ces principes; car, en plaçant le siége primitif de la maladie dans le foie, en admettant une pléthore bilieuse, des obstructions, etc., ils ont été conduits à la thérapeutique purgative de leur pays. Ils pallient par ces moyens la maladie, parceque les évacuants soulagent ordinairement dans les phlegmasies chroniques de l'abdomen; mais en laissant la phlogose gastro-hépatique s'invétérer, et les accès de l'irritation articulaire se répéter, ils ne peuvent plus arrêter la marche de la maladie.

ARTICLE IV.

Rapports de la gastro-entérite et des irritations cérébrales.

Régulateur des fonctions, agent des sympathies, le cerveau reçoit des impressions de tous les organes ; aucune fonction ne peut être troublée sans que ce viscère en reçoive quelque influence, et que son action soit modifiée; mais il n'en est aucun qui entretienne avec lui des relations aussi intimes, dans l'état de santé et de maladie, que l'estomac.

Un des points les plus remarquables de la doctrine physiologique est, sans contredit, la connaissance des rapports qui existent entre les irritations des voies digestives et celles du cerveau et des méninges. Tandis que les travaux de MM. Riobé, Rochoux, Parent, Martinet, Serres, Rostan, Abercrombie et Lallemand, éclairaient la nature des diverses affections encéphaliques, M. Broussais démontrait que l'irritation était la cause de presque toutes les altérations que l'on rencontre dans le cerveau et ses membranes, que cette irrittaion était souvent consécutive à une gastro-entérite, et établissait ainsi le traitement de ces maladies sur de nouvelles indications curatives.

Nous ne présenterons pas ici la description de l'irritation cérébrale et de ses diverses formes; il nous faudrait un travail trop étendu pour faire apprécier la révolution qui s'est opérée dans cette partie de la pathologie, couverte encore des plus épaisses ténèbres il y a quelques années. Nous ne pourrions que rapporter ce que l'on trouve sur ce sujet dans les deux *Examens*, et dans l'excellent ouvrage de M. le professeur Lallemand : nous nous bornerons donc à exposer ici les opinions de M. Broussais sur les rapports de la gastro-entérite et des irritations cérébrales, et à présenter une série de preuves qui mettront ces principes hors de doute.

Après avoir prouvé que l'apoplexie, la manie, la paralysie, la catalepsie, le tétanos, l'épilepsie, doivent se rallier aux irritations cérébrales; que les ramollissements et les atrophies du cerveau étaient, aussi bien que les collections purulentes, les épanchements séreux et les indurations squirrheuses, un effet de l'inflammation ; que toutes les irritations cérébrales, quelque forme qu'elles présentent, douleurs, convulsions, aberrations mentales, etc., aboutissent en dernier lieu à la paralysie, à l'idiotisme, à l'apoplexie ; et que les désordres qu'offre alors l'appareil encéphalique, doivent être rapportés à l'inflammation et à ses suites, M. Broussais établit en principe, 1° que le plus souvent, et dans le cas où l'irritation cérébrale n'est pas traumatique, elle est consécutive à une gastro-entérite ; 2° que les céphalalgies, le délire, les convulsions provoquées par la stimulation de la muqueuse de l'estomac et des intestins grêles, sont l'effet immédiat d'une irritation sympathique du cerveau, qui peut être considérée comme le premier degré de l'inflammation de ce viscère ; 3° que bien souvent dans le cours de la gastro-entérite, ce premier degré fait des progrès et s'élève à l'inflammation, soit dans l'encéphale lui-même ou dans les méninges ; 4° que, chez les sujets dont le cerveau est prédisposé, l'influence sympathique de la membrane muqueuse enflammée suffit pour élever l'irritation cérébrale jusqu'au degré de la phlegmasie : alors les symptômes cérébraux prédominent sur ceux de la gastro-entérite, et à l'autopsie, on trouve dans le cerveau ou ses enveloppes des traces d'une inflammation aiguë ; 5° que dans les cas où l'irritation cérébrale est primitive, elle ne saurait durer long-temps, ni s'élever à un certain degré sans produire l'irritation gastrique, et que cette sympathie de l'encéphale enflammé sur l'estommac et ses annexes produit toujours un certain degré de gastrite, et quelquefois des hépatites ; 6° que la manie est toujours le résultat d'une irritation cérébrale, et que, lorsque cette dernière n'a pas été produite directement, elle est sympathique d'une gastro-entérite qui peut elle-même avoir été développée et être entretenue par une autre-phlegmasie (1).

Dans un autre chapitre, nous avons déjà démontré les sympathies qui existent entre les voies digestives et le cerveau; ajoutons à ce que nous en avons déjà dit d'autres faits qui rendront incontestables les principes du professeur du Val-de-Grâce sur la liaison de leurs irritations.

Dans le tableau que nous avons tracé des phénomènes de la gastro-entérite, on remarque les signes de l'irritation cérébrale dès le début de la maladie; on les voit s'accroître en même temps que l'intensité de la gastrite, depuis la céphalalgie qui accompagne l'embarras gastrique, jusqu'au délire et aux convulsions, que l'on observe dans la plupart des empoisonnements par les substances corrosives. Nous avons démontré que le groupe des symptômes, appelé *fièvre ataxique*, se composait des signes de la gastro-entérite et de l'encéphalite; enfin on se rappelle que lesrecherches de M. Scoutetten ont établi que les traces de l'irritation de la méningine se rencontrent toujours en même temps que celles de la gastro-entérite.

La céphalalgie, le délire, les convulsions, enfin tous les signes de l'irritation encéphalique qui compliquent la gastro-entérite, appelée *fièvre ataxique*, disparaissent souvent après une application de sangsues à l'épigastre.

(1) Phleg. chron., t. II, p. 404. Examen, prop. CXVIII, CXIX, CXXIII et CXXIV.

Dans le tableau étiologique des lésions cérébrales, donné par les auteurs, on voit les excès de table, de vin, de liqueurs alcooliques et de café, placés auprès des plaies de tête, de l'insolation, des chagrins, etc.

Les signes de la gastro-entérite font partie de l'ensemble de symptômes appelé *fièvre cérébrale* ou *apoplectique*.

La rougeur de la langue, la soif, la sécheresse de la bouche, la sensibilité épigastrique, etc., s'observent presque constamment dans l'encéphalite et la méninginite. Les *fièvres adynamiques* se manifestent souvent à la fin des affections cérébrales, et principalement des apoplexies. L'anorexie habituelle, la constipation, la soif et l'état saburral de la langue s'observent presque toujours dans les irritations cérébrales chroniques.

Tous les chirurgiens ont observé que l'embarras gastrique et la *fièvre bilieuse* étaient un des accidents les plus fréquents qui viennent compliquer les plaies de tête, et qu'il en était fort peu qui ne fussent pas suivies de vomissements et des autres signes de l'irritation de l'estomac.

L'examen des cadavres des individus affectés de maladies cérébrales a presque toujours fait voir des traces d'inflammation dans les voies digestives, et on les a toujours rencontrées chez ceux qui avaient eu de la fièvre. M. Serres a trouvé chez les apoplectiques les traces de la gastro-entérite, mais il les a attribuées à l'influence du traitement stimulant.

C'est surtout par l'exaspération des symptômes de

l'irritation cérébrale dans les *fièvres ataxiques* et *ady-namiques*, que les mauvais effets du traitement sti-mulant se manifestent.

M. Lallemand déclare que les vomitifs, empirique-ment recommandés dans le traitement de la paralysie, peuvent faire naître l'encéphalite, et, *à fortiori*, l'ac-croître quand elle existe. Il a vu des faits de ce genre être la suite de l'administration de la noix vomique; il fait voir que l'émétique, à la dose ordinaire, et à plus forte raison à haute dose, augmente les affections cérébrales quand il produit le vomissement, et exas-père la gastro-entérite quand il n'est pas vomi; que le café, l'arnica, l'acétate d'ammoniaque, le kina, le camphre, le musc, l'éther et la noix vomique, ad-ministrés dans ces maladies, produisent l'agitation, les convulsions, les roideurs tétaniques et l'adynamie. Dans les observations rapportées par ce professeur, on voit, après l'administration des purgatifs et de l'émétique, la langue devenir sèche et rouge, la peau chaude, la soif s'allumer, et M. Lallemand fait bien voir que les inflammations encéphaliques seules ne produisent pas la fièvre (1).

On ne rencontre dans les auteurs que très peu de guérisons des maladies cérébrales traitées par les to-niques: depuis l'origine de la doctrine physiologique, on en a au contraire rapporté un grand nombre qui ont été obtenues par la méthode antiphlogistique (2).

(1) Deuxième lettre.

(2) Voyez les Annales de la médecine physiologique, et la deuxième lettre de M. Lallemand.

A ces faits je vais encore en ajouter d'autres que je puise dans le mémoire de mon ami, le docteur Richond, sur l'apoplexie (1). Ce travail, rempli de vues judicieuses sur cette maladie, ne laisse rien à désirer sur l'objet qui nous occupe.

Beaucoup de médecins ont prétendu que les phénomènes de l'ivresse étaient principalement sympathiques de l'irritation de l'estomac : M. Richond démontre la justesse de cette opinion, qui a trouvé un grand nombre de contradicteurs qui attribuent la surexcitation cérébrale à l'action directement exercée sur le cerveau par les principes alcooliques absorbés. Les considérations suivantes ne permettent pas de méconnaître l'influence sympathique de l'estomac sur le cerveau dans la production de cet état.

1° Après le vomissement et l'ingestion des liquides aqueux et froids, on voit l'ivresse se dissiper rapidement. 2° L'ingestion de quelques gouttes d'ammoniaque dans un verre d'eau, en changeant le mode d'excitation de la membrane muqueuse, produit rapidement le même résultat. 3° Si l'absorption des principes alcooliques était la cause de l'ivresse, il est évident qu'elle devrait être d'autant plus rapide que les liqueurs que l'on boit en contiennent davantage, et il n'en est pas toujours ainsi : certains vins, comme ceux du Rhin et de Champagne, en contiennent fort peu, et la produisent souvent plus vite que ceux du Lan-

____

(1) De l'influence de l'estomac sur la production de l'apoplexie, mémoire couronné en 1823 par la société de médecine de Bordeaux, Paris, 1824, in-8°.

guedoc et du Roussillon, qui en renferment beaucoup plus. 4° On sait aussi que quand on change plusieurs fois de vins pendant un repas, on s'enivre plus vite que si l'on boit toujours le même ; or il est évident que, dans le dernier cas, la membrane muqueuse gastrique s'habitue au contact du même stimulant, tandis que plusieurs excitants l'irritent davantage, quoiqu'ils ne soient pas en quantité plus considérable; 5° l'ivresse est d'autant plus rapide que la sensibilité gastrique est plus vive ; ainsi, elle est plus prompte chez les femmes et les enfants, chez les convalescents, lorsque l'on est à jeun, etc. On sait que les individus habitués aux excès peuvent ingérer des doses énormes de liqueurs alcooliques sans s'enivrer : il est évident qu'ici l'effet du stimulant est moins marqué à cause de l'habitude. On objectera que l'empire de cette dernière n'existe pas moins sur l'irritabilité du cerveau que sur celle de l'estomac : que l'on nous dise alors pourquoi ces mêmes individus s'enivrent avec la plus grande facilité lorsqu'ils ont une irritation gastrique ? On sait que les buveurs de profession arrivent à une époque où la moindre quantité d'alcool les plonge dans l'ivresse, et l'on n'ignore pas que ces hommes portent tous, au bout de quelque temps, des gastrites chroniques. Ces faits prouvent donc que c'était l'estomac, bien plus que le cerveau, qui était habitué aux stimulants. 6° Enfin, on lit dans le *Dictionnaire des Sciences médicales* (1) un fait qui est bien favorable à l'opinion que nous soutenons.

(1) Article IVRESSE.

Des matelots, qui étaient restés long-temps dans un entier dénuement, tombèrent ivres-morts après avoir pris une seule cuillerée à café d'eau-de-vie. On ne peut se refuser à attribuer ce phénomène extraordinaire à la sensibilité exquise de l'estomac, développée par l'abstinence ; car, quelque active qu'on suppose l'absorption, quelque forte que puisse être la stimulation exercée par les molécules alcooliques, il est impossible que, répandues dans la masse du sang en si petite quantité, elles aient pu produire un semblable effet en stimulant directement le cerveau.

Recherchant le mode d'action de l'intempérance, d'un régime succulent et des autres influences de même nature dans la production de l'apoplexie, M. Richond demande si ces causes ne donnent lieu à cette maladie qu'en favorisant, comme on l'a dit, le développement d'un état pléthorique. Il fait remarquer qu'en admettant cette explication, il resterait toujours à savoir pourquoi les congestions sanguines, rendues plus faciles par l'état de pléthore, s'opèrent de préférence dans le cerveau ; et en supposant même qu'on pût en donner une raison satisfaisante, on serait encore en droit de demander pourquoi ces congestions déterminent l'apoplexie ; car on sait que, pour être produite, cette maladie nécessite une irritation préliminaire (1) sans laquelle elle serait bien plus fréquemment observée dans les efforts,

(1) Voyez les expériences de M. Serres dans l'Annuaire médico-chirurgical des hôpitaux de Paris, 1819, in-4°, avec planches. Voyez aussi Traité de l'apoplexie, par Ét. Moulin, Paris, 1819, in-8°.

les quintes de toux, l'accouchement, etc.; il est donc plus exact d'attribuer principalement l'influence que ces causes exercent sur la production de l'apoplexie à l'irritation de l'estomac qu'elles développent très fréquemment, et dont les fréquentes indigestions et les embarras gastriques, que présentent souvent les hommes intempérants, sont des preuves certaines.

« N'est-ce pas en aggravant ou en déterminant des irritations gastriques, dit M. Richond, qu'agissent les eaux minérales, qui sont si souvent funestes aux paralytiques et aux apoplectiques, comme l'ont observé Willis et Bordeu ? que les médicaments irritants, tels que les vomitifs, les purgatifs et les toniques, employés si fréquemment contre cette maladie, sont souvent suivis d'accidents funestes ? N'est-ce pas pour la même raison que les personnes qui éprouvent les symptômes précurseurs de l'apoplexie, ne peuvent faire le plus léger écart de régime sans avoir des vertiges, et sans avoir à redouter l'explosion de la maladie ? »

Ici M. Richond s'appuie de l'autorité d'un grand nombre d'auteurs qui ont constaté l'influence de ces causes sur la production de l'apoplexie. Ce médecin s'attache ensuite à démontrer celle que la gastro-entérite aiguë et chronique exerce sur la production des autres maladies cérébrales. Nous ne le suivrons pas dans tous ces détails, que nous avons déjà présentés précédemment; mais nous nous arrêterons encore avec lui aux lésions vaguement désignées sous le nom de maladies nerveuses. On peut se convaincre facilement de l'existence de l'irritation gastrique dans ces affections, en analysant les symptômes qu'en donnent la plupart des auteurs. Dans le Traité des maladies nerveuses, par Whyt, on trouve le tableau suivant de leurs phénomènes : « chaleur mordicante dans le ventre, rapports acides, aigreurs, dégoût, aversion pour les aliments, vomissements fréquents, indigestions, sensation à la région de l'estomac que les malades attribuent à sa vacuité, désirs bizarres d'aliments, tension, gêne à l'épigastre, pulsations dans le ventre, coliques, vents, rôts, borborygmes. »

M. Richond fait voir que les phénomènes nerveux de l'hypochondrie partent des voies digestives affectées d'inflammation chronique. Nous avons déjà fourni la preuve de cette assertion dans l'histoire de la gastrite chronique.

Quand on considère les causes de la folie, on voit qu'il en est un grand nombre qui exercent leur influence sur les voies digestives; et si on examine ses phénomènes, on voit aussi que la plupart de ceux qui se joignent au délire se rapportent à leur irritation. On voit souvent, en effet, les accès de manie survenir après le repas, le délire devenir plus continu et plus complet sous l'influence d'un régime excitant, et des effets contraires être produits par un régime sévère. « La nature des affections propres à donner naissance à la manie périodique, et les affinités de cette maladie avec la mélancolie et l'hypochondrie doivent faire présumer que le siége primitif en est presque toujours dans la région épigastrique, et que c'est de ce centre que se propagent, comme par une espèce d'irradiation les accès de manie..... Les aliénés, au prélude des accès, se plaignent d'un resserrement dans la région de l'estomac, de dégoût pour les aliments, d'une constipation opiniâtre, d'ardeurs d'entrailles qui leur font rechercher les boissons rafraîchissantes.» Puisque la manie continue ne diffère que par le type de celle dont parle M. Pinel, on peut raisonnablement lui appliquer ce qu'il dit de cette dernière.

DE L'ASTHÉNIE.

Nous avons vu au commencement de cet ouvrage que l'action vitale peut éprouver deux modifications opposées dans leur essence, reconnaissant quelquefois les mêmes causes, et dont les résultats se confondent assez souvent. Ces deux états sont la surexcitation ou irritation, et la sous-excitation ou débilité.

L'asthénie est cet état d'un organe dans lequel l'énergie de l'action vitale est au-dessous du type normal, c'est-à-dire au-dessous du degré nécessaire à l'entretien de sa nutrition et de sa fonction. Cet état n'est bien connu que depuis que l'on possède des notions positives sur l'action des modificateurs sur les organes, sur la vitalité particulière de chacun d'eux, et sur leurs sympathies. Étranger à toutes ces connaissances, Brown considéra l'économie en masse, et établit que l'excitabilité était une et indivisible, et que par conséquent l'excitation (action vitale) était identique dans tout l'organisme, et qu'elle ne pouvait jamais augmenter dans un point quand elle diminue dans un autre, et réciproquement. Partant de ces principes, [le ré]formateur écossais ne vit les maladies que d[ans l'excès ou le défaut d'action ;] [c]onsidéra l'homme qu'à l'extérieur, et voya[nt] la [fai]blesse musculaire se présenter au début [de] presque toutes les lésions, sans tenir compte de la nature de leurs causes, il fut conduit à ne voir que l'asthénie et l'indication de stimuler dans presque toutes les maladies. Si, en proclamant que la vie ne s'entretient que par les stimulants, Brown jeta les fondements de la saine physiologie ; si, par les développements donnés à cette vérité, cette science lui doit le triomphe du vitalisme sur les vaines théories des humoristes, des mécaniciens et des animistes, il faut reconnaître aussi que toutes les applications qu'il fit de ce grand principe à la physiologie et à la pathologie furent bien malheureuses, et qu'elles établirent des doctrines aussi erronées et plus dangereuses encore que celles qu'il renversa. En établissant l'unité de l'incitabilité et de l'incitation, le médecin d'Édimbourg ne pouvait plus arriver à aucune vérité : il s'était jeté dans le chemin de l'erreur.

Les travaux de Bichat élevèrent un obstacle insurmontable à l'envahissement du brownisme ; cependant ils ne produisirent pas de suite les grands résultats qu'ils devaient fournir quelques années plus tard. Si l'on se pénétra davantage de la nécessité de rechercher le siége des maladies, d'étudier les sympathies des divers tissus organiques, et les lésions qu'ils peuvent présenter, on ne continua pas moins cependant à admettre des maladies générales, et à regarder comme asthéniques la plupart de celles qui affectaient les sujets faibles, qui survenaient sous l'influence de causes en apparence débilitantes, et qui guérissaient quelquefois pendant l'emploi des toniques. On rejeta les phlegmasies asthéniques de Brown, mais on créa des états fébriles adynamiques : ainsi ce que l'on détruisait d'un côté, on le réédifiait de l'autre; et dans le temps même où le brownisme était l'objet des attaques les plus vives, il s'introduisait dans toutes les théories, et dirigeait la pratique de tou les médecins.

Il ne nous reste plus rien à faire pour circonscrire l'asthénie dans le cercle où elle doit être restreinte; les principes que nous avons présentés sur l'irritation considérée en général, la description que nous avons donnée des différentes formes de la gastro-entérite, les rapports que nous avons fait voir entre cette phlegmasie et les autres irritations, enfin les discussions auxquelles nous nous sommes livrés en rattachant à la surexcitation une foule de maladies attribuées auparavant à la débilité, nous dispensent de faire de nouveaux efforts pour prouver que, dans les doctrines que M. Broussais a renversées, cette modification de l'action vitale jouait un rôle beaucoup trop étendu: nous allons donc nous borner à en faire l'objet de quelques considérations générales.

L'asthénie doit être étudiée d'après les mêmes principes que l'irritation. Il faut la considérer dans chaque organe en particulier et dans chaque système organique, examiner le mode d'action des causes qui la produisent, et l'influence qu'exercent les parties débilitées sur toutes les autres.

L'asthénie résulte 1° de la soustraction partielle ou totale des stimulants qui mettent en action l'irritabilité des tissus; 2° de l'irritation d'une autre partie.

38.

Dans le second cas, elle est secondaire, indirecte (1); dans le premier elle peut être directe ou déterminée sympathiquement, ou, pour parler avec plus d'exactitude, indirectement. Nous savons en effet que les stimulants qui entretiennent l'action vitale sont appliqués directement aux organes, ou que ceux-ci reçoivent sympathiquement la stimulation exercée sur d'autres parties. Ils tomberont donc dans une faiblesse plus ou moins profonde si l'une de ces deux sources de l'irritation est tarie. C'est ainsi que l'estomac sera frappé d'asthénie s'il ne reçoit plus qu'une petite quantité d'aliments insapides, et s'il est sans cesse en contact avec des liquides mucilagineux; il ne jouira plus alors du degré d'action nécessaire à l'exercice de ses fonctions. Or, cet organe entretenant avec tous les autres les relations les plus étroites, et la stimulation qu'il éprouve dans l'état de santé s'étendant à toute l'économie, les autres organes, et notamment le cerveau, le cœur et les muscles, ne sont plus assez stimulés quand l'estomac est dans l'asthénie, et leurs fonctions respectives languissent; car l'excitation qu'il leur envoie est indispensable à l'entretien de leur action.

L'asthénie produite par la soustraction des stimulants ne persiste pas toujours pendant long-temps; la partie débilitée peut réagir, et cette réaction déter-

---

(1) Il est évident que nous n'attachons pas à cette expression le même sens que Brown, qui pensait que lorsque l'action des stimulants était trop long-temps continuée ou trop énergique, elle épuisait l'incitabilité et produisait ainsi une *faiblesse indirecte*.

miner une irritation : c'est ainsi qu'après l'action du froid qui fait pâlir les tissus et diminue leur sensibilité pendant qu'elle s'exerce, on voit la rougeur et la chaleur, et souvent même une véritable inflammation se manifester. D'autres circonstances peuvent déterminer l'irritation dans les tissus frappés d'asthénie; c'est ainsi que nous avons vu précédemment, en traitant de la dyspepsie, la phlogose de l'estomac remplacer sa débilité, parceque les aliments séjournant plus long-temps alors dans sa cavité, et ne pouvant être qu'incomplètement élaborés, fatiguent et irritent sa membrane muqueuse.

La faiblesse dépend plus souvent de la concentration de la vitalité dans une autre partie, que du défaut de stimulation. Nous ne reproduirons pas ici ce que nous avons déjà dit sur ce sujet en traitant des phénomènes de la révulsion; nous avons établi alors, d'une manière incontestable, que, lorsque les forces se concentrent dans une partie, une ou plusieurs autres tombent dans l'asthénie. Voilà pourquoi le premier sentiment que les malades éprouvent est celui de la faiblesse lorsqu'un viscère est enflammé, et c'est ainsi que la gastro-entérite détermine la prostration musculaire; réciproquement l'excitabilité diminue dans la membrane muqueuse gastro-intestinale quand elle est exagérée dans les muscles. On sait que l'estomac peut supporter sans s'enflammer les stimulants les plus énergiques à des doses effrayantes dans le tétanos traumatique. Il arrive cependant un degré où la stimulation n'est plus innocente : j'ai vu plusieurs fois de violentes gastro-entérites éclater pendant le cours de cette terrible affection, après l'administration du musc et du camphre ; et deux fois j'ai vu sur des cadavres la membrane muqueuse gastrique désorganisée après l'usage de la teinture de cantharides, conseillée il y a quelques années dans le tétanos, par un médecin allemand, qui voulait ainsi établir une révulsion sur les voies urinaires.

De la connaissance de ces phénomènes il résulte un principe fort important que nous avons déjà établi au commencement de cet ouvrage : c'est que, sous l'influence des causes débilitantes, la faiblesse n'est jamais générale; que l'irritation et l'asthénie se rencontrent presque toujours en même temps chez le même individu. Nous venons de voir, en effet, que cette dernière est le plus souvent le résultat de l'inflammation, et, dans les cas où elle est produite directement ou secondairement par la soustraction des stimulants, il arrive fort souvent encore qu'elle s'accompagne d'irritation dans d'autres parties : ainsi la diminution de l'action de la peau entraîne l'exagération de celle de la membrane muqueuse pulmonaire; car de même que l'inflammation d'une partie donne lieu souvent à l'asthénie d'une autre, celle-ci détermine l'irritation des organes qui sont dans un rapport inverse d'action avec ceux qui sont débilités.

On sait que les tissus qui ont été enflammés conservent souvent pendant long-temps une grande sensibilité et même une irritation chronique; quelquefois il arrive un phénomène tout opposé, on voit dans l'intervalle des accès de certaines gastro-entérites intermittentes, la langue devenir blanche, humide et large; circonstance qui, jointe au défaut d'appétence du malade pour les aliments et les boissons, au malaise et à l'abattement qu'il éprouve, dénote un état d'asthénie de l'estomac. On observe quelquefois le même phénomène chez des individus lymphatiques, après les gastro-entérites aiguës qui ont nécessité une longue abstinence et d'abondantes évacuations sanguines. Dans les tissus affectés de dégénérescences organiques, on pourrait croire quelquefois aussi que l'asthénie a remplacé l'irritation; mais, en considérant avec un peu d'attention ce qui se passe dans ces cas, on reconnaîtrait bientôt que cette opinion serait erronée. Que, sous l'influence de l'irritation, il se développe dans un tissu rouge une substance fibro-cartilagineuse, celle-ci jouira d'un degré de vitalité moins élevé que la partie qu'elle a remplacée; mais ce degré étant en rapport avec l'organisation du tissu nouveau, on ne peut pas dire qu'il soit dans l'asthénie.

M. le docteur Boisseau demanda autrefois si l'asthénie d'un organe important n'amène pas promptement l'asthénie de tous les autres, et si le lien qui unit tous les organes entre eux serait moins étroit dans ce cas que dans celui d'une irritation (1). Ce que nous avons dit de la débilité qu'éprouve une partie lorsqu'elle est privée de la stimulation qu'elle re-

______

(1) Journ. univ., t. VII, p. 15.

çoit d'un organe actuellement affaibli, répond à cette question. L'asthénie ne peut se transmettre, à la manière de l'irritation, par irradiations nerveuses ; elle ne s'étend, au contraire, d'une partie à une autre que par la cessation de l'influence sympathique que la première exerçait sur la seconde.

Pour bien comprendre tous les phénomènes de l'asthénie, il faut se rappeler que chaque organe présente deux ordres de mouvements, les uns relatifs à sa nutrition, et les autres à sa fonction. L'asthénie peut se manifester par la diminution de l'activité de la nutrition ou par celle de la fonction : nous appellerons la première, avec M. Boisseau, *asthénie de nutrition*, et la seconde, *asthénie de fonction*. Celle-ci peut être liée à celle-là ; c'est ainsi que l'on voit les muscles atrophiés privés en même temps de la faculté de se contracter ; mais plus souvent la diminution ou l'abolition de la fonction dépend de l'exagération des phénomènes organiques : en d'autres termes, l'asthénie de fonction d'un organe est le plus souvent liée à son inflammation ; ainsi l'estomac enflammé n'est plus apte à la digestion ; il en est de même des reins, pour la sécrétion de l'urine ; des muscles, pour leur contraction ; du cerveau, pour les fonctions cérébrales ; de l'œil, pour la vision, etc. Si l'on avait établi cette distinction, on n'aurait pas stimulé les organes dont les fonctions étaient languissantes, et on n'aurait pas critiqué la définition d'un nosographe qui a dit que l'inflammation était l'exaltation des propriétés vitales ; définition qui serait exacte s'il avait substitué l'expression *action vitale* à celle de *propriétés vi-tales* (1).

L'asthénie de nutrition peut déterminer l'asthénie de fonction, mais jamais elle ne peut produire son exaltation. L'abolition de la fonction d'un organe peut aussi entraîner la diminution de ses phénomènes organiques; c'est ainsi que la perte du mouvement dans les muscles d'un membre est suivie de leur atrophie, parceque la fonction elle-même est un sti-mulant pour l'organe qui l'exécute, comme l'a fort bien établi Brown. Il est remarquable qu'en général les causes qui déterminent l'exagération des phéno-mènes organiques produisent l'asthénie de fonction, et que celles qui sont propres à donner à celle-ci plus d'activité, agissent en sens inverse des premières. Nous venons de voir que les organes enflammés n'étaient plus aptes à l'exécution de leur fonction; l'excès de son exercice, et l'action trop long-temps continuée des stimulants produit le même résultat. On sait que l'amaurose est fréquente chez les individus que leur profession expose à l'action d'une vive lumière; que les excès vénériens ne permettent plus que de faibles érections; que l'impossibilité de se mouvoir est le résultat d'une contraction musculaire trop long-temps soutenue; et que la soustraction de la lumière, la continence et le repos rendent à la rétine sa sen-sibilité, à la verge sa faculté érectile, et aux muscles toute la force de leurs contractions.

(1) Les *propriétés vitales* sont une abstraction; il est donc inexact de dire qu'une maladie consiste dans leur exaltation.

Le traitement de l'asthénie est fort simple quand on sait remonter à sa cause; il est évident, d'après les considérations qui précèdent, qu'il ne présente que ces deux indications : 1° quand la débilité est le résultat de la soustraction des excitants, rendre à l'organe qui en a été privé ses stimulants naturels, quelquefois recourir à des stimulants plus énergiques ou stimuler l'organe dont la débilité primitive a entraîné l'asthénie secondaire d'une autre partie; 2° quand elle est la conséquence d'une irritation, faire cesser celle-ci et stimuler l'organe débilité, si on peut le faire sans ajouter à l'irritation de l'autre.

La première indication est toujours facile à remplir, mais il faut apporter la plus grande circonspection dans l'emploi des excitants; la vitalité affaiblie reprend son type normal avec la plus grande facilité, tandis qu'on n'est jamais certain de détruire les phlegmasies auxquelles on peut donner lieu par l'abus des toniques : on doit d'autant plus le craindre, que l'indication de stimuler se présente rarement seule, ainsi que nous l'avons établi; il existe souvent en même temps un point d'irritation que l'on doit éviter d'exaspérer, ou bien on a à craindre de voir reparaître la phlegmasie pendant le traitement de laquelle l'asthénie est survenue. Il ne faut jamais, dans ces circonstances, recourir aux toniques puissants; il faut se borner à rendre aux organes débilités leurs stimulants naturels : du reste, nous renvoyons, pour cet objet, à ce que nous avons dit des soins qu'exige la convalescence.

Autant la première indication est facile à remplir, autant la seconde offre souvent de difficultés; les phlegmasies qui produisent l'asthénie d'une partie de l'organisme sont ordinairement violentes ou chroniques; et l'on sait que trop souvent les unes et les autres sont au-dessus des ressources de la thérapeutique. Quoi qu'il en soit, la débilité qui accompagne les irritations ne comporte pas d'autre traitement que celui qui est propre à détruire la cause qui l'entretient, tant que celle-ci est assez intense pour être exaspérée par les toniques; de là le danger de leur emploi dans la gastro-entérite avec forme adynamique, dans les gastrites chroniques, etc. : aussitôt que le contraire a lieu, dit l'auteur de l'*Examen*, la débilité fournit des indications qui se combinent avec celles qui dépendent de l'irritation; enfin, lorsque celle-ci a cessé, la débilité devient la maladie principale ; mais l'irritabilité des organes exige de grands ménagements dans l'emploi des stimulants (1). Dans les dernières propositions de l'*Examen*, on trouvera des préceptes fort importants sur les cas où il convient de recourir aux toniques.

Tel est le seul point de vue sous lequel l'asthénie puisse être considérée; ce que nous en avons dit suffit pour faire voir la clarté que la médecine physiologique a répandue sur sa théorie, et pour répondre au reproche que l'on fait à la nouvelle doctrine, de n'avoir étudié et de ne connaître que l'irritation.

(1) Prop. ccxxviii.

FIN.

TABLE ANALYTIQUE

DES MATIÈRES.

DE L'ASTHÉNIE.

FIN DE LA TABLE.

ERRATA.

Page 61, ligne 14, *au lieu de* Tulpins, *lisez* Tulpius.

Page 168, *au lieu de* musculaire, *lisez* vasculaire.

Page 197, ligne 2, *au lieu de* préconisée, *lisez* préconçue.

Page 275, ligne 24, d'énergie, de l'innervation, *supprimez* la virgule.

Page 313, ligne 21, *texte*, signe de correction inséré dans la phrase par erreur.

Page 320, ligne 3, au-dessous de leur sujet parmi les dissertations sur la gastro-entérite aiguë, *mettez* un point après sujet et une virgule après aiguë.

Page 360, ligne 16, d'autres caractères, *lisez* d'autres caractères particuliers.

Page 478, ligne 16, caractérisées, *lisez* caractérisés.

Page 484, ligne 11, contre la non-essentialité, *lisez* contre l'essentialité.